西学中培训示范教材

中医心理治疗学

郝 志 著

U0239090

山东大学出版社
SHANDONG UNIVERSITY PRESS
·济南·

图书在版编目(CIP)数据

中医心理治疗学/郝志著. —济南：山东大学出版社，
2022.9

ISBN 978-7-5607-7517-3

Ⅰ．①中… Ⅱ．①郝… Ⅲ．①中国医药学－医学心理
学Ⅳ．①R229

中国版本图书馆 CIP 数据核字(2022)第 076572 号

责任编辑　蔡梦阳
封面设计　张　荔

出版发行　山东大学出版社
社　　址　山东省济南市山大南路 20 号
邮政编码　250100
发行热线　(0531)88363008
经　　销　新华书店
印　　刷　山东蓝海文化科技有限公司
规　　格　720 毫米×1000 毫米　1/16
　　　　　15.25 印张　265 千字
版　　次　2022 年 9 月第 1 版
印　　次　2022 年 9 月第 1 次印刷
定　　价　62.00 元

前　言

　　随着医学模式的转变，与心理、社会密切相关的心身疾病逐渐受到重视，世界心身医学界也开始把目光转向中国传统医学。中医学中虽然没有"心理学"一词，但有着极为丰富的心理咨询与治疗思想，值得我们来挖掘和学习。由于中国社会文化背景的原因，许多中国人讳言"心病"，使得中国在漫长的心理治疗实践中未能像西方那样建构出关于心理治疗的完整理论体系和治疗方法，现有的中医心理治疗方法的研究是不系统、不完善的，很多还停留在描述的水平，一些经典案例散见于古典文献中。

　　本书的主要特色是借鉴西方心理治疗方法的同时，系统整理中医心理治疗方法，始终贯彻理论阐述与实际操作并重的原则，达到"理论贴近临床、服务实践"，使古老的中医心理治疗方法发扬光大。这不仅有助于寻找适合中国人的心理治疗方法，而且可为中医心理治疗更好地走向世界奠定基础。

　　本书主要内容为中医心理治疗学的源流、基础理论，中医心理疾病的病因病机、诊断方法、治疗原则，常用的中医心理治疗方法（如情志疗法、认知疗法、行为疗法、暗示疗法、气功疗法等）。

　　本书对每种常见治疗方法的描述都基于"布尔达模式"，从概述、治疗原理、治疗方法、案例分析、评价五个方面进行系统梳理，将学习、实践、研究每一阶段的任务和内容系统地贯穿其中。概述部分主要介绍该疗法的发展历程和主要特点；治疗原理主要介绍治疗方法的理论依据；治疗方法简要说明治疗的主要策略和具体技术；案例分析主要通过对经典案例的分析和研读，引导读者加深对治疗原理和治疗方法的理解；评价则是简要介绍该治疗方法的应用效果，对其贡献和局限进行实事求是的评价。这样使得每一种疗法具有内在的逻辑结构，对治疗方法形成全面科学的认识。

　　总之，本书理论精要、层次清晰、结构严谨，主要用于指导中医院校应用心

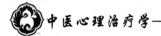

理学人才培养,也可作为心理治疗师、中医临床医师等深入学习和进修指导用书。

当然,由于作者水平有限,疏漏和错误在所难免,诚恳欢迎同行专家和使用本书的读者提出批评和宝贵的建议。

郝 志

2022 年 7 月

目　录

绪　论

　　"心病还须心药医"是我国流传已久的医学格言。在几千年中国文化的积淀中,蕴含着丰富的心理学思想。早在先秦时期,中国古代哲学中的心理学思想就渗透到中医学理论体系中,古代医家十分重视精神因素在疾病预防和治疗中的作用,在临床实践中曾广泛运用心理治疗。随着医学模式从"生物医学模式"向"生物—心理—社会医学模式"转变,与心理、社会密切相关的心身疾病越来越受到关注,中医心理治疗也焕发出勃勃生机。

第一节　中医心理治疗学的概念

　　中医心理治疗又称"意疗""心疗"等,是我国最早形成的治疗疾病的方式之一。心理治疗在古代一度是主流的治疗形式,对人类的健康、医学的发展都起过重要的作用。但心理治疗是个复杂而重要的课题,具有涉及面广,诊治方法多,突出个性的差异,缺乏客观数据指标等特点。就其内涵、外延来讲,中医心理治疗有广义、狭义之分。狭义的心理治疗是以"词语"为基本手段,利用语言的解释以解除患者的症状和痛苦,言语开导治疗是其典型的治疗方式;狭义常指与工娱治疗等许多治疗方法相平列的一种治疗方法。另外,狭义心理治疗还有一个意义,即指不同学派所指的主要的治疗方法,如弗洛伊德派的精神分析法,行为主义学派的行为疗法等。广义的心理治疗是指通过各种方式和途径影响患者的心理而达到治疗目的的方法。它有两层意义:一是每一位医生与患者交际过程中通过言语、态度和行为影响或改变患者的感受、认识、情绪、态度和行为,以减轻或消除使患者痛苦的各种情绪和行为,以及由此引起的各种躯体症状等;二是以心理治疗为主,还可以辅以针灸、药物等方法的综合治疗。本书所说的心理治疗是指广义的心理治疗。

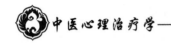

中医心理治疗学是指在中医理论指导下,通过各种方式和途径影响患者的心理、行为,从而治疗疾病、促进健康的一门学科。中医心理治疗学是在现代心理治疗学的启发与催化作用下,将中医心理学中有关心理治疗的方式方法分化出来,成为独立的研究对象。

心理治疗的应用范围很广,尤其适用于以情绪因素为主导作用的疾患。无数的医疗实践证明,心理疗法只要运用得当,确实是简便而有效的治疗手段。它可帮助患者增强自我调节的能力和适应社会的能力,从而获得比方药、针灸等更好的疗效。中医学历来重视意疗在治疗中的意义,如《素问·宝命全形论》就有"一曰治神,二曰知养身,三曰知毒药为真……"的论述,并把"治神"摆到了防治疾病的首位。我国古代许多著名的医学家,都善于运用意疗方法治病,并取得了显著疗效。吴师机《理瀹骈文》中讲:"情欲之感,非药能愈;七情之病,当以情治。"许浚《东医宝鉴》中说:"古之神圣之医,能疗人之心,预使不致有疾;今之医者惟知疗人之疾,而不知疗人之心,是犹舍本逐末,不穷其源而攻其流,欲求疾愈,不亦愚乎?"这充分说明古人对心理疗法在治疗疾病中的重要地位具有深刻的认识。

第二节　中医心理治疗的特点

一、治疗的整体性

中医心理学集中体现了中华民族独具特色的东方思维方式——整体认识观。它整体、动态地看待有情感思维的人及其疾病的反应状态,认为健康状态不仅是生理的,而且是心理的。《黄帝内经》强调的健康标准是"形与神俱"(《素问·上古天真论》),即人的精神与形体是一个不可分割的整体。形神一体理论贯穿于脏腑、经络、营卫、气血各个方面,其不仅具有博大精深的科学内涵,更突出地体现了中医的整体观念。

个体健康应与环境整体地协调整合,若这种整合被破坏,造成阴阳平衡失调,就会导致心身方面的疾病。对这种整合现象,中医以"天人一体""形神一体"观来概括。人生于地,效法于天;精神属阳,形体属阴;阴阳和谐,则可健康长寿。"心主神",为"五脏六腑之大主","故主明则下安,以此养生则寿,殁世不殆,以为天下则大昌"(《素问·灵兰秘典论》)。若阴阳偏盛偏衰则为病,阴阳离决则死亡,中医心理学将其概括为"心神阴阳整体论"。

中医学是一种整体医学模式,"上知天文,下知地理,中知人事",这是医学的崇高境界。中医心理治疗学基于"天人合一""形神合一"的心身一元论的认识论,对"内伤七情""外感六淫"及"不内外因"等病因病机的认识都是将各种因素综合起来加以考虑,这种整体思维形式,与现代"生物—心理—社会医学模式"极为吻合,说明中医心理学在当今世界有广阔的发展空间及应用前景。

二、个体的差异性

中医学的一个特点是辨证论治。它的实质是区别个体心理、生理的差异及疾病的不同反应状态,针对不同情况而制定相应的治疗原则,选用适当的治疗措施,以达到最佳的治疗效果。辨证论治讲究因人、因地、因时制宜,在这三因制宜中,人是其中心,天时、地理因素都必须通过人自身才能起作用。人的个体差异是绝对的,故重视个体差异而因人制宜便成了基本的治疗原则。《灵枢》按阴阳五行属性划分人格体质,讨论个性差异是其经典的论述,如个体在个性上有勇怯之分,勇者坚强,临难不恐,常掩盖病情;怯者畏难,耐受力差,常夸大其病情,故心理治疗时要区别对待。这体现了中医学对个体行为差异的真知灼见。

中医十分重视个体的差异,认为个体差异是绝对存在的。如根据不同的人的心理、体质、行为、患病状态,及所居地的气候、地理环境等因素综合考虑调治,尤其是对治疗疑难杂病有积极的效果。中医心理学将这种特点进一步系统化、理论化,在阴阳人格气质的类型、七情发病的易感性、个体心理病机的差异性等方面提供了有中医个性特点的治疗策略与方法。正是在这种背景下,心理治疗也具有独特的地方,其综合调理的思想,及在病因探求方面更注重家庭环境、生活方式对患者的影响,更符合中国人的心理。

三、继承的发展性

中医学奠定了中医心理学的丰厚基础,在几千年的孕育过程中,不断受到中国古代哲学及其他传统文化思想的滋养。

(一)继承传统文化思想

春秋战国时代是中国古代理论思维发展迅速的时期,产生于此期的儒家、道家学说,奠定了绵亘几千年的古代理论思维的框架。中医经典《黄帝内经》大量吸收了那一时代的儒、道思想,并借助了其中许多概念。整体观是中医学的基本观点,这种思想可以追溯到先秦道家的创始哲理。道家创始人老聃提出宇

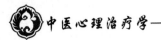

宙万物的生成模式,典型的命题"一生二,二生三,三生万物",意思是世界万物都是遵循先整体后部分的顺序"分化"发生的,而不是按照先部分而后整体的顺序组合而成。儒家强调仁义道德,"中和"的状态,并主张通过积极的道德修养来达到这种状态。

（二）继承传统中医学

中医自古以来就重视心理现象。《黄帝内经》第一篇第一句话第一个论点就是"生而神灵"的心理学思想,全书以心理学相关内容为篇名命题的有32篇。《黄帝内经》中79.6%的篇都有心理学思想的条文论述,可见中医体系中心理学思想的丰富程度。到了隋唐,孙思邈有所继承,而宋金元的张子和、朱丹溪将这种继承发展到了较高的程度之后,张景岳沿袭张仲景治诈病的思想……中医医籍中都有心理学思想,在每一个中医医事活动的实践中都会有一定的心理学思想贯穿其中。

四、理论与实践并重

中医心理治疗学在漫长的发展过程中形成了独特的理论体系,是一门实践性很强的应用学科。解决人类的心理疾患,保障人类的心身健康是其主要任务。其独特的治疗方法是历代医家在长期的临床实践中创造、积累起来的,其中一部分一直有效地沿用至今。也有些内容带有较大的历史局限性,现今虽然不能直接应用,但不可否认其中含有的合理成分,对今天的心理干预仍有参考价值。此外,还有近年来吸收现代心理学所形成的中医特色的心理诊治方法,保持了我国传统文化的特色,适合于我国国情和受中华民族传统文化影响的全世界华人。

中医心理治疗学有自身的理论体系,其形成主要源于中医临床实践。故不论从形成还是它所起的作用,都说明它源于实践,通过总结经验形成理论,理论又验证于实践、指导了实践,并在实践中得到发展。随着社会的发展,人们对健康水平认识的不断提高,心理问题更加引起人们的重视,这为扩大深化中医心理治疗学的应用开辟了广阔的前景。

第三节　中医心理治疗学的中国传统文化基础

心理学思想在古代本属于哲学的范畴,而中医学又紧密地与我国古代哲学相联系,这样中医学从一开始就有了丰富的心理学思想,并受到当时的哲学思想的影响。

一、儒家文化对中医心理治疗学的影响

儒家重视人与社会的关系,强调仁义道德,其中"和""仁"等思想对中医心理治疗学影响甚深。

(一)医乃仁术——中医与儒家的仁爱思想

"仁"的思想是儒家文化的核心内容。从狭义上说,"仁"的基本精神就是"爱人"。一个人只有首先爱自己的亲人,才会去爱他人,爱人就是爱亲之心的外展和扩充。

儒家的仁爱之心体现在"修身、齐家、治国、平天下",中医的仁爱之心体现在治病救人。中国古代先哲的观点是治病、救人和济世都是"仁术","上医医国,中医医人,下医医病",这表明儒家与医家有着共同的价值取向。儒家的仁爱思想深刻地影响着古代中医,形成了中医独特的医德思想。作为中医学一个新分支的中医心理治疗学,也是以这种医德思想为指导来开展研究与实践的。

(二)"和合"

以儒家为代表的中国古代哲学认为,自然界中的事物是由有着不同性质的千差万别的元素构成的。它们之间可能是协同的关系,也可能是冲突的关系,但总体上看,自然界中的事物呈现了一种相对稳定的势态。也就是说,事物中不同性质的众多元素形成了一种和谐的关系,这种和谐共存的状态叫作"和合"。如孔子"执两用中"的矛盾和谐观,即采取折中的办法,不要太过,也不要做得不足,以保持"中和"为好,这对中医临床心理治疗学的理论和实践有一定的价值。中医认为人体正常状态是一种"阴平阳秘"的状态,即阴阳双方无偏盛偏衰的一种动态的"中和"状态,阴阳失和便会生病,而作为一个心理治疗的原则即是补偏纠偏,恢复"阴平阳秘"的中和状态。

二、道家思想对中医心理治疗学的影响

(一)"道法自然""天人合一"

"道"是老子在《道德经》开篇提出的第一个命题。简单地说,老子的"道",就是道理及其客观依据,自然无为的,人们不能改变它,只能遵循它。那么,如何掌握"道"呢?老子提出了"清静无为""顺乎自然"的思想,认为人若能顺乎自然,就能把握天地变化之道。其后,庄子继承了老子的思想,进一步提出了人要顺应自然变化规律,不能过分干预和改造自然的观点,因此要追求"天地与我并

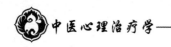

生而万物与我为一"的"天人合一"的逍遥境界。

中医学深受"道法自然""天人合一"思想的影响，主张以"扶正"，即扶助人体正气为主，通过调理气血阴阳、脏腑经络，使人体本身所固有的复原力得以充分发挥，从而达到"驱邪"的目的，对病邪的直接干预以及对人体组织的破坏较少；同时主张顺应自然规律，在人与自然的和谐统一中达到心身调适。中医心理学治疗心身疾病，是深谙此道的。心身疾病属于"七情内伤"之疾，其治疗重在调理，而不是无视其内在规律直接进行干涉，只有充分调动人体本身的调节能力，才可能实现"阴平阳秘，精神乃治"。

（二）精气学说

精气学说源于道家的气一元论。道家学派的创始人老子认为："道生一，一生二，二生三，三生万物。万物负阴而抱阳，冲气以为和。"老子所说的"道"是一团混沌之气，可以有规律地变化，生成万物，以不可捉摸的方式统摄天地。庄子进一步指出，人也是由气化生的。此后，宋钘和尹文提出"精气"是构成万物的本原，进而推论，思维这种心理活动也是生命之气高度发展的产物。

在上述学说的影响下，《黄帝内经》发展出了独特的精气学说。它把"气"分成了"自然之气"和"人体之气"两个层次，后者又分为"生理之气"和"心理之气"两个类别。自然之气与人体之气的统一平衡，以及生理之气与心理之气的统一平衡，分别在不同层次上保障人们的健康。任何一个或几个方面失衡，都会导致疾病的发生。这种学说在指导人们认识健康与疾病的关系时，不仅促使人们把自然界各种因素与人体联系起来考虑，而且帮助人们把人的生理与心理视作维系生命的同等重要的因素。前面已经提过的"天人合一""形神相即"，也是从精气学说推演而来的。这些观念形成了中医基础理论的精髓，至今仍有效地指导着中医临床的实践，尤其是在中医心理治疗学这一领域。

（三）形与神

中医的形神观受道家的形神观影响很深。《庄子·天地》说："留动而生物，物成生理谓之形，形体保神，各有仪则谓之性。"《黄帝内经》中发展了这种"形本于神"的观点，如《素问·上古天真论》中有"形体不敝，精神不散"之说。庄子还认为，"神"的旺盛决定"形"的长生。《黄帝内经》也有这种重精神的倾向，如"恬淡虚无，真气从之，精神内守，病安从来"。《黄帝内经》还记载了大量因不注意精神调理而致病的实例，在治疗上也很注意"调神"。这都是将道家形神学说运用于医学理论与实践的表现。这些观点至今仍然很有实际意义，指导着中医心理治疗学的发展与应用。

第四节　中医心理治疗的形成与发展

心理治疗虽然是现代医学心理学中的概念,但这种形式在我国古代医学中也有迹可寻。中国古代医学受哲学的影响,重视人与自然的关系,重视心身关系在健康与疾病中的统一作用。尤其在医学心理学思想方面有许多建树,但心理治疗的具体方法却被忽视。

一、萌芽于远古至春秋

在远古时代,生产力十分落后,人们生活非常艰苦,对于疾病的产生原因,常常看作是神灵的惩罚或恶魔的作祟。因此,治疗手段是对两者的"软硬兼施",或祈祷神灵的保佑、宽恕,或进行驱鬼、避邪。当时,为人治病基本上由巫祝所为。巫祝是在一定形式下,以语言为治疗手段的方法,但是不能简单地将"祝由"和迷信画等号。祝由是说病之缘由,然后加以劝导,缓解心理压力,调整患者的情绪,达到治疗的目的,这样的治疗方法包含了许多现代心理治疗方法。这个时期可以说是心理治疗学思想的萌芽时期,传说中的巫咸、巫彭、苗父等都是心理治疗史上早期的代表人物。《说苑》中载有远古苗父治病的情况:"吾闻上古之为医者曰苗父,苗父之为医也,以菅为席,以刍为狗,北面而祝,发十言耳。诸扶之而来者,举而来者,皆平复如故。"苗父传说为上古神医,他为人治病以草扎成狗,且面北祝祷,可见是以巫祝疗病。《素问·移精变气论》也曾描述过这种情况:"往古人居禽兽之间,动作以避寒,阴居以避暑,内无眷慕之累,外无伸宦之形,此恬憺之世,邪不能深入也。故毒药不能治其内,针石不能治其外,故可移精祝由而已。"上古之人巢居穴处,追逐生存于禽兽之间,靠运动来御寒,到阴凉的地方避暑,内无眷恋思慕累其精神,外无追名逐利劳其形体。处在这种单纯、恬淡的环境中,邪气不能深入侵犯,故患病时既不需要药物治其内,也不需要针石治其外,只用祝由移易改变其精气而愈病。但当疾病复杂、病邪深入时,祝由、祈祝于神便不灵验了。

二、肇源于《黄帝内经》

《黄帝内经》的形成是医学史上划时代的大事。这部闻名古今的医学专著大约成书于春秋战国至汉代中期的几百年间,将古代哲学思想系统地运用于医学,确立了中医整体观念,提出了藏象学说、经络学说,阐述了病因病机,确定了诊治大法,标志着中医理论体系的确立。《黄帝内经》形成了中医心理学的雏形,含有丰富的医学治疗思想。据统计,《黄帝内经》从篇名命题到主要内容讨论心理学、医学心理学有关问题的达32篇,占《黄帝内经》162篇的19.8%;在内容中涉及心理学、医学心理学思想的更达129篇(包括前者),占总数162篇的79.6%。内容主要涉及中医心理思想的基础(如阴阳整体论、水火五行论、心主神明论、藏象五志论、四象八卦论、九气气机论等有关内容)、中医临床心理学思想(如心理病因病机、心理诊断、心理辨证、心理治疗、心神疾病、养心调神等有关内容)、中医对心理学基本问题的认识(如心理过程、心理特征等有关内容)。其主要贡献体现在以下五个方面:

一是言语开导治疗。《灵枢·师传》说明了以"词"为基本治疗手段的可能性、方法、内容、态度及效果等。"人之情,莫不恶死而乐生,告之以其败,语之以其善,导之以其所便,开之以其所苦,虽有无道之人,恶有不听者乎?"这段论述精辟,至今人们常作为心理治疗的经典理论引用。

二是情志相胜心理治疗。《素问·五运行大论》和《素问·阴阳应象大论》用相同的语言反复论述情志相胜的心理疗法,运用五行相克的理论来表述情绪之间相互制约的关系。这种情志病的治疗理论与方法,具有鲜明的中医特色。

三是激情刺激治疗。《黄帝内经》注意到了激情刺激下的生理病理的突然改变,并运用此方法来治疗疾病。《灵枢·杂病》就提出了以大惊的方法治疗呃逆,认为"惊则气乱",可以打乱原来的病理节律而达到治疗的目的。

四是祝由治疗。《素问·移精变气》对移精变气作了专章论述,既记录了古代巫祝治疗的情况,又谈到古今在心理治疗上的差异。

五是气功吐纳治疗。《素问·上古天真论》谈到真人能"呼吸精气,独立守神,肌肉若一",《素问·刺法论》提到"净神不乱思,闭气不息七遍……"可见普遍采用导引吐纳,且不仅用于养生调神,亦用于治疗。

值得指出的是,《黄帝内经》这部巨著本身就是以医学咨询的形式编写而成的,有问有答,给予指导,与今天心理咨询、治疗的方式十分相似。举例来说,《素问》第一篇"上古天真论"开卷便是黄帝以养生之道向岐伯咨询:"余闻上古之人,春秋皆度百岁,而动作不衰;今时之人,年半百而动作皆衰者,时世异耶?人将失之耶?"岐伯对此疑虑给予了精辟的分析,指出:"上古之人,其知道者,法于阴阳,和于术数,食饮有节,起居有常,不妄作劳,故能形与神俱,而尽终其天年,度百岁乃去。今时之人不然也,以酒为浆,以妄为常,醉以入房,以欲竭其精,以耗散其真,不知持满,不时御神,务快其心,逆于生乐,起居无节,故半百而衰也。"这段精彩的对话中揭示的养生原则,足以"垂法以福万世"。《黄帝内经》通卷这种对话层出不穷,无须再加赘述。

《黄帝内经》中初步确立的中医心理治疗的基本原则和方法,为后世医家所师承和发扬,在中医心理治疗的实践中起着重要的作用。

三、发展于历代

自《黄帝内经》以来,我国古代医家们均意识到心理因素在疾病的发生过程中起着非常重要的作用,注重研究心理因素对人体和疾病的影响,尤其对情志疾病的探索与研究极为重视,在预防学、诊断学、治疗学、养生学上积累了丰富的经验。

东汉末年,战争纷乱,人民饱受疾苦,发病率大大提高,这也客观上为医家提供了更多的实践机会,杰出的医家华佗、张仲景就出现在此期。华佗在心理治疗方面有精辟的论述,《华佗神医秘传》中提道:"忧则宽之,怒则悦之,悲则和之,能通斯方,谓之良医。"指出高明的医生必须针对患者不正常的情志进行治疗。华佗十分重视心理因素在致病中的作用,提出"善医者先医其心,而后医其身"的主张。

张仲景是中国医学史上卓有贡献的伟大医学家,所著《伤寒杂病论》至今仍有效地指导着临床,这部著作包含了张仲景丰富的中医心理学思想。他虽然没有明确提出心理治疗的方法,但在治疗疾病的过程中强调了心身调理的治疗思想,并把精神、情志的异常变化作为诊断、辨证的重要依据。他形象地描述了奔豚病的表现,明确指出本病"皆从惊恐得之",并创奔豚汤、桂枝加桂汤治之。他首先提出"脏躁"病名,描写其症状表现为"喜悲伤欲哭,像如神灵所作,数欠伸";指出脏躁症患者,无故悲伤欲哭,或哭笑无常,连续打哈欠、伸懒腰,动作言语都不能自控,似有"神灵附体"一般,并创甘麦大枣汤治之。对诸如百合病、惊悸、失眠等常见的与心理因素密切相关的疾病都确立了完整的理、法、方、药辨证论治原则。其所创的柴胡加龙骨牡蛎汤、吴茱萸汤、甘麦大枣汤、酸枣仁汤、百合地黄汤等,均是至今心神病症治疗的常用方剂。

王叔和是东汉末年至三国魏时人,是这一时期极有影响力的人物。他在对脉诊的研究中,发现了许多情志变化在脉象上的反应,如《脉经》卷四有"脉滑者鬼疰""浮洪大者,风眩癫疾,大坚疾者癫病"等。

孙思邈是唐代著名医学家,他在《备急千金要方》中,把某些心理活动的变化看成内在脏腑病变的部分症状,从而把心理活动的变化纳入了脏腑辨证体系,这样便可对心神疾病进行脏腑辨证论治,如《备急千金要方·心脏脉论》指出"心气虚则悲不已,实则笑不休。……悲忧思虑则伤心,心伤则苦惊喜善忘",《心虚实》篇进而提出"治心实证,惊梦,喜笑恐畏,悸惧不安,用竹沥汤","治心不足,善悲愁恚怒……善忘,恐不安,妇人崩中,面色赤,茯苓补心汤"。由此看来,他对心神病症的辨证论治是理、法、方、药密切联系的。他的医学心理学思想,受到了当时盛行的道家思想的影响,重视养生、养性。他在《备急千金要方》中具体介绍了运用"内视法""调气法""呼音法"等气功养性方法来疏通气机、调畅情志,记载了类似现代暗示疗法的禁咒疗法,每法中的律令(行禁时的咒语)对病情都有针对性,并配合药物,对患者有明显的暗示治疗作用。

宋金元时期是中医心理治疗的一个辉煌时代。陈无择所著的《三因极一病证方论》中,将各种致病因素归结为内因、外因、不内外因,统称为"三因",其中内因即喜、怒、忧、思、悲、恐、惊。陈氏在三因致病中,特别突出了情志因素的致病作用,为中医诊治情志病做出了贡献。

《圣济总录》《太平圣惠方》是宋代由政府组织编写的两部医学巨著,书中有较多医学心理学内容。前书有200卷,其中3卷专述医学心理思想;后书有100卷,也有医学心理方面的内容。《圣济总录》卷四论及病因时,指出疾病不仅是外邪所致,情志因素"之变"也是重要的病因,"因乎喜怒悲忧恐之变,病有至于持久不释,精气弛坏,荣泣卫除者,岂特外邪之伤哉,神不自许也"。所以,诊疗疾病首要的问题是"察精神意志存亡得失,以为治法",为此,汇集了宋代以前诸如扁鹊、华佗、王叔和、孙思邈等医家的诊疗心理思想。此外,《圣济总录》还专设"祝由"一节,结合世风阐发辨析了《素问·移精变气论》有关祝由的内容。

金元四大家从不同的角度,丰富和发展了心理治疗的思想。刘完素以倡"火热论"著称,他提出"五志化热"的著名理论,即"五脏之志者,怒、喜、悲、思、恐也……若五志过度则劳,劳则伤本脏,凡五志所伤皆热也"。因而提出一套以降心火、益肾水为主的治疗火热病的方法,并注重调理情欲,这当然也包括心神疾病的治疗。李杲认为"百病皆由脾胃衰而生",而脾胃受损的原因主要有饮食不节、寒温不适、劳役过度及情志因素,其中情志因素常为先导。他在《脾胃论》中明确指出:"凡怒、忿、悲、思、恐、惧,皆损元气。夫阴火之炽盛,由心生凝滞,七情不安故也。"还有"饮食失节,寒温不适,脾胃乃伤,此因喜怒忧恐损耗元气,资助心火。火与元气不两立,火盛则乘其土位,此所病也"。就是说过度的心理刺激、持续的不良心境,能助心火、耗散正气,壮火食气,火不生土,脾胃气削而病。同时李氏还观察到在脾胃疾病中,心理因素与其他病因相互联系。在治疗上,他也非常重视情志因素的作用,主张服用"补中益气汤"时,必须"宁心绝思,药必神效"。"攻下派"张从正是杰出的中医心理治疗大师,著有《儒门事亲》一书,书中载有心理治疗医案十余例,指出:"悲可以治怒,以怆恻苦楚之言感之;喜可以治悲,以谑浪亵狎之言娱之;恐可以治喜,以恐惧死亡之言怖之;怒可以治思,以污辱欺罔之言触之;思可以治恐,以虑彼志此之言夺之。凡此五者,必诡诈谲怪,无所不至,然后可以动人耳目,易人视听。"他的心理治疗医案流传至今,而且有治有论,在理论及实践方面均有创见,代表着心理治疗发展到一个高峰。"养阴派"朱丹溪亦十分重视运用情志疗法,他的主要学术思想是"阳有余而阴不足"。他根据《黄帝内经》论证了人身"相火"有常有变之理,认为"相火"之常属于生理,所谓"人非此火不能有生";"相火"之变为病理,所谓"相火妄动"。"相火"易于妄动与"心火"有关,《格致余论》中说:"心,君火也,为物所感而易动。心动则相火亦动,动则精自走……所以圣贤只是教人收心养心,其旨甚矣。"其中"为物所感而易动"是意动情动。意动情动引起的"精自走"等便是脏腑"相火妄动"的外在表现。为免"相火妄动",他主张首先要收心养心、恬淡虚无,对此他提出三方面的调养方法,即节欲保精、情志调理、节制思虑。《丹溪心法》曰:"五志之火,因七情而生……宜以人事制之、非药石能疗,须诊察由以平之。"这里"人事制之"即心理疗法。

明清时代,中医心理疗法有了进一步的发展,太医院十三科中仍然保留有祝由科。各科医家也对七情病因病机普遍重视,张景岳在《类经·会通》中专列"情志疾病"29条,将病因、病机、病证、诊断、辨证、治疗和调养等内容"会通"在一起,对了解情志疾病的概貌有重要意义。《景岳全书》中对痴呆、癫、狂、痫、郁、诈病等与精神因素密切相关的病证论述颇详,还特别指出"以情病者,非情不解","若思郁不解致病者,非得情舒愿遂,多难取效"。李中梓在《医宗必读》中指出,对某些患者,应以心理治疗的方式,进行言语指导和心理疏导。他认为,病情较重的患者,对疾病愈后认识不足,自认为病情较重,愈后定然不良,而产生恐惧不安的心理,这正是古人说的"志意不治",这类人往往心存疑虑,不能始终配合医生进行治疗。还有一类人经治疗后,病情由重转轻,进入恢复阶段,便自认为病已痊愈,不再坚持治疗和休息,以致"劳复"(劳心、劳力、房劳),造成病情加重,甚至死亡。这两类人都可以加以治疗指导,使其明达事理,保持心理健康。缪希雍在《本草经疏》写道:"以识遣识,以理遣情,此即心病还将心药医之谓也。"这一时期,心理治疗运用广泛,具体方法丰富多样,如情志相胜疗法、两极情绪疗法、激情刺激疗法、暗示疗法、说理开导疗法、移精变气疗法等,在临床上都取得很好疗效,散见于徐春甫、李时珍、龚廷贤、张景岳、胡慎柔、张石顽等医家的个人著述。由于各种心理疗法应用广泛,影响很大,甚至在当时的文学作品中都有所反映,最经典者莫过于《儒林外史》对范进中举的描述,范进因过喜而连叫"我中了"呈疯癫状,后经他平时最惧怕的岳父胡屠户打了一个耳光而治愈,就是运用"恐可治喜"原则的成功案例。

《素问·移精变气论》曾载祝由这一治疗方法。有些医家在临床实践中,将祝由的形式改造发扬,颇得其神韵。清代名医吴鞠通便是将祝由的形式演化成心理治疗用之于临床的,他在《医医病书》中指出:"吾谓凡治内伤者,必先祝由,详告以病之所由来,使病人知之,而不敢再犯,又必细体变风变雅,曲察劳人思妇之隐情,婉言以开导之,庄言以震惊之,危言以悚惧之,使之心悦诚服,而后可以奏效,予一身治病得力于此不少。"吴鞠通在温病学上的创新精神,为人们普遍称道,看来他对心理治疗的发扬也绝不是偶然的。

概而言之,中医历代医家在长期临床实践中,对于《黄帝内经》中萌发的心理治疗思想都有不同程度的发扬。虽然过去未能引起人们足够认识,少见于医籍,但中医心理治疗的产生绝不是偶然的,它是中医重视心理因素的理论体系在临床实践上的具体反映。

四、形成于近现代

尽管中医心理学思想有悠久的历史,但是作为一门学科的提出,迄今不过三十多年的时间。可以说,中医心理治疗学是一门既古老又年轻的学科。

20世纪,随着医学心理学的发展,中医心理学思想体系逐渐形成,中医心理治疗方法在实践和研究方面得到长足进步,此期中医心理治疗发展大致可分三个阶段。

20世纪初至新中国成立前,为中医心理治疗实践研究的萌生阶段。此期学术界开始出现中医心理治疗方面的研讨文章,但对中医心理学有关问题的研究却处于零星散乱和个案报道状态。在20世纪20年代早期的中医杂志上,可以见到围绕"符禁咒"治病的文章,如1923年《三三医报》上曾发表题为《论符、禁、咒治病》的文章,其他杂志上也有《祝由与由祝》《中国祝由科在精疗学术上的评价》等文章。据记载,20世纪30年代有《心病还得心药医》《中医历代心理疗法》等论文发表。20世纪40年代,有董华农的《中国古代心理卫生学》论著。

新中国成立初期至20世纪70年代末,此期治疗研究从个案报道逐步发展到对疗法的基本原理研究。比较著名的文章包括20世纪50年代陈存仁的《中国心理病疗法史》和 20 世纪 60 年代李心天所著的《主观能动性在中西医疗法中的作用》,20 世纪 70 年代由中科院心理研究所与医疗机构合作对针灸、针麻中的心理现象进行实验研究和临床观察并发表了《比较针刺与暗示对痛阈的影响》。此外,在中医杂志中对有关"郁、癫、狂、百合病"等的临床心理治疗有了一定的探索和较多的治疗心得报道。

20 世纪 80 年代初,心理学及医学心理学的研究工作如雨后春笋般在全国各地陆续开展,在这种大环境的影响下,中医心理学思想的研究也开始活跃起来。

1949～1985 年,36 年间发表此方面论文仅有 40 篇,而 1986～1990 年 5 年间增至 119 篇,其中关于心理治疗概论的文章有 74 篇,心理治疗方法各论有 84 篇,并在治则治法上提出了"治神立法"。进入 20 世纪 80 年代以后,开始出现了一些地区性中医心理学研究组织,并召开了一些学术会议。1982 年 11 月成都中医学院建立了中医心理学研究组,1984 年 6 月福建中医学会召开了福建省中医心理学学术座谈会暨福建省中医心理学研究组成立会议。1985 年以后,中医心理学的学术活动逐渐由地区性发展成为全国性,在学术组织、理论研究、临床、教学等方面均出现了前所未有的发展局面。1985 年 12 月在成都召开了"首届全国中医心理学学术研讨会",来自 19 个省市自治区的 182 名代表出席,大会宣告了"中医心理学"这一新兴学科的诞生。1986 年,中华全国中医学会委托福建中医学会举办"中医心理学讲习班",1988 年 1 月在福州召开了有上海、福建、广西等省市自治区八所中医院校参加的"首届全国中医心理学教学研讨会",1992 年 8 月在第六届全国中医心理学学术会议上正式宣布成立了中国中医心理学研究会,2001 年贵州省中医心理学研究会成立,2002 年 8 月全国中医药高等教育学会中医心理学教学研究会在贵阳成立。

中医心理学的概念提出后,经过这些年的发掘、整理、提高,逐步建立了较为完整的知识体系,出版了一些心理学专著,如王米渠所著的《中医心理学》《中医心理治疗》《中国古代医学心理学》,马朋人、董建华的《实用中医心理学》,张子生的《历代中医心理疗法验案类编》,闵范忠、何清平的《新编中医心理学》。1986 年,在中国中医研究院针灸研究所薛崇成、杨秋莉主持下,编制了五态性格测验表,并进行了全国性五态性格调查。部分中医院校开设了中医心理学课程或讲座,有的中医药院校还建立了中医心理学教研室。1986 年,由全国 14 所中医院校共同编写了中医院校《中医心理学》教材。1995 年,张伯华主编出版《中医心理学》。2001 年初,贵阳中医学院董湘玉主编出版了《中医心理学》一书。

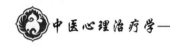

2001年,由杜文东、朱志珍、陶功定等人主编的高等中医院校试用教材《医学心理学》出版。这些学术活动的开展,极大地促进了中医心理学的发展。近几年来,临床对心理治疗的疗效判断也逐步开始定性定量,运用量表观察对比,如采用问卷、实验、追踪调查等方法。

第五节　中医心理治疗学的任务与展望

一、中医心理治疗学的任务

在现代医学心理学与医学心理治疗的影响和启迪下,近些年来,已有不少学者独立地应用中医的理论和形式进行心理治疗的实践活动。随着这些有益的探索,中医心理治疗学的任务、内容及方法也越来越明确。

中医心理治疗学的任务,是在中医学理论指导下,根据辨证论治、因人制宜的原则,对患者或被治疗者提出的心理或心身问题进行解释疏导,以维护和促进心身健康。中医心理治疗的范围与现代医学心理治疗是一致的,而其具体内容则更为广泛,如对精神的保养、情志的调节、饮食的宜忌、气功锻炼的指导等,中医学更富有经验,其方法更符合我国民情。

在中医心理治疗的形式上,与诊疗手段相融合是其特点之一,中医心理治疗大都是在具体的诊疗活动中开展的。在诊疗活动中,医患之间应该是平等的关系,《素问·汤液醪醴论》指出:"病为本,工为标,标本不得,邪气不服。"所以,在诊疗过程中,应充分发挥患者的主观能动性,对患者的各种疑虑应随时进行有针对性的指导。

二、中医心理治疗的局限性

古人行文简约,缺乏明确的病历书写格式,治疗案例只有寥寥数语,缺乏患者、病情及治疗过程的详细资料,使得后人的研究很多时候只能依靠推断与设想,这样难免会与当时的事实有出入。他们所谓的"病情痊愈",由于缺乏相应的随访机制,病情有无反复现象及治疗的长期效果难以验证。虽然后人应用同样的方法也取得了一些治疗效果,现代一些中医学家也对其中某些治疗方法进行了临床验证,但这样的研究数量太少而且不够系统,难以有效地说明其临床疗效,尚需进行大量的、系统的研究与论证。因此,中医心理治疗具有一定的局限性,一方面是在治疗方法上缺乏系统的、完整的操作步骤,即治疗方法缺乏可操作性;另一方面缺乏临床疗效的评价标准体系。

当然,我们不能因为这些局限性的存在而否认其理论价值与地位,研究古人是为了超越古人,为心理治疗的发展服务,因此吸取精华,祛除糟粕,寻求新的发展才是我们研究的目的所在。

三、中医心理治疗的应用展望

随着社会物质生活水平的提高,生活节奏越来越快,人们承受的压力不断加大,心身疾病的发病率大大增高。当今人类死亡率最高的三种疾病(心脏病、肿瘤、脑血管意外),都属心身疾病范畴。中医养生保健方面的独特经验必然引起人们的瞩目,如调整情绪保持心理平衡,注重"医食同源"的饮食保健,练习太极拳、气功等。以中医心理治疗的原则和经验,结合患者及与其所患疾病进行具体指导,在实践中具有广阔的前景。

中医心理治疗学作为一门历史悠久的科学,有着自身的发展规律以及独特的思维模式、研究方法和评价标准,创立了独具特色的情志疗法,具有很强的实用性和功效。但其在理论上不及西方详尽而系统,这就要求我们要大胆引进西方先进的方法学,通过指导,使中医心理治疗的方法具有更强的可操作性和系统性。换而言之,创新研究方法将是中医心理学发展的前提。

值得注意的是,研究方法必须建立在中医心理学自身发展规律基础之上。将西方科学的研究方法,生搬硬套地移植到中医心理学上,结果只能适得其反,丧失中医心理学的特色,逐渐被西方心理学同化。因此,吸收西方方法学,应立足于研究中医心理学自身特色和发展规律的基础上,以最终探索和总结出符合中医药自身特点的研究方法和评价体系。如果中医心理治疗事业能够引起重视,顺利地开展,在实践中不断总结和完善其理论和经验,将来它一定可以发展为中医学中一个独特的领域。

第六节 中医心理治疗的分类

对中医心理治疗的研究尚处于发展时期,故其分类,目前名目繁多,并不统一。从理论取向来看,大致有两种情况:一种是用现代心理现象主流分类法对中医心理治疗进行分类,即以认知、情感、行为为分类主纲进行概括;另一种是根据文献发掘,即主要以古代心理治疗验案的性质进行总结归纳。20世纪80~90年代属于早期分类,如有学者将其归纳为以情胜情、移情、易性三法;有的概括为说理开导式、以情治情式和惊吓式三种；有的概括为说理开导心理疗法、古代"行为矫正法"、古代"精神分析法"、针药心理配合四种；有的概括为消除产生疾病的思想根源，转移患者的思考重点，转移思考重点与消除产生疾病的思想根源结合，利用紧急情况产生的特殊力量四方面内容。颜世福专门研究中国传统情绪治疗法，分为情志相胜疗法、相反情志疗法、激情刺激疗法、与感觉有关的情志疗法、与他人有关的情志疗法、顺情从欲疗法、抑情顺理疗法、移情易性疗法、情志导引疗法、七情合参疗法；王米渠将中医心理治疗法以一般性、常用性、特殊性进行概括，一般性疗法包括情志相胜、激情刺激、两极情绪、情绪相反、言语开导、抑情顺理，常用性疗法包括解除心因、假药疗心、情志导引、气功吐纳、移精变气、养心调神、闭目聚神、澄心静默，特殊性疗法包括节欲保精、工作娱乐等。

进入 21 世纪以来出现了新的分类法，如张伯华将中医心理治疗分为认知疗法类、情感治疗类、行为治疗类、其他类。

第一章 中医心理治疗学的理论基础

第一节 形神合一论

形神合一论是中医学指导思想,是整体恒动观在中医心理学中的具体体现,也是中医心理治疗学的生理基础。

一、神的概念及其含义变迁

"神"的观念产生于原始社会后期。新石器时代的人类尚处在蒙昧的阶段,原始人在生产劳动和采集渔猎活动中,对周围的环境和一切变幻莫测的自然现象感到疑惑,并对这些自然现象产生奇异感、威胁感和恐惧感。由于不能解释这些奇异的现象,更没有能力去克服这些威胁,于是只能把这些事情归结到一个无所不能、无处不在、无时不有、威力无比、主宰一切的"神"上。于是就形成对超自然神灵的信仰和崇拜。

随着认识理性的发展与提高,人们把掌管天地、人间运行的主宰者从上帝神灵身上转移到客观规律上,神的概念引申出新的内涵。《中国大百科全书·哲学》朱伯昆释云:"神,最初指主宰自然界和人类社会变化的天神,后来经过《易传》和历代易学家、哲学家的解释,演变为用来说明物质世界运动变化性质的范畴,成为内因论者反对外因论的理论武器。"

《黄帝内经》把神的概念引入中医学中,用来解释说明人体的生命现象。在充分保留其有关自然界变化莫测规律为神明的同时,还引申出神主宰人体生命活动,反映生命活动规律的生理外在表现以及精神意识思维等内涵,并进行了详细阐发,从而进一步丰富了神的内涵。

中医学理论中,"神"的概念很广泛,包括四个方面内容:一是自然界物质运动变化的表现及内在规律,如《荀子·天论》说:"万物各得其和以生,各得其养以成,不见其事而见其功,夫是之谓神。皆知其所以成,莫知其无形,夫是之谓天。"天地的变化而生成万物,这种现象是神的表现,有天地之形,然后有神的变化。二是人体内的一切生命活动。人体本身就是一个阴阳对立统一体,阴阳之气的运动变化,推动了生命的运动和变化,而生命活动的本身也称之为"神"。三是生命力的外在表现。人的眼神、气色、语言、动作、呼吸、心跳等一切,都是人有无生命活动的标志。四是人的精神、意识、思维活动。精神活动的高级形式是思维,故《素问·灵兰秘典论》说:"心者,君主之官也,神明出焉。"《灵枢·五色》:"积神于心,以知往今。"心是主思维的器官。《灵枢·本神》:"所以任物者谓之心,心有所忆谓之意,意之所存谓之志,因志而存变谓之思,因思而远慕谓之虑,因虑而处物谓之智。""任物"是心通过感官接触外界事物而产生感觉的作用,并由此产生意、志、思、虑、智等认识和思维活动,其过程一级高于一级,但从"任物"到"处物",一刻也不能离开神。

可见,中医学中神的含义已经脱离了其鬼神信仰的本义,一是指整个人体生命活动的外在表现,也称为广义之神;另一是指精神意识思维活动,也称为狭义之神,其基本范畴相当于现代心理学中的心理过程。广义之神,是整个人体生命活动的主宰和总体现,如整个人体的形象以及面色、眼神、言语、应答、肢体活动姿态等,凡是机体表现于外的"形征",都是机体生命活动的外在反映,无不包含于神的范围。《素问·移精变气论》中的"得神者昌,失神者亡"说的就是这种广义的神。狭义之神,是指人的精神、意识、思维、情感活动及性格倾向等。由于人的精神、意识和思维活动不仅仅是人体生理功能的重要组成部分,而且在一定条件下,又能影响整个人体各个方面的生理功能的协调平衡,所以《素问·灵兰秘典论》说:"心者,君主之官也,神明出焉。"

二、形的概念

形的本意是指形象、形体,《说文解字》:"形,象也。"中医学中"形"的概念包括两个方面的内容:一是指存在于自然界中的一切有形的实体,如《素问·阴阳应象大论》曰:"在天为气,在地成形。"《素问·六节藏象论》曰:"气和而有形,因变以正名。"其中的"形"即指一切有形之物体。二是指人的形体,即是视之可见,触之可及的脏腑、经络、官窍、四肢百骸等有形躯体及运行或贮藏于其中的精、气、血、津液等,如张景岳说:"形者,迹也。"高士宗言:"形者,血气之立于外者也。"张志聪说:"形为身形。"都对形体进行了具体的描述。

三、形神关系

形神关系,实际上就是身与心、生理与心理的关系。对于形与神的关系,在哲学与心理学上,都是唯物主义与唯心主义争论的一个重要焦点。中国古代思想家围绕形神问题出现了两种对立的思想:一种是二元论的形神观,把形与神看作两个实体、两个本源,如《庄子·知北游》所说:"精神生于道,形本生于精。"认为精神可以离开形体而独立存在;另一种是唯物主义一元论的形神观,认为神是由形派生的,没有形体就没有精神,有"形具而神生""形存则神存,形谢则神灭"等说法。中医学中的形神关系秉承了中国古代哲学中的唯物论思想,体现的是形为神之质,神为形之主的唯物辩证观点。

(一)形为神之质

1.神本于形而后生

形为神之质,即是说生命形质的物质基础是神产生与依存的载体,形生则神生,形存则神存,形亡则神亡。荀子认为神是形的变化功能,"形则神,神则能化矣"(《荀子·天论》),提出了"形具而神生"的观点,强调了精神对形体的依赖关系。

中医学的生命观认为,构成宇宙间万物的最基本元素是"气",因此人体的形质也本源于"气"。《灵枢·决气》说:"精气津液血脉,余意以为一气耳。"但气本无形,气化生精始有形可见。张景岳在《类经附翼·大宝论》中说:"形以精成,而精生于气。"因此一般都认为有形的始基是精,人身之神生于形,即指精而言。

形是体、是本,神是生命活动及功能。有形体才有生命,有生命才能产生精神活动、具有生理功能。而人的形体又须依靠摄取大自然的一定物质才能生存,故《素问·六节脏象论》说:"天食人以五气,地食人以五味。五气入鼻,藏于心肺,上使五色修明、音声能彰。五味入口,藏于肠胃,味有所藏,以养五气,气和而生,津液相成,神乃自生。"讲的也是后天之精对神的濡养作用。

神生于形的含义,除了形产生需以精为本外,神的活动也以精为物质基础。《读医随笔·气血精神论》说:"精有四:曰精也,血也,津也,液也。"四者可相互转化,皆为神的物质基础。精为形之基,为神之本,精气充则形健而神足,精气亏则形弱而神衰,精气竭则形败而神灭。

2.神依附形而存

神以形为物质基础,除表现于精气的化生作用之外,还表现在神对形体的依附性方面。神不能离开形体而独立存在,而且它的功能也必须要在形体健康的情况下才能正常行使。故《素问·上古天真论》有"形体不敝,精神不散"之说,而《景岳全书·治形论》中张景岳亦称形为"神明之宅"。《黄帝内经》认为"心藏神",为"精神之所舍",所以心才具有主宰生命活动的重要功能,而被《素问·灵兰秘典论》称为"君主之官",被《素问·六节脏象论》称为"生之本"。如果因某些原因,致使心受到损伤,则神必然也要受到影响,甚则神灭身亡,故《灵枢·邪客》说:"心伤则神去,神去则死矣。"

(二)神为形之主

中医学不但认识到神是在形的基础上产生并存在着的,而且还认识到神对形的反作用。机体的物质代谢功能是人的最基本的生命活动,通过此类活动而将饮食水谷转化为精气。《素问·阴阳应象大论》说:"精归化……化生精。"后天水谷之所以能转化为精气,是在神的主导之下机体气化作用的结果,是由各脏腑器官相互协调、共同活动来完成的。倘若失去神的主宰,则脏腑功能紊乱,气化功能失常,甚则"神去则机息"(《素问·五常政大论》),因而"精归化""化生精"的最基本生命活动也就随之终结,精气也无以化生。精血在人身之所以能发挥各种各样的生理功能,也是在神的主导之下完成的,故张景岳说:"神虽由精气化生,但统驭精气而为运用之主者,又在吾心之神。"

神对形的反作用,尤其表现在"心神"对脏腑的主导作用上。《素问·灵兰秘典论》说:"心者,君主之官,神明出焉。……主明则下安……主不明则十二官危,使道闭塞而不通,形乃大伤。"人体脏腑的功能活动是复杂的,这些复杂的功能活动之所以能够相互协调,正是由于"心神"对"形"的调节。若神受损,则调节功能失常,机体的整体性遭到破坏,于是便发生相应的病理变化,甚至死亡,所以《类经·针刺类》说:"无神则形不活。"

从以上论述可以看出,中医学在形神关系上,"形与神俱",实际上就是物质与精神的关系,坚持了形体是第一性的、精神是第二性的唯物主义观点,否认了脱离形体的精神实体的存在,因此有力地驳斥了"灵魂不死"的唯心主义观点。

"血气者,人之神"(《素问·八正神明论》),"神者,水谷之精气也"(《灵枢·平人绝谷》)。神的物质基础是气血,气血又是构成形体的基本物质,而人体脏腑组织的功能活动,以及气血的运行,又必须受神的主宰。这种"形与神"二者相互依附而不可分割的关系,称之为"形与神俱"。无神则形不可活,无形则神无以附,二者相辅相成,不可分离。因此,《类经·针刺类》说:"形者神之体,神者形之用。"

第二节　心主神明论

在中医学中强调"心"对精神的主宰和统帅作用。"心"作为五脏之一,主血脉;"心"的另一重要功能是"主神明"。《素问·灵兰秘典论》说:"心者,君主之官,神明出焉。"所谓神明之心,乃产生人之一切心理活动的器官。

心主神明论是中医学用藏象学说一元化地阐述人体复杂生命活动规律的学说,它认为人的生命活动最高主宰是"心神",心理活动也不例外,人体的心理活动和生理活动,就是统一在"心神"之下的。

一、心神主导脏腑功能活动

心因为藏神而位居于五脏六腑之首,具有统帅、核心的地位,主宰人的生命活动,故《素问·灵兰秘典论》说:"心者,君主之官也,神明出焉。"《灵枢·邪客》说:"心者,五脏六腑之大主也。"认为只有在心神的统领下,才能形成完整协调的藏象体系,维持机体的统一和谐。《素问·灵兰秘典论》认为"凡此十二官者,不得相失也。故主明则下安","主不明则十二官危"。由此可见"主"之明否,决定全身脏腑的"安""危",强调心对脏腑的功能的统帅作用。

心之所以称为"五脏六腑之大主",还与其主血脉功能,即生血和运血功能有一定关系。人体各脏腑形体官窍的生理功能,包括神志活动,都离不开血气的充养,而血气通过脉管到达全身各处,是以心脏搏动为动力的。只有当心主血脉的功能正常,全身各脏腑形体官窍才能发挥其正常的生理功能,使生命活动得以继续。若心主血脉的功能发生障碍,就可影响到各脏腑形体官窍。一旦心脏搏动停止,全身脏腑形体官窍的功能也即丧失,生命活动也随之结束。

心神调节"十二官"功能的途径,《黄帝内经》将其称之为"使道"。何谓"使道"?王冰注解曰:"使道,谓神气行使之道也。"根据"血者,神气也"(《黄帝内经》)、"经脉者,所以行血气"(《灵枢·本脏》)、"心主身之血脉"(《素问·痿论》)、"诸血者,皆属于心"(《素问·五脏生成》)等论述,可以认为"使道"即指经络而言。经络不仅具有运载气血的功能,也有联系各脏腑器官组织,使之成为一个有机统一整体的作用。神对形的主宰和调节作用的中枢是心,而联络各器官组织的通路是经络。《灵枢·经脉》虽未完全明示这一联络通路,但《灵枢·经别》却补充了其不足,十二经之别脉内属五脏六腑,而又多与心相通。因此,心神主导脏腑功能活动,还有赖于经络为神气"使道"。

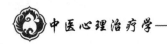

二、心神主导人的意识思维活动

人类的意识思维活动,是最高级的生命活动。从广义上它可概括为对客观世界的全部认识过程,以及学习、记忆、观察、想象、思考、判断等能力,和由此而产生的有目的的意识行为,如情感、意志、语言、随意运动等。因此,它是和动物有着本质区别的人类特有的心理活动。心主神明论认为,人对客观事物的感知是在心神主导下完成的。《灵枢·五色》曰:"积神于心,以知往今。"这里的"知",实际上就是对客观事物的认知,也就是说,心神主宰人的意识思维活动。

现代心理学认为,思维是人们在通过感觉、知觉获得材料的基础上,进行复杂的分析与综合、抽象与概括、比较与分类,形成抽象的概念后,应用概念进行判断和推理,从而认识事物本质特性和规律性联系的心理过程,具有间接性和概括性两大特征。所谓间接性就是通过其他事物的媒介来认识客观事物,即借助已有的知识经验来理解或把握那些没有直接感知过的,或一时不能感知到的事物,以及预见和推知事物发展的进程等。譬如,医生通过望面色、闻声音、切脉就可以判断患者体内病变的表里、寒热、虚实。所谓概括性就是把同类事物的共同特征和本质特征提炼出来加以概括。不仅如此,思维还可以反映事物与事物之间的内在联系和规律。一切科学的概念、定义、定理、规律等,都是通过思维概括的结果,都是人对客观事物概括的反映。

中医心理学认为心神主宰人的思维活动,思维活动以感知为前提和基础。这一观念集中体现在《灵枢·本神》中,它指出:"所以任物者谓之心,心有所忆谓之意,意之所存谓之志,因志而存变谓之思,因思而远慕谓之虑,因虑而处物谓之智。""心之任物",是指客观存在通过感官而反映于心神的过程,是认识事物的感知阶段,由此可见,由心来接受外界事物对人体的作用,是精神意识思维活动的基础。心与各重要感觉器官有密切关系,在《黄帝内经》中均有记载。如《素问·阴阳应象大论》中心"在窍为舌",《灵枢·大惑论》中"夫目者,心之使也",《素问·金匮真言论》中"心,开窍于耳",《素问·五脏别论》中"心肺通于鼻"。客观事物通过各个感官而作用于心,心接受外在事物对人体的作用,人体才能产生精神意识思维活动,从而形成一系列的思维过程。因此,心的功能正常与否,就决定了精神意识思维活动是否能正常进行。心感知外界事物后还要有进行追忆的过程,这样才能对事物有更深刻的认识,这个过程称为"意"。随后心将认识相对深刻的事物储存下来,使其逐渐积累,以利于由感性认识过渡到理性认识的过程称为"志"。心对所储存的外界事物信息进行加工、分析、抽象、概括，即完全上升为理性认识的过程称为"思"。从对所接受的外界事物信息本身，与其他相关事物相联系，并且进行周密分析、综合、比较、判断、推理，从而达到理性认识的高级阶段，即创造思维阶段，称为"虑"。经过反复思考、综合分析、审慎判断，不但对事物本身的认识清晰，而且对自身能力有了充分估计，坚定了处理事物的信心，筹划了处理事物的方法，从而对事物进行正确处理的过程，就称为"智"。

再结合《素问·气交变大论》中"善言天者，必应于人；善言古者，必验于今；善言气者，必彰于物"通过实践再检验理论的观点，这就全面地论述了从感性认识发展到理性认识，从认识的低级阶段发展到高级阶段的全部认识过程，这与现代心理学的认知过程是相一致的。这段经文，不仅阐明了心神是人类意识思维活动的中枢，记忆、存记、理性思维等都是心主神志的功能，而且也阐明了意识思维活动的物质性。

三、心神统领魂魄，兼赅志意

神的活动是非常复杂的。《黄帝内经》在长期实践的基础上，用"五行归类"的方法，将其归纳为"五神"，即神、魂、魄、意、志。心神统领魂魄，兼赅志意。

（一）魂

《灵枢·本神》说："随神往来者谓之魂。"说明神与魂的关系十分密切，魂在神的指挥下反应快、亦步亦趋。心神为魂之统领，神清则魂守，神昏则魂荡。所以孔颖达说"气之神曰魂"，张介宾说"神之与魂皆阳也……魂随乎神，故神昏则魂荡"（《类经·藏象类》）。两者的区别在于"神为阳中之阳，而魂则阳中之阴也"。魂是比神层次低的精神活动，与睡梦有着密切的关系，正如张介宾所言"魂之为言，如梦寐恍惚、变幻游行之境皆是也"（《类经·藏象类》）。唐容川在《中西汇通医经精义·五脏所藏》也说："夜则魂归于肝而为寐，魂不安者梦多。"从与五脏的关系而言，魂与肝关系密切，故谓"肝藏魂"。

（二）魄

《灵枢·本神》说："并精而出入者谓之魄。"而"人始生，先成精"（《灵枢·经脉》），由此可以认为魄是指与生俱来的某些本能活动。《黄帝内经》认为魄与肺的关系密切，即所谓"肺藏魄"。《五经正义》指出："初生之时，耳目心识，手足运动、啼呼为声，此则魄之灵也。"张介宾认为"魄之为用，能动能作，痛痒由之而觉也"（《类经·藏象类》）。因此，魄概括了人体本能的动作和感觉功能。今人在此基础上，认识又有了进一步发展，认为魄也包括了人体本身所固有的各种生

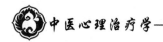

理调节代偿功能,从而更好地阐明了"肺主治节"的机制,并为临床上某些调节代偿功能失常的疾病辨证论治补充了新的内容。

(三)意、志

意、志,从广义上都是指心"任物"后所进行的思维活动。人们对客观事物的认识过程,就是由感觉到思维来完成的。认识的开始阶段,心所任之物只是由感官所获得的表面的、个别的现象,即所谓感知觉。感知觉是思维的基础,思维以感知觉为内容。通过思维,心所任之物将升华成本质的、全面的、有内在联系的事物。因为精血是产生思维活动的物质基础,而肾为先天之本、藏精之处,脾为后天之本、气血生化之源,所以"脾藏意""肾藏志",实际上是从先天和后天两方面阐明了物质基础对思维活动的作用。《灵枢·本神》说:"心有所忆谓之意。"因此,意又可专指记忆能力而言,"意之所存谓之志",志也可专指记忆的保持,即长时记忆而言。志又可指心理活动的指向和集中,即唐容川所说:"志者,专意而不移也。"也就是现代心理学所说的"注意"。此外,志亦概括了意志过程,即张介宾所认为的"意已决而卓有所立者,曰志"(《类经·脏象类》)。

四、"心神说"与"脑神说"

神到底由何脏所藏,何脏所主?一直是中医学神主学说中一个颇有争议的焦点。历代医家对此仁者见仁,智者见智,而时至今日,仍未达成共识。概括起来,其观点主要可以归纳为三个方面:第一是心主神志说,第二是脑主神志说,第三是心脑共主神志说。

(一)"心神说"

"心神说"的确立在很长的历史时期乃至现在中医学教材中都一直占主导地位。中医认为,心居膈上,其主要生理功能是主血脉、主神志。《素问·灵兰秘典论》曰:"心者,君主之官,神明出焉。"《灵枢·邪客》曰:"心者,五脏六腑之大主,精神之所舍也。"《素问·六节脏象论》曰:"心者,生之本,神之变也。"若心失其主宰和调节作用,则会出现"心动则五脏六腑皆摇"的病变而危及生命。明代张介宾在上述理论基础上进一步发挥,在《类经》中指出:"心为脏腑之主,而总统魂魄,并赅意志,故忧动于心则肺应,思动于心则脾应,怒动于心则肝应,恐动于心则肾应,此所以五志唯心所使也。"表明人的精神、意识、思维等神志活动虽可分属于五脏,但主要归属于心主神志的生理功能。这些论述即是此说的主要理论依据。

另外,我国文字已有五千年的历史,受中国文化的影响,凡是与神志活动有关的文字或词汇,大多带有"心"或"忄"旁,如思、虑、怒、悲、恐及惊、慌、忧、惧一类字都带有"心"或"忄"部首偏旁。日常生活的语言更是如此,"心想事成""心领神会""两眼一瞪,计上心来"等词也表明中国人乃是用"心"来"想",用"心"来体悟的。

(二)"脑神说"

从战国到秦汉时期,中国传统文化已认识到脑与神志有关,中医典籍对此也有颇多论述。《素问·脉要精微论》提出"头者,精明之府",鲜明指出了头脑与神志的关系。医圣张仲景也说:"头者,身之元首,人神所在。"宋代陈无择则指出:"头者,诸阳之会,上丹产于泥丸宫,百神所聚。"《颅囟经》对此也持肯定态度,曰:"元神在头曰泥丸,总众神也。"《医部全录》也说:"诸阳之神奇气上会于头,诸髓之精上聚于脑,故头为精髓神明之府。"明清时代对脑与精神神志关系的认识有进一步发展。特别是李时珍于《本草纲目》中提出的"脑为元神之府",更是目前"脑主神志"说的最重要理论依据之一。此后,脑与神志的关系得到了更多医家的支持,如清代汪昂在《本草备要》中阐述说:"人之记忆皆在脑中。小儿善忘者,脑未满也;老人健忘者,脑渐空也。凡人外见一物,必有一形影留于脑中。"《见闻录》亦云:"今人每记忆往事必闭目上瞪而思索之,此即凝神于脑之意也。"王清任《医林改错》则明确提出"灵性记忆在脑"之说。

(三)心脑共主神志说

从汉字产生之时起,心脑就被赋予了与神志相关的特定含义。许慎《说文解字》论"思"字时说:"思者,从心从囟。""囟"为脑盖,代表头脑,"心""囟"同声,古代多以"心"称"脑"。"思"字上囟下心,朱骏声《说文通训定声》释曰"思者心神通于脑",说明"思"与心脑相关,心气上于脑则产生思维意识活动。

近代中西医结合大家张锡纯指出:"《素问·脉要精微论》曰:'头者,精明之府',夫精明即神明也;又《素问·灵兰秘典论》曰:'心者,君主之官,神明出焉'。细绎经文,盖言神明虽藏于脑,而用时实发露于心,故不曰藏而曰出,出者即由此发露之谓也。于是知《脉要精微论》所言者神明之体,《灵兰秘典》所言者神明之用也。"其明确提出心脑共主神明,并认为:"人之神明,原在心与脑两处,神明之功用,原心与脑相辅相成。"《人身神明诠》中认为神明有"元神"与"识神"之别,二者各具特性,"脑中为元神,心中为识神。元神者无思无虑,自然虚灵也;识神者有思有虑,灵而不虚也";神明又有体用之分,"神明之体藏于脑,神明之用发于心";神志活动的产生是由脑而达于心,由心而发露于外。"盖脑中元神体也,心中识神用也。人欲用其神明,则自脑达心,不用其神明,则仍由心归脑。"

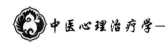

第三节　五脏神志论

神志,包括人的精神、意识、思维及情感活动,属祖国医学"神""神明"等范畴。"神(明)"已于前述,是对神、魂、魄、意、志、思、虑、情志、感知、语言行为等所有心理现象的概括。中医不仅认为心主神明,而且认为神明与五脏皆有关系,从神明所包括的广泛含义来看,情志、感知、言语等分属五脏之中。

一、五脏的五行属性

五行,即指木、火、土、金、水五种基本物质元素的运动变化。五行学说,则是古人用人们日常生活中最熟悉的木、火、土、金、水五种物质的功能属性为代表,来归类事物的属性,并以五者之间相互滋生、相互制约的关系来论述和推演事物之间的相互关系,及其复杂的运动变化规律的一种学说。

古代劳动人民通过长期的接触和观察,认识到五行中的每一行都有不同的性能。"木曰曲直"《尚书·洪范》,意思是木具有生长、升发的特性;"火曰炎上",是火具有发热、向上的特性;"土爰稼穑",是指土具有种植庄稼,生化万物的特性;"金曰从革",是金具有肃杀、变革的特性;"水曰润下",是水具有滋润、向下的特性。古人基于这种认识,把宇宙间各种事物分别归属于五行,因此在概念上,已经不是木、火、土、金、水本身,而是一大类在特性上可相比拟的各种事物、现象所共有的抽象性能。

中医根据五行的特性,来描述五脏的某些生理特性和功能作用。如木性可曲可直,条顺而畅达,肝属木,其特点是喜条达而恶抑郁,并有疏泄之功能;火性温热而炎上,心属火,其特点是心阳有温煦之功能,心火易于上炎;土性敦厚,有生化万物之特性,脾属土,其特点是有消化水谷,运输精微,营养五脏六腑、四肢百骸的功能,又为气血生化之源;金性清肃收敛,肺属金,其特点是具有清宣肃降之功能;水性润下,有下行、闭藏之性,肾属水,其特点是主水液代谢之蒸化排泄,并有藏精功能。

中医学根据五行的"生克"理论,论证五脏系统相互联系的内在规律,并归纳人体与自然界的某些相互关系,特别是阐明人体的整体结构关系,从而指导中医临床之病理分析,以及诊断和治疗。所以,五行学说同阴阳学说一样,亦是中医学独特理论体系的重要组成部分,对中医学理论体系的形成和发展,具有深远的影响。

历代医家为了说明人体内外的整体性和复杂性,亦把人体的脏腑组织、生理活动、病理反应,以及与人类生活密切相关的自然界事物做了广泛地联系,见表1-1。

表1-1　事物五行属性归类

自然界							五行	人体						
五方	五气	五音	五化	五色	五味	五季		五脏	五腑	五官	五体	五神	五志	五声
东	风	角	生	青	酸	春	木	肝	胆	目	筋	魂	怒	呼
南	暑	徵	长	赤	苦	夏	火	心	小肠	舌	血脉	神	喜	笑
中	湿	宫	化	黄	甘	长夏	土	脾	胃	口	肌肉	意	思	歌
西	燥	商	收	白	辛	秋	金	肺	大肠	鼻	皮	魄	悲	哭
北	寒	羽	藏	黑	咸	冬	水	肾	膀胱	耳	骨	志	恐	呻

二、五神与五脏的关系

五脏与五神的关系是,心藏神、肺藏魄、肝藏魂、脾藏意、肾藏志,所以又把五脏称为"五神脏"。神、魂、魄、意、志,是人体的精神意识思维活动,属于心理活动的重要组成部分。五神虽然分属于五脏,成为五脏各自生理功能的一部分,但总统于心,强调了心理活动与脏腑整体性的联系,突出了心在心理活动中的主导地位。

(一)心藏神

心藏神,是指心能够统领和主宰人体的精神、意识、思维活动。魂、魄、意、志其他四神,均归心神所主,喜、怒、思、忧、恐五志也由心神所主。《类经·藏象类》记载:"意志思虑之类皆神也。""是以心正则万神俱正,心邪则万神俱邪。"心所藏的神,是以心所主的血脉为物质基础,《灵枢·本神》指出"心藏脉,脉舍神",只有心的功能正常,血脉中的气血充足,心神得到营养,才能保证精神意识思维活动的正常进行。

(二)肺藏魄

魄是与生俱来的,属于人类本能的感觉、动作和自我防卫能力等。它是一种不受内在意识支配的能动作用表现,属于人体本能的感觉和动作,即无意识活动。如耳的听觉,目的视觉,皮肤的冷、热、痛、痒等感觉,肢体本能的躲避动作,婴儿的吮乳、哭、笑等,都属于魄的范畴。《五经正义》指出:"初生之时,耳目心识,手足运动,啼呼为声,此则魄之灵也。"《类经·藏象类》记载:"魄之为用,能动能作,痛痒由之而觉也。"魄是由先天获得而与生俱来的,是以精气为生成的物质基础。诚如《灵枢·本神》所云:"并精而出入者谓之魄。"魄生成以后,藏于肺脏之中,依赖肺气的供养而发挥作用。在《灵枢·本神》中记载:"肺藏气,气舍魄。"因此,先天禀赋充足,身体健壮,肺气旺盛,魄才能正常发挥功能,表现感觉灵敏、反应准确、耳目聪明、动作协调等。由于先天禀赋不足,素体虚弱,正气亏损,或剧烈的情志刺激等因素,导致肺的功能失常,就会表现神志异常等病理现象,正如《灵枢·本神》记载:"肺,喜乐无极则伤魄,魄伤则狂。"

(三)肝藏魂

魂是指与心神相伴随的一种意识思维活动,心神形成以后,才能生成魂,心神消失,魂就会自然消亡,所以魂是后天形成的意识思维活动。《灵枢·本神》记载:"随神往来者谓之魂。"魂形成以后,游行于肝和眼目之间,以影像的形式表现出来,依赖肝血的营养而发挥正常功能。《灵枢·本神》:"肝藏血,血舍魂。"《类经·藏象类》:"魂之为言,如梦寐恍惚,变幻游行之境皆是也。"由此可见,如果肝主藏血和主疏泄的功能正常,肝血充足,肝气条达,魂就会顺随着心神而发挥正常的功能。如果肝失疏泄,肝血不足,肝的功能失常,就会出现夜寐不安、多梦、精神狂乱、幻视幻听等异常表现。

(四)脾藏意

意,即意念,是思维活动的一种。就是在心接受外在事物以后,将其进行思维取舍以后进行追忆的过程。《灵枢·本神》记载:"所以任物者谓之心,心有所忆谓之意。"意思是心接受外界事物以后,对其进行追忆的过程就是意。在思维过程中,意是初步的思维,尚有不确定性和缺乏完整性。《类经·藏象类》就指出:"谓一念之生,心有所向而未定者,曰意。"意的功能发挥,必须以脾的功能为基础,脾的功能正常与否,决定着意是否能正常进行。《灵枢·本神》记载:"脾藏营,营舍意。"脾气健运,营血充足,就会保证意的正常,人的思维才能敏捷;反之,脾失健运,营血不足,意也会随之失常,人的思维就会迟钝或紊乱。

(五)肾藏志

志,一指志向、意志。志是在意的基础上加以确认,有相对的完整性和确定性,有更明确的目标,即专志不移之意。《类经·藏象类》:"意已决而卓有所立者,曰志。"二指记忆,即将心所追忆的事物保留下来的过程。《灵枢·本神》记载:"心有所忆谓之意,意之所存谓之志。"志是以肾精作为物质基础的,《灵枢·本神》提出"肾藏精,精舍志",肾精充足,才能保证记忆力正常。同时,肾所藏之精能化生为髓,而"脑为髓之海",即中医认为,脑是由髓汇聚于头部而生成,与记忆力等思维活动有关。因此,明代著名医学家李时珍把脑又称为"元神之府"。清代医家王清任在《医林改错》中进一步指出:"灵性记忆不在心而在脑。"都说明人的记忆力是以肾精为基础,肾精充足,髓海盈满,则精力充沛,记忆力强;若肾精亏损,髓海不足,则精神疲惫,头晕健忘。

三、五志与五脏的关系

五志包括喜、怒、思、悲、恐,包含于情感、情绪之中,也是人体的心理活动,亦属于神的范畴。《类经·藏象类》记载:"分言之,则阳神曰魂,阴神曰魄,以及意志思虑之类皆神也。合言之,则神藏于心,而凡情志之属,惟心所统,是为吾身之全神也。"在中医基本理论中,除五志之外,还有七情之说。七情包括喜、怒、忧、思、悲、恐、惊,大多是指情志波动、情志刺激,多数以病因的形式出现。五志与五脏的关系是,心在志为喜,肝在志为怒,肺在志为悲,脾在志为思,肾在志为恐。

（一）心在志为喜

喜是心情的喜悦。正常的心情喜悦,能使气血调和,营卫通利,有利于心的生理活动。如果过度喜乐,就会影响心神,即所谓"喜伤心"。由于心的功能失常也会出现喜的异常,如心的功能亢奋可能出现喜笑不休,心的功能不及就会悲伤不止。

（二）肝在志为怒

怒是人们在情绪激动时的一种情志变化。在一般情况下,短暂的、有节制的愤怒,是表达情感的一种方式,有利于郁闷心情的排遣。如果愤怒没有节制,对于人体就属于一种不良的精神刺激,可以使肝的功能失常、气血逆乱。肝为刚脏而体阴用阳,主疏泄而主升主动,过度愤怒使肝气亢奋、升发太过而发生疾病。同时,肝的功能失常也会出现烦躁易怒等表现。

（三）脾在志为思

思是思考、思虑,是人体意识思维活动的过程和状态。正常的思考、思虑对于人体的生理功能不会有不良的影响。但在思虑过度、所思不遂等情况下,就会影响机体的生理功能。脾主运化,化生气血,脾的功能正常,化生的气血充

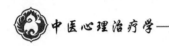

足,则思考、思虑等心理活动过程就能正常进行。如果脾气不足,气血虚弱,人就可能出现思维迟钝,或思虑而不能释怀。思虑太过又容易影响脾的功能,导致脾失健运。

（四）肺在志为悲

正常的悲,应当属于正常。但是,过度的忧愁悲伤,就属于非良性的心理活动。悲伤对于人体的影响,主要是损伤肺气。同时,肺气虚弱时,机体对于外来不良的精神刺激的耐受能力会随之下降,人体也容易产生忧愁悲伤的情志变化。

（五）肾在志为恐

恐,即恐惧、畏惧,是人们对事物惧怕时的一种精神状态。肾的生理功能是主藏精,开窍于二阴而司二便,其生理特性为"藏"。如果恐惧过度会损伤肾的功能,使肾气不固,出现二便失禁、男子失精、女子半产漏下等表现。

除了五志的喜、怒、思、悲、恐以外,七情中还有忧和惊两种情志活动。一般来说忧和悲近似,经常并用而影响于肺。惊和恐经常同时出现,但是有一定的区别。惊,其来卒而暴;恐,其来渐而徐。惊的形成,是在没有思想准备的基础上遇到突然剧烈的外在刺激。恐是一种胆怯、惧怕的心理反应,是一点一点形成而逐渐加重的过程。如果突然受惊会影响于心,使神无所归,惊慌失措。如果恐惧过度则伤肾,导致肾气不固。惊和恐经常同时出现,是由于二者可以相互引发,惊可以导致恐,恐容易招致惊。

第四节　心神感知论

祖国医学在心主神明论的基础上,提出人的感知活动都是在心神的主导下进行的。《灵枢·本神》说:"所以任物者谓之心。"正因为神舍于心,心神是人类感知活动的中枢,所以藏象之心才成为反映所感知客观事物的所处。《灵枢·邪气脏腑病形》说:"十二经脉三百六十五络,其气血皆上于面而走空窍,其精阳气上走于目而为睛,其别气走于耳而为听,其宗气上出于鼻而为嗅,其浊气出于胃走唇舌而为味。"而"心主身之血脉",所以这段文字不仅阐明了各种感官感知功能的物质基础是气血,而且也提示了感知活动的中枢（心神）,与感觉器官（五官）之间的联系通路是经络系统。目、耳、鼻、舌、身是机体五种重要的感觉器官,分别司视、听、嗅、味和体表痛温触压觉。

一、视觉

目为视觉器官，为心神任物的主要门户。经由此门户，心神可辨明暗、分色泽、知形状，还可感知时间、空间和运动的变化。

目与五脏均有联系，目的视觉功能的发挥，依赖于五脏六腑之精的濡养。五脏六腑之精气，上注于眼窠部位，分别滋养眼的各个组织。《灵枢·大惑论》说："五脏六腑之精气，皆上注于目而为之精。精之窠为眼，骨之精为瞳子，筋之精为黑眼，血之精为络，其窠气之精为白眼，肌肉之精为约束，裹撷筋骨血气之精而与脉并为系，上属于脑，后出于项中。"

目与肝脏联系最为密切，故《黄帝内经》称："目者，肝之官也。"一方面体现在"肝藏血"，血气是视觉的物质基础。另一方面是"肝藏魂"，魂游于目而为视。肝的经脉上连目系，《灵枢·经脉》说："肝足厥阴之脉……连目系。"肝之精血气循此经脉上注于目，使其发挥视觉作用。如《灵枢·脉度》说："肝气通于目，肝和则目能辨五色矣。"肝之精血充足，肝气调和，目才能正常发挥其视物辨色的功能。若肝精肝血不足，则会导致两目干涩、视物不清、目眩、目眶疼痛等症；肝经风热则目赤痒痛；肝风内动则目睛上吊、两目斜视；因情志不畅，致肝气郁结，久而火动痰生，蒙阻清窍，可致二目昏蒙，视物不清。

另外，由于心是感知客观事物的中心，又是各脏腑的主宰，所以目是心神"任物"的重要门户。《灵枢·大惑论》云："目者，心之使也。"目与心的联系，是因为心主身之血脉，而眼目需要血气的濡养，才能发挥正常的功能。《证治准绳·杂病》说："目窍于肝……用于心。"表现为心神对目所接收的外部客观事物映像的正确感知上。神志正常时，可准确快速反映视力所及的外部客观世界的印象；反之，心神失常时，即使肝目无病，视觉也不能正确反映客观事物。临床上所见的邪闭心窍、神志昏迷患者的视觉失常，邪扰心神、神态失常患者的幻觉均表现了心与目的关系。所以，在临床上遇有视觉异常的病例，必须明确病位以辨证论治，不可简单机械地一律从肝论治。

二、听觉

耳为听觉器官，用以辨别不同音质、音量，通过经络与各内脏特别是心、肾紧密相连，与肾精、肾气的盛衰密切相关。故《灵枢·脉度》说："肾气通于耳，肾和则耳能闻五音矣。"因此，只有肾精及肾气充盈，髓海得养，才能听觉灵敏，分辨力高；反之，若肾精及肾气虚衰，则髓海失养，出现听力减退，或见耳鸣，甚则

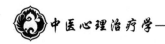

耳聋。人到老年,由于肾精及肾气衰少,则多表现为听力减退。临床常以耳的听觉变化,作为判断肾精及肾气盛衰的重要标志,故说肾开窍于耳。

"心主血脉,耳得血而能听。"临床上若心神不明,神气不行,则可导致听觉异常。正如《灵枢·癫狂》所说:"狂,目妄见、耳妄闻。"刘河间说:"所谓聋者,由水衰火实,热郁于上,而使听户玄府壅塞,神气不得通泄也"。《济生方·耳门》则更进一步将耳聋耳鸣一症,归纳为从肾从心论治,认为"肾气通耳,心寄窍于耳……六淫伤之调乎肾,七情所感治于心",并指出治心之法在于"宁心顺气","气顺心宁,则耳为之聪矣"。

三、嗅觉

鼻为呼吸门户,也是嗅觉器官,用以分辨各种气味。鼻同样与内脏有直接或间接的联系,其中尤以和肺的关系最为密切。这是因为嗅觉刺激必须是气体,而肺主气、司呼吸的缘故。故《黄帝内经》称"鼻者,肺之官也","肺开窍于鼻"。《黄帝内经》同时也认为,鼻和心的关系亦较密切,如《素问·五脏别论》说:"五气入鼻,藏于心肺,心肺有病而鼻为之不利也。"《难经·四十难》则明确地提出了鼻属肺,其用属心的观点。李东垣根据《黄帝内经》《难经》的理论,进一步阐发了心神对嗅觉的主导作用。他说:"(鼻)盖以窍言之肺也,以用言之心也。""鼻乃肺之窍,此体也;其闻香臭者,用也。心主五臭,舍于鼻……故知鼻为心之所用而闻香臭也。"从以上诸家所述可知,祖国医学不仅认识到嗅觉是鼻的功能,更重要的是认识到嗅觉感知活动的本质是将鼻所接受的气味刺激反映到心,而由心神作出香臭的判断。因为肺主气司呼吸而开窍于鼻,所以在一般情况下,"肺和"则鼻窍利而能知香臭。如若肺和鼻窍通利,而嗅觉失常者,则还应再从"心神失用"或"神气不使"方面考虑。

四、味觉

舌为味觉器官,除肺以外,五脏均通过经络与舌有直接联系。舌以部分言之,五脏皆有所属;以症言之,五脏皆有所主。其中,脾的经脉"连舌本,散舌下",脾气健旺,则食欲旺盛,口味正常。《灵枢·脉度》说:"脾气通于口,脾和则口能知五谷矣。"若脾失健运,湿浊内生,则见食欲不振,口味异常,如口淡乏味、口腻、口甜等。心与舌关系也非常密切,《灵枢·五阅五使》认为"舌者,心之官",绝不应该忽视心神对五味感知的主导作用。舌对五味的刺激必须反映至心,心神正常,才能得出正确的判断,故《灵枢·脉度》说:"心气通于舌,心和则能知五味。"

五、机体觉

机体觉比较复杂,按其性质主要分为痛觉、温度觉、触觉等。因为它往往都是通过皮肤接受外界相应刺激而产生的,所以有时又称为"皮肤觉"或称"肤觉"。

痛觉、触觉和温度觉是机体对相应刺激所进行的感知活动的基础和重要成分。《素问·皮部论》:"皮者有分部。""凡十二经络者,皮之部也。"因而外界的相应刺激作用于皮部,通过"使道"而传导至心,心神便能产生相应的疼痛、触压、寒热等反应。这是在生理状态下的正常感觉活动。

病理情况下出现的疼痛,中医认为或因邪气阻塞经络,或因脉络拘急牵引,或因经络空虚,营血枯涩等,但其病理变化的结果都是"气血不通"。因此可以认为,塞滞的气血便是痛证的致痛性刺激,此即《类经·疾病类》所说:"通则不痛,痛则不通。"经络是运行气血的通路,机体内的致痛性刺激——病所的"气血不通"这一病理变化,必然要刺激经脉血络而传导于心,于是心应而神动,此即《灵枢·周痹》所说"痛则神归之"之意。此外,心神对疼痛感知的主导作用,还表现在心神状态对机体耐痛性的影响上。一般来说,心神稳定者耐痛,心神易动者不耐痛。故唐朝王冰说:"心寂则痛微,心躁则痛甚。"说明人的心理作用对疼痛的耐受性有重要影响。

麻木不仁,是指肌肤、肢体麻木,甚或全然不知痛痒的一类疾患。这是由于营血不运,肌肤失养,不能接受外在刺激,无法作用于心神而产生相应的感觉,使痛、温、触觉等减弱,或完全丧失。另外,如果心神失常,则即使"皮肉如故",也会产生麻木不仁的病变,正如张介宾所说:"人之身体在外,五志在内,虽肌肉如故而神气失守,则外虽有形而中已无主,若彼此不相有也。"

这里重点论述了"所以任物者谓之心",即心神通过目、耳、鼻、舌、身等感官,接触客观事物而产生的视、听、嗅、味及触、压、痛、温等感觉和知觉这一初级阶段,而进一步的认知过程已经在"心主神明论"中作为"神明"的内容来论述,可以将这两部分合并理解,这样就完整认识了这一紧密联系环环相扣的认知过程。

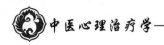

第五节 人格体质论

中医学一向认为心理活动是与生理活动互相联系的。从这一原则出发,在讨论人格问题时,中医认为一定的人格与一定的体质也有某种关联。《黄帝内经》中有很多篇章讨论了人格问题,在讨论不同人格时,多结合不同的体态、体质、行为和生理病理因素一起讨论。

一、人格与体质的概述

所谓人格,一般认为其含义较广,它是以性格为核心,包括先天素质,受到家庭、学习教育、社会环境等的影响,而形成的气质、能力、兴趣、习惯和性格等心理特征的总和。体质,又称形质、气质等,即人的质量,是指人类个体在生命过程中,由遗传性和获得性因素所决定的表现在形态结构、生理机能和心理活动方面综合的相对稳定的特性。换言之,体质是人群及人群中的个体,禀受于先天,受后天影响,在其生长、发育和衰老过程中所形成的与自然、社会环境相适应的、相对稳定的人体个性特征。

人格是心理学的概念,而体质则属于生理和病理学的范畴。中医学在论述人格时,往往结合人的体质因素一起讨论。《灵枢·通天》在论述阴阳五态人时,强调:"凡五人者,其态不同,其筋骨气血各不等。"《灵枢·阴阳二十五人》在讨论阴阳二十五人的不同人格时,强调:"先立五形金木水火土,别其五色,异其五行之人,而二十五人具矣。"指出了在探讨人的人格差异时,应以人的体态形色和身体素质为前提的原则。另外,在讨论人的勇怯性格的差别时,《灵枢·论勇》指出:"勇士者,目深以固,长衡直扬,三焦理横,其心端直,其肝大以坚,其胆满以傍。""怯士者,目大而不减,阴阳相失,其焦理纵,䯏骬短而小,肝系缓,其胆不满而纵,肠胃挺,胁下空。"说明勇敢与怯懦的不同性格,都是以不同的生理解剖和体质条件为基础。在论述阴阳盛衰和形体胖瘦的性格特点时,《灵枢·逆顺肥瘦》指出形体肥胖而"贪于取与"性格的人,体质是"广肩腋,项肉薄。厚皮而黑色,唇临临然,其血黑以浊,其气涩以迟"。以上这些论述,都是把人格与体质综合进行考察,把人格与生理功能以及形态结构综合进行分析,这充分体现了中医形神合一的思想。

二、人格体质学说的形成和发展

关于人格体质,在中医学史上有过几种不同的用词。在《黄帝内经》中常用"形""质"等以表体质之义,如《灵枢·阴阳二十五人》中的"五形之人",《素问·厥论》中的"是人者质壮"等。其后,唐朝孙思邈《千金要方》以"禀质"言之,宋代陈自明《妇人良方》称为"气质",南宋无名氏《小儿卫生总微论方》称为"赋禀",明代张景岳以"禀赋""气质"而论的同时,较早运用"体质"一词,他在《景岳全书·杂证谟·饮食门》中说:"矧体质贵贱尤有不同,凡藜藿壮夫,及新暴之病,自宜消伐。"明清时代也有医家称之为"气体""形质"等,清代徐大椿则将"气体""体质"合用,自清朝叶桂、华岫云始直称"体质"。自此,人们渐趋接受"体质"一词,普遍用它来表述不同个体的生理特殊性。

重视人的体质及其差异性是中医学的一大特色。中医体质理论渊源于《黄帝内经》,其明确指出了人在生命的过程中可以显示出刚柔、强弱、高低、阴阳、肥瘦等显著的个体差异,如《灵枢·寿夭刚柔》说:"人之生也,有刚有柔,有弱有强,有短有长,有阴有阳。"《黄帝内经》的体质理论,明确指出体质与脏腑的形态结构、气血盈亏有密切的关系,并从差异性方面研究了个体及不同群体的体质特征、差异规律,体质的形成与变异规律,体质类型与分类方法,体质与疾病的发生、发展规律,体质与疾病的诊断、辨证与治法用药规律,体质与预防、养生的关系等,初步形成了比较系统的中医体质理论,奠定了中医体质学的基础。其后,历代医家又进一步丰富和发展了《黄帝内经》中关于发生体质学、生态体质学、年龄体质学、性别体质学、病理体质学及治疗体质学的理论。如张仲景的《伤寒杂病论》,从体质与发病、辨证、治疗用药以及疾病预后关系等方面进行了进一步的阐述,蕴含有辨质论治的精神,使体质理论在临床实践中得到了进一步充实和提高。宋代陈自明的《妇人良方》及南宋无名氏的《小儿卫生总微论方》等,对体质形成于胎儿期已笃信不疑。宋代钱乙《小儿药证直诀》将小儿的体质特征精辟地概括为"成而未全","全而未壮","脏腑柔弱,易虚易实,易寒易热"。宋朝陈直的《养老奉亲书》对老年人的体质特征特别是心理特征及其机理进行了阐述,强调体质的食养与食疗。金代刘完素的《素问玄机原病式》则强调"脏腑六气病机",从理论上阐述了各型病理体质的形成与内生六气的关系,从而对体质的内在基础进行了强调。张景岳的《景岳全书》力倡藏象体质理论,强调脾肾先后天之本对体质的重要性,并将丰富的体质理论运用到对外感、内伤杂病的辨证论治之中。清代汪宏的《望诊遵经》和王燕昌的《王氏医存》对影响

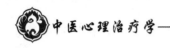

体质形成、定型、演化的外部因素,已有明确的认识。明清温病学家则从温热病学角度,对体质的分型与临床脉症,以及体质与瘟病的发生、发展、转归、治疗、用药关系进行了新的探讨,使中医体质理论在临床实践中得到了新的发展。

三、人格体质分类的基础

中医学对于人格体质的分类,大多是以阴阳五行为基础,分为阴阳五态和阴阳二十五人等。以上这些分类,除了对众多人群的密切观察以外,还有多方面的理论知识作为基础,从而形成中医人格体质分类的特点。

(一)中国古代哲学理论基础

中医学具有悠久的历史,中医理论接受中国古代哲学思想的影响,尤其是受阴阳五行学说的影响。中医对于人格体质的认识也不例外,是以古代阴阳五行哲学思想为理论基础,这体现了中医心理学思想与古代哲学思想的密切联系。

《素问·宝命全形论》指出:"人身有形,不离阴阳。"这是中医理论认识人体一切生命活动的总原则,生理问题是如此,心理问题同样是如此。所以《黄帝内经》在探讨人格体质分类时,依然贯彻了这一原则。《灵枢·通天》就是以阴阳的盛衰多少为标准进行确定,把人格体质按照阴阳五态分类,认为:"太阴之人,多阴而无阳;少阴之人,多阴而少阳;太阳之人,多阳而少阴;少阳之人,多阳而少阴;阴阳平和之人,阴阳充盛而平和。"

《灵枢·通天》指出:"天地之间,六合之内,不离于五,人亦应之,非徒一阴一阳而已也。"说明五行学说是中医学讨论生命问题的又一基本概念,这一原则与阴阳原则具有同等重要的意义。《灵枢·阴阳二十五人》在讨论 25 种人格类型时就遵循了五行归类的原则,明确指出:"先立五形金木水火土,别其五色,异其五行之人,而二十五人具矣。"从中可以看出,按照五行进行归类,无论是分为五种,还是由此派生出的 25 种人格类型,都是以五行学说为基础的。

(二)中医学理论基础

中医学对于人格体质的分类,除了具有哲学上的根据以外,还以医学上的解剖形态、组织结构、生理病理作为重要基础。在论述每一种类型时,总是结合相应的形态特征、生理素质和病理表现,这充分表现了中医学与心理学的密切联系。如《灵枢·通天》讨论阴阳五态人的不同个性时,就指出了各自不同的生理体质因素,其记载:"太阴之人,多阴而无阳,其阴血浊,其卫气涩,阴阳不和,缓筋而厚皮。""少阴之人,多阴而少阳,小胃而大肠,六腑不调,其阳明脉小,而太阳之脉大。""太阳之人,多阳而少(无)阴。""少阳之人,多阳而少阴,经少而络大,血在中而气在外,实阴而阳虚。""阴阳平和之人,其阴阳之气和,血脉调。"以上都说明阴阳五态人不同的生理体质因素。

(三)中国传统文化的影响

中医学的人格体质划分,除了以哲学与医学为基础以外,从其描述的具体内容分析,还受到了中国传统文化的影响。《黄帝内经》大约成书于秦汉时期,这一历史时期,中国传统文化概貌已经基本形成。由中国人文环境和社会历史背景条件所决定,中国传统文化的特点是以政治伦理为中心。这种传统文化特点深刻地影响了中医学,使得中医学对于人格体质的认识,就带有了鲜明的政治伦理色彩。《黄帝内经》中对于人格体质类型的阐述,就十分注重政治伦理内容,并且将其与心理学的内容进行有机的结合,如"贪而不仁""念然下意""小贪而贼心""无能而虚说""轻财少信""不敬畏""善为吏""君子"等,多属于道德伦理范畴。以上这些带有道德伦理特色的行为描述,包含了丰富的心理学内容,在相当程度上反映了不同的个性心理特征。综上所述,传统中医学中的心理学思想与中国传统文化的密切联系也提示要着眼于从中国传统文化背景去考察和学习中医心理学思想,只有这样才能对中医心理学的思想内容进行正确的阐释和说明。

四、体质的分类方法

体质的分类方法是认识和掌握体质差异性的重要手段。中医学体质的分类是以整体观念为指导思想,以阴阳五行学说为思维方法,以藏象及精气血津液神理论为理论基础而进行的。古今医家从不同角度对体质进行了不同的分类,《黄帝内经》曾提出过阴阳含量划分法、五行归属划分法、形态与机能特征分类法、心理特征分类法(包括刚柔分类法、勇怯分类法、形态苦乐分类法)等,张景岳等采用藏象阴阳分类法,叶天士等以阴阳属性分类,章虚谷则以阴阳虚实分类。现代医家多从临床角度根据发病群体中的体质变化、表现特征进行分类,但由于观察角度、分类方法不同,对体质划分的类型、命名方法也有所不同,有四分法、五分法、六分法、七分法、九分法、十二分法等,每一分类下又常有不同的划分方法,但其分类的基础是脏腑经络及精气血津液的结构与功能的差异。

(一)"阴阳五态"人格分类

《灵枢·通天》提出了阴阳五态人的人格类型,认为有太阴之人、少阴之人、

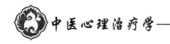

太阳之人、少阳之人、阴阳和平之人,各自的个性特征如下:

太阴之人的人格特点是贪而不仁,表面谦虚,内心阴险,好得恶失,喜怒不形于色,不识时务,只知利己,惯于后发制人。基于此种个性心理特点,太阴之人的行为则表现为面色阴沉,假意谦虚,身体长大却卑躬屈膝,故作姿态。

少阴之人的人格特点是喜贪小利,暗藏贼心,时欲伤害他人,见人有损失则幸灾乐祸,对别人的荣誉则气愤嫉妒,对人没有感情。基于这种个性心理特点,少阴之人的行为则表现为貌似清高而行动鬼祟,站立时躁动不安,走路时似伏身向前。

太阳之人的人格特点是好表现自己,惯说大话,能力不大却言过其实,好高骛远,作风草率,不顾是非,意气用事,过于自信,事败而不知悔改。基于这种个性心理特点,太阳之人的行为则表现为高傲自满,仰胸挺腹,妄自尊大。

少阳之人的人格特点是做事精审,很有自尊心,但是爱慕虚荣,稍有地位则自夸自大,好交际而难于埋头工作。基于这种个性心理特点,少阳之人的行为则表现为行走站立都好自我表现,仰头而摆体,手常背于后。

阴阳和平之人的人格特点是能安静自处,不易名利,心安无惧,寡欲无喜,顺应事物,适应变化,位高而谦恭,以理服人而不以权势压人。基于这种个性心理特点,阴阳和平之人的行为则表现为从容稳重,举止大方,为人和顺,适应变化,态度严肃,品行端正,胸怀坦荡,乐天达观,处事理智,为众人所尊敬。

以上是中医学对人格的阴阳分类,这种分类是较高层次的分类,表现了比较典型而纯粹的个性类型,但是大多数人不具备这种典型表现。这种分类虽抽象概括程度较高,但是具体针对性不强,因此在实践中以这种分类去一一对照每一个人则有困难。对于这种情况《黄帝内经》已有所认识,《灵枢·通天》在论上述五态人时曾指出:"众人之属,不如五态之人者……五态之人,尤不合于众者也。"因此,为克服这种困难,《黄帝内经》对人格还进行了比较详细具体的分类。

(二)"阴阳二十五人"人格分类

《灵枢·阴阳二十五人》具体论述了二十五种人格类型,这种分类是把人按五行归类,分成木、火、土、金、水五种类型,然后再以五音类比,将上述五种类型的每一型分成一个具有典型特征的主型和四个与主型不同又各自互有区别的亚型,共计得出 25 种类型。每一类型的具体特点如下:

木形之人的个性心理特征是有才智,好用心机,体力不强,多忧劳于事。禀木气全者为主型,称为上角之人,其特征是雍容柔美。其四种亚型为禀木气不全者,其中大角之人谦和优柔,左角之人随和顺从,右角之人努力进取,判角之人正直不阿。

火形之人的个性心理特征是行走时身摇步急,心性急,有气魄,轻财物,但少信用,多忧虑,判断力敏锐,性情急躁。禀火气全者为主型,称为上徵之人,其特征是做事重实效,认识明确深刻。其四种亚型为禀火气不全者,其中质徵之人认识浅薄,少徵之人多疑善虑,右徵之人勇猛不甘落后,判徵之人乐观无忧,怡然自得。

土形之人的个性心理特征是行步稳重,做事取信于人,安静而不急躁,好帮助别人,不争权势,善与人相处。禀土气全者为主型,称为上宫之人,其特征是诚恳忠厚。其四种亚型为禀土气不全者,其中大宫之人平和柔顺,加宫之人喜乐快活,少宫之人圆滑灵活,左宫之人极有主见。

金形之人的个性心理特征是禀性廉洁,性情急躁,行动猛悍刚强,有管理才能。禀金气全者为主型,称为上商之人,其特征是坚韧刚毅。其四种亚型为禀金气不全者,其中太商之人廉洁自守,右商之人潇洒舒缓,大商之人明察是非,少商之人威严庄重。

水形之人的个性心理特征是为人不恭敬不畏惧,善于欺诈。禀水气全者为主型,称为上羽之人,其特征是人格卑下。其四种亚型是禀水气不全者,其中大羽之人常洋洋自得,少羽之人忧郁内向,众羽之人文静清廉,桎羽之人安然少动。

以上是对人格进行的五行分类,这种分类首先指出了五行之人的共性,然后又再分析各自不同的个性,从而区别了许多具体情况,因此其具体适应性要广泛一些,针对性较强。

(三)中医体质九分法

2009 年 3 月,中华中医药学会发布《中医体质分类与判定》的标准,将中医体质分为平和质(A 型)、气虚质(B 型)、阳虚质(C 型)、阴虚质(D 型)、痰湿质(E 型)、湿热质(F 型)、血瘀质(G 型)、气郁质(H 型)、特禀质(I 型)九种基本类型,每个类型的特征见本书附录。

该标准是我国第一部指导和规范中医体质研究及应用的文件。该标准的编写和颁布,旨在为体质辨识及与中医体质相关疾病的防治、养生保健、健康管理提供依据,使体质分类科学化、规范化,体现中医学"治未病"的思想,为实施个体化诊疗提供理论和实践支持,提高国民健康素质。

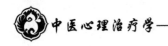

第六节　阴阳睡梦论

睡眠与梦都是意识状态的不同表现形式,是人的重要生理心理现象,也是中医心理学研究的重要内容之一。睡梦的机理很复杂,中医心理学在"天人相应""形神合一"的生命观和"心主神明"的一元论思想指导下,运用阴阳学说阐释睡梦,形成独具特色的中医心理学阴阳睡梦理论。

一、睡眠与阴阳

睡眠具有恢复精力、解除疲劳的作用,是心身健康的重要保证。现代心理学认为,睡眠不仅是觉醒的简单结束,也是大脑产生的一个主动抑制过程;睡眠并非完全失去意识,而是处于与清醒相对的意识状态。中医学认为,睡眠属阴,谓之"寐";觉醒属阳,谓之"寤"。寤寐是人身之神处于阴阳动静的两种不同状态,寤寐的交替循环即是阴阳的动静变化,因此阴阳变化与睡眠关系至关重要。

(一)寤寐与昼夜阴阳消长

"日出而作,日入而息",这是人类顺应天之阴阳消长变化的基本活动规律。《素问·金匮真言论》曰:"平旦至日中,天之阳,阳中之阳也;日中至黄昏,天之阳,阳中之阴也;合夜至鸡鸣,天之阴,阴中之阴也;鸡鸣至平旦,天之阴,阴中之阳也。故人亦应之。""日出"为昼,"作"是觉醒状态下的活动;"日入"为夜,睡眠是"息"的最佳方式,因此便形成了寤寐的昼夜阴阳日节律。寤寐的日节律能使人有着有息,有劳有逸,有张有弛,是生命活动顺应天之阴阳变化最重要、最明显的节律,对健康具有重要意义。

(二)寤寐与卫气阴阳出入

阴主内、阳主外,阴阳出入即指由内出外与由外入内。卫气运行的阴阳出入是人身之气运动的主要内容。卫气运行顺应天之阴阳变化日节律,即《灵枢·营卫生会》所说:"卫气行于阴二十五度,行于阳二十五度,分为昼夜,故气至阳而起,至阴而止……日入阳尽而阴受气矣……平旦阴尽而阳受气,如是无已,与天地同纪。"正常情况下,寤寐的日节律与卫气运行的日节律是同步的,即卫气由阳入阴则寐,卫气由阴出阳则寤。睡眠随着卫气运行的阴阳出入,形成了目瞑目张的寤寐规律。卫气运行的阴阳出入日节律,常常受到如年龄、体质等诸多因素的影响,因此寤寐也随之发生相应的变化。《灵枢·营卫生会》曰："壮者之气血盛，其肌肉滑，气道通，荣卫之行，不失其常，故昼精而夜瞑；老者之气血衰，其肌肉枯，气道涩，五脏之气相搏，其营气衰少而卫气内伐，故昼不精，夜不瞑。"阐述了不同年龄的寤寐特点。青壮年气血充盛，肌肉丰满，气道滑利，卫气出入畅行无阻，故昼精夜瞑；老年人气血不足，肌肉消伐，气道滞涩，卫气出入缓慢，故昼不精夜不瞑；而小儿为"稚阳之体"，卫阳之气常滞留于阴分，出阳慢而短，故睡眠时间长。《灵枢·逆顺肥瘦》认为"肥人……其血黑以浊，其气涩以迟"，"瘦人……其血清气滑"，故肥人多欲寐而嗜卧，因其多阳虚阴盛，分肉致密，气道不畅，卫气出入滞涩而常留于阴分；瘦人则少寐而多动，因其多阳盛阴虚，肌肉解利，气道通畅，卫气出入无阻而常留于阳分。若受到如不良生活习惯等人为因素，营卫不和、五脏失调等病理因素的严重干扰，均可致使卫气运行失常，则正常的睡眠节律必将遭到破坏而出现睡眠障碍。

（三）寤寐与心神阴阳动静

睡眠与觉醒是意识状态的不同表现形式，既是生理过程又是心理过程，均受心神的主宰，与心神状态的阴阳动静密切相关。阳主动，阴主静，心神安静是入睡的基本条件，正如《景岳全书·不寐》所云："盖寐本乎阴，神其主也；神安则寐，神不安则不寐。"寐是心神处于阴静的状态，而寤则是心神处于阳动的状态。一方面，心神动静受卫气阴阳出入的影响，当卫气入阴则神安而寐，卫气出阳则神动而寤；另一方面，心神动静又可控制和影响卫气之阴阳出入，出于某种需要，人们可数日不眠，正是"神动则寤"的道理。气功锻炼，通过"调神"使意念内守治疗失眠，则是"神安则寐"的例证。脏腑阴阳气血盛衰，直接影响卫气运行及心神动静，因此也与睡眠正常与否密切相关。如脾肾阳虚，阳气不足则卫阳久羁阴分，无力出阳，多见嗜睡多眠；心脾两虚，阴血不足，心神失养，神不安则不寐；心肾不交，肾水不能上济心火，神不守舍则不寐。病邪的侵扰，也可影响心神动静，如情志之火，扰动心神不安而不寐；痰湿蒙蔽，心神阻遏不伸而嗜睡；若热邪内陷心包，心神蔽塞失用则昏睡不醒。因此在临床中，对于失眠、嗜睡等都要认真审证求因，才能正确地予以治疗。

二、发梦与阴阳

《说文解字》曰："梦，寐而有觉也。"梦是与睡眠相伴随的，在睡眠过程中发生的生理心理现象，具有明确的视、听、运动感觉性想象，但又失去自我与现实世界及时间、空间的连续性。与睡眠一样，梦与阴阳变化密切相关，对人的心身健

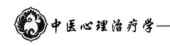

康也有着重要的影响。

（一）梦与睡眠深浅之阴阳

梦伴随睡眠而产生，睡眠又有深浅的周期变化，直接影响着梦的发生。就寤寐而言，寤为阳，寐为阴。睡眠状态属阴主静，但阴中又可再分阴阳，深睡为阴，浅睡为阳。根据睡眠中脑电波的变化，可将其分为快波和慢波两类。快波睡眠比较轻浅，易受体内外刺激而发梦，此为阴中之阳；慢波睡眠比较深沉，不易受体内外刺激而少梦，此为阴中之阴。阴阳转化，故一夜间出现快、慢波的周期变化，而有多个梦的形成。

（二）梦与卫气运行之阴阳

梦受睡眠深浅的影响，而睡眠深浅变化又与卫气运行密切相关。卫气昼行于阳分而寤，夜行于阴分而寐。根据阴气多少，阴又可分为三阴：厥阴为一阴，少阴为二阴，太阴为三阴。阳主动，阴主静。卫气行于厥阴时，阴气较少，故睡眠轻浅而多梦；卫气行于太阴时，阴气最盛，故睡眠深沉而少梦。

（三）梦与神魂动静之阴阳

《灵枢·本神》云："随神往来者谓之魂。"就精神活动而言，神位于最高层次，魂则位于较低层次。心藏神，肝藏魂，二者虽皆属阳，但神为阳中之阳，魂为阳中之阴。梦的产生是心神因"情有所着"而动，梦象之奇则是"人心之灵无所不至"而成。《类经·藏象类》曰："魂之为言，如梦寐恍惚，变幻游行之境皆是也。"中医心理学认为，梦的产生是五神之一——魂的活动表现。在觉醒状态下，魂与神同来同往，故无"白日做梦"；在睡眠中，神静处于休息和抑制状态，魂可不受神的约束而独自行动，则为梦。在深睡眠中，魂尚能静守于内，故无梦；浅睡眠为厥阴之时，卫气相对活跃，肝主厥阴而藏魂，魂受卫气激惹不能静守，故多梦；魂的动静还受心神动静、肝血盈亏的影响，因此心神不安、血不舍魂，皆可致魂不安而多梦。

三、梦境与阴阳

梦境，即梦中的景象。梦境的内容变幻离奇，复杂多端，是机体内外环境变动在睡眠中出现的心理活动的反映。《类经·梦寐·周礼六梦》记载："一曰正梦，谓无所感而自梦也；二曰噩梦，有所惊愕而梦也；三曰思梦，因于思忆而梦也；四曰寤梦，因觉时所为而梦也；五曰喜梦，因所好而梦也；六曰惧梦，因于恐畏而梦也。"可见不同的变动可出现不同的梦境。当机体处于阴阳协调的生理状态下，脏腑气血调和，营卫运行正常，寤寐有序，多发"正梦"且醒后即忘；但若阴阳失调,则脏腑气血紊乱,营卫运行失常,可造成"淫邪发梦",而出现与阴阳失调密切相关的梦境。对这些梦境的辨析,有助于疾病的诊断。《黄帝内经》中记载着很多"淫邪发梦"的内容,归纳大致有以下四方面:

(一)梦境与机体阴阳盛衰

"阴盛则梦涉大水恐惧;阳盛则梦大火燔灼;阴阳俱盛则梦相杀毁伤"(《素问·脉要精微论》)。

(二)梦境与脏腑阴阳虚实

一是五脏气虚之梦境,"肺气虚,则使人梦见白物,见人斩血藉藉,得其时则梦见兵战。肾气虚,则使人梦见舟船溺人,得其时则梦伏水中,若有畏恐。肝气虚,则梦见菌香生草,得其时则梦伏树下不敢起。心气虚,则梦救火阳物,得其时则梦燔灼。脾气虚,则梦饮食不足,得其时则梦筑垣盖屋。此皆五脏气虚,阳气有余,阴气不足"(《素问·方盛衰论》)。

二是五脏气盛之梦境,"肝气盛则梦怒。肺气盛则梦恐惧、哭泣、飞扬。心气盛则梦善笑恐畏。脾气盛则梦歌乐、身体重不举。肾气盛则梦腰脊两解不属"(《灵枢·淫邪发梦》)。

(三)梦境与邪正阴阳盛衰

《灵枢·淫邪发梦》云:"厥气客于心,则梦见邱山烟火;客于肺,则梦飞扬,见金铁之奇物;客于肝,则梦山林树木;客于脾,则梦见丘陵大泽,坏屋风雨;客于肾,则梦临渊,没居水中;客于膀胱,则梦游行;客于胃,则梦饮食;客于大肠,则梦田野;客于小肠,则梦聚邑冲衢;客于胆,则梦斗讼自刳;客于阴器,则梦接内;客于项,则梦斩首;客于胫,则梦行走而不能前,及居深地岇苑中;客于股肱,则梦礼节拜起;客于胞膹,则梦溲便。"厥者,逆也。厥气,逆乱之气,即邪气。就正邪而言,邪为阴,正为阳。邪气盛而客于脏腑器官,正气损伤,故出现"十五不足"之梦境。

(四)梦境与部位阴阳上下

邪气侵袭的部位不同,会出现不同的梦境。《灵枢·淫邪发梦》记载"上盛则梦飞,下盛则梦堕","客于阴器,则梦接内。客于项,则梦斩首"。其意思是邪气侵袭人体的上部,就会出现空中翱翔。邪气侵袭人体下部,就会梦见从上向下坠落。邪气侵袭生殖器,就会梦见进行性交。邪气侵袭项部,就会梦见被砍头。

总之,睡眠与梦这一特殊的心理生理现象,是以脏腑气血的阴阳变化为物质基础的。因此,梦境的内容,不仅是人体心理活动的反映,还是人体生理活动

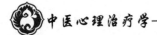

的表现。同时,有一些梦境还具有特殊意义,根据不同的梦境,可以推断机体的状况和不同的疾病,这已经被古今中外大量的医疗实践证明。中医心理学的睡梦理论内容比较丰富,《黄帝内经》对其已有深刻的认识,我们应进一步发掘、整理和提高。

第二章　中医心理疾病的病因病机

中医心理病机的概念及其研究范围,主要从情志与疾病关系的角度,阐明情志致病的条件和具体机理,从总体上说,包括人们的心理活动、心理特性与疾病发生、发展、变化的关系等。因此,要高度重视情志因素在疾病发生、发展过程中所起的巨大作用,并对情志致病的规律进行深入研究,以便预防、控制和正确处理情志异常所导致的病变,从而保障人们的心身健康。

第一节　情志疾病的概述

情志病,主要是指因七情过用使脏腑功能失常、气血逆乱而致的以情志异常为主症的疾病。情志病有广义和狭义之分。

一、广义的情志病

广义的情志病包括三方面:一是以情志刺激为主因、以情志异常为主要临床表现的疾病,如郁症、脏躁、奔豚、百合病、癫证、狂证等;二是躯体性疾病病变过程中所出现的情志异常,并以躯体症状为主者,如哮喘、厥证、胸痹、阳痿、痛经等心身疾病;三是由躯体病变所致的以神志异常为主症的一类疾病,如太阳蓄血、热入血室等。

广义的情志病,外延十分宽泛,涵盖了现代医学的神经症、心境障碍等非器质性精神障碍以及脑血管疾病、癫痫、精神分裂症等多种器质性精神障碍。

二、狭义的情志病

狭义的情志病指因七情过用而致的、以情志异常为主症的病症,属心理疾病的范畴,与现代医学中的神经症、情感性精神障碍(心境障碍)、应激相关障

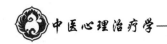

碍、心理因素相关生理障碍、非器质性睡眠障碍、非器质性性功能障碍、人格障碍、习惯和冲动控制障碍及性心理障碍、特发于儿童的情绪障碍、儿童社会功能障碍等较为接近。

第二节　情志疾病的病因

朱熹在《朱子语类》说："喜怒哀乐，乃是感物而有，犹镜中之形，镜未照物，安得有影。"说明人的情志变动是由外物的刺激引起的。中医学认为，导致情志变动的内外因素多种多样，具体表现如下：

一、七情内伤

在中医学中将人的精神情志的变化分为喜、怒、忧、思、悲、恐、惊七类，故称"七情"。这是人体的生理和心理活动对外界环境刺激的不同反应，属人人皆有的情绪体验，一般情况下不会导致或诱发疾病。只有强烈持久的情志刺激，超越了人体的生理和心理适应能力，损伤机体脏腑精气，才会导致功能失调；或人体正气虚弱，脏腑精气虚衰，对情志刺激的适应调节能力低下，才会导致疾病的发生或诱发。七情则称之为"七情内伤"，就如《吕氏春秋·尽数》说："大喜、大怒、大忧、大恐、大哀，五者接神，则生害矣。"

（一）过喜

喜是伴随着愿望实现、情绪紧张消除后的轻松而愉快的体验，其关键特征是紧张解除后轻松、愉快的自我体验。愿望实现是喜的来源，机体的脏腑精气充盛，气血调和，生命状态良好，对生活有较高的期待，则易于使个体对愿望实现产生积极、美好的内心体验并感受到心身的愉悦。

喜为心之志，一般说来，喜能使心情平静舒畅、气血调和、营卫通利。《素问·举痛论》所云"喜则气和志达，营卫通利"说明喜而有度、适当，在欢乐中保持平和的心态，有利于人健康长寿。喜本属于良性情绪，但如果过度的狂喜刺激，则会损伤心脏系统的功能，即所谓的"喜伤心"，并进一步影响人的精神。当难以承受强烈的喜乐情绪时，甚至可引起心阳暴脱而死亡。《素问·举痛论》曰："喜则气缓。"《脉因证治·七情证》中说："喜为笑，毛革焦伤，气不收，甚则狂，喜伤心，为气缓，恐治喜。"即过喜伤心，使心气涣散不收，气机迟缓，临床表现为喜笑不休，失神狂乱等症状。

（二）过怒

怒是愿望受阻、行为受挫而致的紧张情绪体验，也是最为常见的负性情绪的变化。人身之气，贵顺而不贵逆，顺则百脉畅利，逆则四体违和。

肝为风木之脏，主藏血，能疏泄情志活动。怒有发泄之意，在某些情况下有助于肝气疏泄条达。郁怒之人，待其怒泄之后，立觉心胸宽舒。随怒随消未必致病，但过度愤怒或愤怒的心境延续时间较长，则使肝气的疏泄功能失常，横逆而上冲，产生呃逆、嗳气、头痛等症状，甚至引起血随气逆，并走于上，蒙蔽清窍，产生耳鸣、昏厥等症状。《素问·生气通天论》说："大怒则形气绝，而血菀于上，使人薄厥。"《素问·举痛论》说："怒则气逆，甚则呕血及飧泄。"《素问·调经论》说："血之与气并走于上，则为大厥，厥则暴死，气复反（返）则生，不反则死。"这些表明了怒伤肝的临床症状，严重的会导致晕厥，甚至死亡。

（三）过忧

忧是指忧虑担心，是预感到不顺心的事情有可能发生，而表现出的一种忧心忡忡，难以排解的低落消沉的情绪状态，或者是因面对问题、困境而缺乏解决方法、途径，导致情绪低落并伴有自卑感的一种心境。无论是轻微的、一过性的忧郁体验，还是严重而持久的很难自行恢复的忧郁状态，皆属于忧的范畴。

《类经·藏象类》曰："愁忧则气不能舒，故脉道为之闭塞。"过忧，常表现为终日愁眉苦脸，郁郁寡欢，闷闷不语，意志消沉，独坐叹息。甚则悲伤欲哭，脘腹胀满，按揉捣搓则舒，频繁嗳气，或伴呕吐等。《医醇賸义》云："忧愁太过，忽忽不乐，洒淅寒热，痰气不清。"《三元参赞延寿书》则认为，遇事忧愁不止者，不仅易使人心灰意懒，恍惚不宁，四肢无所适从，还可致肺部疾病，症见胸脯逆满，胸背撑胀不舒，隐痛不止等。

（四）过思

思，是对所思问题不解，事情未决，思虑担忧的一种复合情绪体验，通常称为思虑或忧思。人们要认识客观事物，处理问题，就必须进行思考，也就是说，思是人类正常的心理活动之一。思为脾志，发于脾而成于心，"思则心有所存，神有所归，正气留而不行，故气结矣"，可见，思与心藏神的功能是密不可分的。"思虑"的主要表现为精力高度集中于某一事物，苦思冥想，难以排解，对其他事物视而不见，充耳不闻，甚则达到废寝忘食的程度。因而若过度思虑，则脾气受损，气机郁结，则见胸闷不舒，善太息；浮想联翩，患得患失，失眠多梦，头目不清，纳谷不香等。故《灵枢·本神》云"怵惕思虑则伤神"；《医醇賸义·劳伤》云"思虑太过，心烦意乱，食少神疲，四肢倦怠"；《三元参赞延寿书》云"盖思则气

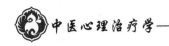

结,喉热不散,久而气血俱虚,则疾速至而夭枉也"。

（五）过悲

悲是指人失去所爱之人或物以及所愿不遂时的情绪体验,具有与喜对立的属性。悲有程度的不同:轻微者曰难过,稍重为悲伤,严重者则称之为哀痛。

悲为肺之志,过度悲伤,恸哭抽泣而伤肺,导致肺气耗伤,气失鼓动振奋,神气消沉的病变。《脉因证治·七情证》曰:"悲为阴缩筋挛,肌痹脉痿,男为数溲,女为血崩,酸鼻辛颊,泣则臂麻。悲伤肺,为气消。喜则治悲。"这说明悲伤过度甚至可以伤及肝肾,发生许多复杂的疾病,对人体危害很大。

（六）过恐

恐,指遇（看、听、想、感觉）到危险却无力应付所引发的不安或惧怕的情绪体验。当人们突然受到来自外界的不良刺激或脏气不足时,亦可产生内心不安的情绪体验。

恐为肾志,过度恐惧则伤肾,肾气不固,气泄于下,而表现为肢冷、汗出、大小便失禁,甚则导致痿软、晕厥、滑精等症。故《灵枢·本神》云:"恐惧而不解则伤精,精伤则骨酸痿厥,精时自下。"因突发事件而致的惊恐不能自我排解,则会使胆气虚馁,神魂不安,心悸不宁,冷汗不止,瘫软无力,甚则使人精神失常,故《三元参赞延寿书》云:"恐惧不解,则精伤骨痿。"费伯雄亦云:"恐则气馁骨节无力,神情不安。"

（七）过惊

惊是突然遭受强烈外界刺激而引发的紧张惊骇的情绪体验,如《医学从众录》认为"有所触而动曰惊","惊之证发于外"。心为五脏六腑之大主,心主神明,精神之所舍也。卒受惊吓,心神浮越,脏腑气机紊乱,则见失声尖叫,面容失色,木然呆立,心动悸不宁,甚则神昏僵仆,大小便失禁等。

恐与惊皆属肾志,但二者略有不同。惊乃临危遇险而致,由外而来,为不自知;恐多为脏气不足所致,自内而生,多能自知。惊恐在临床上关系十分密切,常相伴而生,且惊为恐之因,恐为惊之果。《临证指南医案》则指出:"大凡可畏之事,猝然而至谓之惊;若从容而至,可以婉转思维者,谓之恐,是惊急而恐缓也。"

二、自身因素

（一）性别因素

男女有别,其生理机能的盛衰过程不同,对情志刺激的反应性亦有区别。

女子通常偏重情感,故《金匮要略》将脏躁、咽中如有炙脔等与精神、情志刺激密切相关的病症置于妇人杂病篇进行讨论,目的是强调女性对此类疾病的易感性。张仲景关于"妇人之病,因虚、积冷、结气……奄乎眩冒,状如厥癫;或有忧惨,悲伤多嗔,此皆带下,非有鬼神"的论述,则进一步强调了精神因素在妇人杂病发病过程中所占的重要地位。

《证治汇补·内因门》曰:"男子属阳,得气易散;女子属阴,得气多郁。故男子气病少,女子气病多。况娇养纵妒,性偏见鄙,或孀妻婢妾,志念不伸,恚愤疑忌,抑郁无聊,皆足致病。"其揭示了性别与情志病变易感性的关系。

在现代社会中,由于在社会、家庭中的地位及所扮角色的不同,两性之间对生活中应激事件的反应亦有差异。例如,女性有抑郁倾向或患抑郁症者是男性的两倍;而失业者中,男性出现心理障碍及疾病者多于女性。

(二)年龄因素

人的情绪情感,有些是与生俱来的,有些则需要在社会环境中经过体验、学习而逐渐产生。因此,在不同的年龄阶段,对情志疾病的易感性也各有不同。

婴幼儿时期由于"小儿脏腑娇弱",血气未充,由脏腑之气所化生的五志,亦未达到成熟、完善,加之终日在父母亲情的呵护之下,故婴幼儿时期的情志病变相对较少且较为单纯,主要表现为惊恐所伤。

儿童期在经历了婴儿期五脏的变蒸之后,儿童的生理和心理有所发展,这一时期,独立性与依赖性、自觉性和幼稚性的矛盾常常困扰着一些少年儿童,使他们产生这样或那样的心理问题。

一项对青少年心理障碍的实证研究发现,55%的被调查中学生都不同程度地存在着适应不良行为,如考试焦虑、自卑感、神经质等问题。这些不适应行为如果得不到及时的疏导和纠正,就有可能发展成严重的心理疾病。

青春期时,五脏系统的发育得到成熟与完善,人的精神世界也变得日益丰富。由于此时气血旺盛,充满生机和活力,故对各种情志刺激的反应迅速,其情绪具有明显的两极性,既容易狂热,也容易消沉。如不注意培养自我调节、自我控制的能力,就会影响心身健康。例如,固执偏激心胸狭窄者,则易患神经衰弱、精神分裂症等。

(三)身体状况

中医学认为,人受七情内伤时,会引起脏腑气血功能失调而致病,但脏腑气血的病变,也会影响情志的异常。如《灵枢·本神》说:"肝气虚则恐,实则怒……心气虚则悲,实则笑不休。"《素问·调经论》也说:"神有余则笑不休,神不

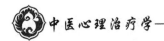

足则悲。""血有余则怒,不足则恐。"《素问·藏气法时论》亦说:"肝病者两胁下痛引少腹,令人善怒,虚则……善恐,如人将捕之。"这是以躯体病变导致情志变动,并有一定的病变规律,即实者多怒多喜,虚者多恐多悲。

人的身体状况的好坏,主要是影响人的自我感觉的好坏,从而影响人的情绪。健康人,自我感觉良好,其主观的内心体验与情绪的表达反应也正常。患有某种疾病或某种痛苦的人,常有某种不快的情绪。如心病患者,常因心悸心慌而有恐惧反应;肝病患者多有食欲不振,精神萎靡而带忧伤的情绪;妇女在月经前期往往见到头痛、背痛、水肿等现象,并可伴有易怒、忧郁乃至狂暴行为。又如肝阳上亢患者多恚怒,慢性疼痛患者多忧郁,消耗性疾病患者多焦虑等。这说明身体状况的好坏,本身就是引起情志反应的重要因素。

(四)体质因素

中医心身医学认为,体质因素是心身疾病的生理始基。"体"是指形体、身体,可引申为躯体和生理;"质"是指特质和性质。所谓体质,是指人群中的个体在其生长、发育过程中,脏腑、气血、年龄、体态等在形态、结构、机能、代谢、对外刺激的反应性等方面所形成的个体差异性。每个人都有自己的体质特点,它们不同程度地体现在健康和疾病过程中,决定了个体对某些疾病的易感性,以及在疾病传变转归中的某种倾向性。在《灵枢·通天》记载了"阴阳五态人",包括太阴之人、太阳之人、阴阳和平之人、少阴之人、少阳之人。如太阳之人(火形人),其性格具有心境开朗明快、怡然自乐、喜悦乐观的特点,但情绪波动较大,阳气有余,躁动不安,易于激动,故对"怒"致病具有明显的易发性。又如,少阴之人(木形人),其性多沉默、悲观、忧、愁。而太阴之人(水形人),感情更为阴沉曲折,内向郁闷,所以易于"忧思"和"悲哀",且持续而不易解,具有郁证易发性倾向。

(五)人格因素

现代医学认为,人格受人的意识倾向性制约,有好坏之分。不良人格是个体所形成的、特有的、根深蒂固的、缺乏弹性的行为模式,常呈现出固定的适应不良的行为方式反应。如情绪不稳定、情感淡漠、易激惹等,它们倾向于增强个体的心理应激反应。从心身医学的角度来说,不良人格促使了个体对某些疾病具有易感性,不利于个体心身健康,甚至可能导致疾病的发生。如《外科正宗》里就有"夫乳岩之起也,由于忧思郁结,精想在心,所愿不遂,肝脾逆气,以致经络阻塞,结聚成结"。

三、社会因素

人的社会性,是人与动物的最本质的区别。社会环境的改变,不仅会引起生活状况的改变,也会引发疾病尤其是精神情志类疾病。中医学很早就认识到社会因素与人的心理和健康的关系。社会因素可以影响人的心理,而人的心理又能影响人的健康,导致疾病。各种社会因素如婚姻、家庭状况、社会地位、经济状况、职业、宗教信仰、民族、风俗习惯等,是心理应激的主要应激源。这些生活事件发生后,常需要个体以改变生活风格、认知评价和行为方式去应对和适应。如果适应良好,可促进身心健康;若适应不良,则可引起恶性心理应激,导致心理疾病。正如《素问·移精变气论》所说:"往古人居禽兽之间,动作以避寒,阴居以避暑,内无眷慕之累,外无伸宦之形,此恬憺之世,邪不能深入也……当今之世不然,忧患缘其内,苦形伤其外,又失四时之从,逆寒暑之宜,贼风数至,虚邪朝夕,内至五脏骨髓,外伤空窍肌肤,所以小病必甚,大病必死。"

（一）家庭、婚姻状况

家庭是社会的细胞,是人们生活的基本单元。每个人都希望拥有美满的家庭和幸福的婚姻生活,而婚姻、生活状况则是引起情志变动的重要因素,直接影响着每个家庭成员的心身健康。《素问·疏五过论》说:"切脉问名,当合男女,离绝菀结,忧恐喜怒,五藏空虚,血气离守。"张景岳注曰:"离者失其亲爱,绝者断其所怀,菀谓思虑抑郁,结谓深情难解……"这说明男女之间的婚姻恋爱、家庭成员的生离死别等,均可引起忧恐喜怒等强烈的精神变化。

（二）社会地位及变迁

人们政治上失意,工作上不顺心,也是导致情绪异常的原因。历史上许多有才华的政治家、文学家、诗人等,因不得志,不能为国为民施展才华而忧郁、悲愤成病甚至致死。此外,经济地位的贵贱,也会引起情绪波动,如《医宗必读·不失人情论》指出:"富者多任性而禁戒勿遵,贵者多自尊而骄恣悖理。"富贵者这种任性与骄横的性格,极易诱发不良情绪的发作。还有意外事件的发生,或突遇险境,或累遭灾难等,也是导致情绪异常的因素。

生活及工作环境的改变,如退休、下岗、失业、降职等,均可使人产生被遗忘、冷落的委屈感,从而带来人际关系的负性改变,造成心理的不良变化。

社会因素给予人精神上乃至肉体上的损伤有时是严重的。清代王燕昌《王氏医存·郁结不同》对多种社会因素给心理所造成的影响进行了生动的描述,曰:"人惟遂心事少,拂意事多,故病常兼肝郁,妇女尤甚。婴儿不能言,其啼、笑、惊、惧致生诸病,固所易知,若儿早开知识,所愿难偿,或失去要玩,欢爱久别,期许永欠,畏憎常遭,此等懊闷,郁于柔嫩之肝胆,儿既不会告语家人,医人又以难察而忽之。"又曰:"伶俐子弟,授读严师,敏慧童妇,归奉恶姑,诟责日甚,则变痴呆。又凡宠妾灭妻,恃尊凌卑,蠢妻拙子,势压凶逼,功戈利夺,名失则骗,生离死别,冤沉思断,望绝计穷,鳏寡孤独,僧尼阉嫔,以及生而残废,男子鸡精,女子阴实,聋哑瞎瘫,此等郁证,多非药所能医……"可见,社会因素十分复杂,其对于人精神上的创伤也是极其复杂的。

四、自然因素

人与天地相应,随着春夏秋冬四季自然气候的变迁,人的精神情志活动也发生相应的改变。《素问·阴阳应象大论》认为:"春在志为怒,夏在志为喜,长夏在志为思,秋在志为忧,冬在志为恐。"至于其原理,《素问·气交变大论》认为:"春季阳长阴消,易致阳气升发太过,肝气亢急而怒;秋天阴长阳消,肃杀凌落之气易使肺气耗伤,意志消沉而多忧善悲。"总之,四季的不同心理差异和情志变化,是由于自然界阴阳消长的不同变化,影响体内脏腑气血所致。临床上某些精神病可呈季节性发作或加重,如有文献报道内因性精神病,特别是内因性抑郁型精神病有其发病的季节,以秋天多见,躁狂症的发病率以春天为最高。这种季节性是基于心身受自然环境影响的基础之上的。

情志异常与异常的气候变化亦有关系,如《素问·气交变大论》认为"岁木太过,风气流行,脾土受邪……忽忽善怒,眩冒巅疾","岁火太过,炎暑流行,金肺受邪……谵妄狂越","岁土太过,雨湿流行,肾水受邪……意不乐","岁金太过,燥气流行,肝木受邪……体重烦冤","岁水太过,寒气流行,邪害心火……身热烦心,躁悸……谵妄心痛"。《黄帝内经》的这些说法,虽然只是相对而言,临床上不一定体现得这么明显,但是应当肯定,气候与人的情绪确有一定的关系。如古人很多悲伤诗词都写在凄风苦雨之时、无可奈何之日。人们往往以气候形容情绪,亦说明天气能够影响人的心境。春光明媚,秋高气爽,使人心情舒畅,精神振奋;阴雨连绵或狂风暴雨,可使人情绪低落,意志消沉。炎热的天气,如果通风不好,可使人心情烦躁,容易激动;湿热天气则令人烦闷、窒息,情绪也因之受到影响。

五、其他因素

其他如饮食、劳倦失常及人体内代谢产物亦是导致情志变化的因素。人体若代谢失常,形成血瘀或痰湿,阻滞气机,也会出现情志异常而引发心身疾病。

第三节　情志疾病的发病机理及特点

一、情志疾病的发病机理

情志致病不同于六淫,六淫致病主要从口鼻或皮毛侵入人体,而情志致病则主要是导致机体气机紊乱。气机紊乱是中医心理疾病的核心病机,是疾病发生、发展、变化与转归的内在基础。气机紊乱亦可直接损伤脏腑,或致精血亏损,或生痰成瘀,或导致神志活动异常。情志疾病的发病机理虽然千变万化、错综复杂,但归纳起来,不外乎阴阳失调、脏腑功能紊乱、气机升降出入失司、痰瘀互结等。

（一）阴阳失调

阴阳失调是疾病的基本病机,也是情志疾病的基本病机。

1.阴阳偏盛

阴阳是相互制约的,阴阳一方的偏盛,必然影响或制约另一方使之发生虚衰,故《素问·阴阳应象大论》云:"阴盛则阳病,阳盛则阴病。"

情志不遂,内郁化热化火,火盛伤阴,阴不敛阳,阳亢于上,脑神被扰,则可致情感高涨,力大过人,打人毁物,登高而歌,弃衣而走等症,故《素问·生气通天论》指出:"阴不胜其阳,则脉流薄疾,并乃狂。"《素问·至真要大论》亦云:"诸躁狂越,皆属于火。"

若阳虚阴盛,湿聚生痰,阻蔽清窍,则可见情绪低落,沉默寡言,思虑疑惑,易恐善惊,故《难经·二十难》指出:"重阴则癫。"

2.阴阳偏虚

《金匮要略·五脏风寒积聚病脉证并治第十一》:"邪哭使魂魄不安者,血气少也,血气少者属于心,心气虚者,其人则畏,合目欲眠,梦远行而精神离散,魂魄妄行。阴气衰者为癫,阳气衰者为狂。气属阳,血属阴;阳主煦之,阴主濡之。阴虚血弱,神魂失养,则目光呆滞,喃喃自语,惊恐善畏,故曰'阴气衰者为癫'。阳衰气弱,邪气并于阳,上扰于脑,则狂病乃作。故云:'阳气衰者为狂'。"

（二）气机紊乱

气机是指气的运动变化,表现形式为升降出入,是脏腑功能活动的基本表现形式。由于情志因素,导致脏腑功能的升降出入运动紊乱,从而形成气滞、气逆、气陷、气闭、气脱、气下等病理状态,导致脏腑功能障碍。其中以气滞、气逆、气下多见。气滞多因情志抑郁,凡忧、愁、思、虑,皆可使气机不通畅,形成全身或局部气的运行不畅或停止郁结的病理变化。气逆多因愤怒暴怒,导致气的上升太过或下降不及的病理变化。气下多因惊恐影响气机的反应,临床可表现为晕厥,大小便失禁,早泄、滑精等病理变化。气机紊乱一般属于功能性病变或器质性病变的早期。在情志刺激影响气机的诸多病症中,以肝气失调最为突出,既有肝气生发太过的肝气逆,又有肝气运行不畅的肝气郁。肝气失调,疏泄失司,常可累及其他脏腑,造成功能失调,气机紊乱。气机紊乱作为情志病症的早期机制在心理治疗学上具有重要的意义,临床常见易于恼怒使肝气失调、肝失疏泄、横逆犯脾者,其病尚浅,若取治疗于情志疏导,每可获效。

(三)脏腑功能紊乱

1.七情与内脏精气的关系

情志活动由脏腑精气应答外在环境因素的作用所产生,脏腑精气是情志活动产生的内在生理学基础。由于人体是以五脏为中心的有机整体,故情志活动与五脏精气的关系最为密切。《素问·阴阳应象大论》说:"人有五脏化五气,以生喜怒悲忧恐。"五脏藏精,精化为气,气的运动应答外界环境而产生情志活动。因而五脏精气可产生相应的情志活动,如《素问·阴阳应象大论》所说:"肝在志为怒,心在志为喜,脾在志为思,肺在志为忧,肾在志为恐。"五脏精气的盛衰及其藏泄运动的协调,气血运行的通畅,在情志的产生变化中发挥着基础性作用。若五脏精气阴阳出现虚实变化及功能紊乱,气血运行失调,则可出现情志的异常变化。如《灵枢·本神》说:"肝气虚则恐,实则怒……心气虚则悲,实则笑不休。"《素问·调经论》说:"血有余则怒,不足则恐。"此外,外在环境的变化过于强烈,情志过激或持续不解,又可导致脏腑精气阴阳的功能失常,气血运行失调。如大喜大惊伤心,大怒郁怒伤肝,过度思虑伤脾,过度恐惧伤肾等。

2.人体是一个以五脏为中心的有机整体

生命活动的维持,靠气机调畅,升降出入有序,整个机体才能和谐稳定。七情是机体对内外环境变化所产生的复杂心理反应,以脏腑精气血津液为物质基础。因此,情志失调,气机紊乱而致病者,必然内伤脏腑,使其功能紊乱或失调。

(1)损伤相应之脏

七情分属五脏,七情反应太过与不及则可损伤相应之脏。《素问·阴阳应象大论》认为"怒伤肝""喜伤心""思伤脾""忧伤肺""恐伤肾"。临床上不同的情志刺激,可对各脏有不同的影响。如心在志为喜,故过喜则伤心,表现为心悸、失眠、喜笑不休；肝在志为怒，故过怒则伤肝，症见心烦易怒，胁肋胀满疼痛，口苦咽干，甚则狂叫怒骂；脾在志为思，过度思虑则伤脾，症见情绪低落，胸脘满闷，纳呆、便秘；肺在志为悲，为忧，过度悲伤忧愁则伤肺，症见无故喜悲伤欲哭，气短乏力；肾在志为惊，为恐，卒临险境，或遭遇强烈而突然的恐惧刺激，可直接损伤肾脏，使肾气不固，临床表现为大小便失禁，甚则痿厥、失精等。

（2）扰乱心神

心为五脏六腑之大主，精神之所舍，七情所伤，不仅损伤相应之脏，还通过影响心神的调节功能而扰乱心神，进而干扰其他脏腑的生理功能，正如《黄帝内经》所云："悲哀愁忧则心动，心动则五脏六腑皆摇。"《素问·举痛论》所说的"惊则心无所依，神无所归"，"思则心有所存，神有所归"，则指出了惊、思等情志变化首先损伤心神，然后才影响相关的脏腑。《灵枢·口问》说的"心者，五脏六腑之主也……故悲哀愁忧则心动，心动则五脏六腑皆摇"，指出了各种情志刺激都影响心脏，而心神受损又可累及其他脏腑。

（3）损伤肝脾

肝藏血而主疏泄，性喜条达；脾为气机升降的枢纽，气血生化之源。情志失调，除了首先影响心神之外，还容易累及肝脾。例如，无论暴怒、惶怒，抑或思虑不解，皆可影响肝的疏泄，进而产生胁肋胀痛、口苦、咽干、纳呆、便溏等。忧思气结，化热化火，土壅木郁，即可见心烦意乱，善叹息，又可表现为腹胀腹痛、呃逆、嗳气等。

（四）痰凝气滞

情志不遂，肝失疏泄而郁滞，木不疏土，脾为湿困，则聚湿生痰。痰气交阻于咽喉，则见情绪低落，喜悲伤欲哭，咽部异物感，吐之不出，咽之不下，如梅核气。痰气中阻，则见脘闷呕恶，不欲饮食，情感淡漠，生活懒散，闷闷不乐，反应迟钝等，临床可见于癫证、郁证等。

（五）血脉瘀滞

《黄帝内经》云："人之所有者，血与气耳。"心主血脉而藏神；肝藏血，血舍魂；肾藏精，精血互生互化；肺主气，藏魄；脾为气血津液生化之源，气机升降的枢纽。喜、怒、忧、思、悲、恐、惊，可以导致气虚气滞，血行不畅；跌仆损伤或金刃、手术创伤，易使脉管受损，血液外溢；外感火热邪气，耗损营阴以及寒凝血脉，皆可致脉道不通。瘀血上攻于脑，或乱于心，则可产生惊悸、狂乱、失眠多梦等病理改变。

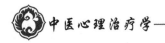

二、情志疾病的病机特点

（一）皆为内伤

《灵枢·百病始生》篇云："夫百病之始生也，皆生于风雨寒暑，清湿喜怒。……喜怒不节则伤藏，藏伤则病起于阴也。"此处的"喜怒"，概言情志，包括喜、怒、忧、思、悲、恐、惊七情；"不节"，提示情志致病，多在情志变化失去常度（如持续的时间过久、刺激的强度过大）时发生；"藏"，泛指脏腑，内也，阴也。可见，早在《黄帝内经》中就已经将七情作为内伤性致病因素。由于情志活动是人体对外界客观事物的刺激所产生的情感反应，又是以五脏的生理功能为依托而产生的，故不同的情志变化，亦应隶属于不同的脏腑。一旦情志过激，必然对相应脏腑的功能活动产生一定的影响，如肝藏魂，在志为怒；心藏神，在志为喜；脾藏意，在志为思；肺藏魄，在志为忧；肾藏志，在志为恐。而脏腑的功能失常，也会引起异常的情志变动。

（二）病种繁多

临床上，情志病种繁多包括以下三点：一是因情志刺激而发的病症，如郁证、癫、狂等；二是因情志刺激而诱发的病症，如胸痹、真心痛、眩晕等心身疾病；三是其他原因所致但具有情志异常表现的病症，如消渴、恶性肿瘤、慢性肝胆疾病等，大都有异常的情志表现，并且其病情也随其情绪变化而有相应的变化。对于情志疾病的治疗，心理疏导和情志调摄是必要的治疗手段和方式。

（三）气病居多

七情损伤脏腑，首先损伤脏腑气机，如《素问·举痛论》所云："百病生于气也。怒则气上，喜则气缓，悲则气消，恐则气下，惊则气乱，思则气结。"气机紊乱表现尽管复杂，但主要表现为气滞、气逆、气下。《素问·生气通天论》中提到"大怒则形气绝，而血菀于上，使人薄厥"，类似于情志刺激而致的脑血管意外。《灵枢·本神》亦云："恐惧而不解则伤精，精伤则骨酸痿厥，精时自下。"若卒受惊吓，肾气下泄，精血不能上充元神之府，髓海空虚，还可致昏仆、不省人事等。

（四）易伤阴血

一方面，情志所伤，气病居多，但因气为血之帅，气行则血行，气滞则血瘀，气逆则血上，气陷则血脱，故情志致病时常影响到血分而导致血病。另一方面，血是精神情志活动的物质基础，"血者，神气也"，"血气者，人之神"，因此，情志活动异常，未有不影响神明之府、扰及血分者。例如，愤怒时面红耳赤，怒目圆睁，是血随气逆所致；而恐惧时，面色苍白，肢冷汗出，则是恐则气下，血不上荣之证。《金匮要略》中"邪哭使魂魄不安者，血气少也，血气少者属于心；心气虚者，其人则畏，合目欲眠，梦远行而精神离散，魂魄妄行"，则论述了因血气虚少而致的精神错乱证。陈无择在论及胁痛时指出："因大怒血著不散，两胁疼痛，皆由瘀血在内。"

临床上，凡情志病变出现烦躁、失眠或早醒、心悸、健忘、头晕耳鸣、肢体拘挛抽搐、局部肌肤感觉异常者，莫不与情志不遂、伤及阴血有关。

（五）七情变化影响病情

疾病的发展与转归，取决于邪气的盛衰以及正气抗邪能力的强弱。而情志的异常变化，直接影响着心神的调节能力、气机的升降出入以及血液的正常运行。七情变化对病情具有两方面的影响：一是有利于疾病康复。情绪积极乐观，七情反应适当，当怒则怒，当悲则悲，怒而不过，悲而不消沉，有利于病情的好转乃至痊愈。二是加重病情。情绪消沉，悲观失望，或七情异常波动，可使病情加重、恶化或转化为另一证候。了解七情活动对病情的正负两方面的影响，对把握病情发展变化，采取全面正确心理治疗，具有实际指导意义。

第三章　中医心理疾病的诊断

第一节　中医心理疾病诊断的传统方法

一、中医心理疾病的诊断原则

心理疾病常常没有外在明显的器质性改变,但"司外揣内"(《灵枢·外揣》),望其外部的神色,听其声音,嗅其气味,切其脉候,问其所苦,仍然可以了解其病情。《丹溪心法》说:"欲知其内者,当以观乎外;诊于外者,斯以知其内。盖有诸内者形诸外。""有诸内者形诸外"是前人认识客观事物的重要方法。联系是普遍存在的,每一事物都与周围事物发生一定联系,如果不能直接认识某一事物,可以通过研究与之有关的其他事物,间接地把握或推知这一事物。同样,机体外部的表征与体内的生理功能必然有着相应关系。通过体外的表征,一定可以把握人体内部的变化规律。心理疾病也有其外在表现,即表现于外的症状、体征、舌象和脉象。因此,可以运用望、闻、问、切等手段,把这些外在表现收集起来,然后分析其脏腑病机及病邪的性质,判断疾病的本质从而作出诊断。这一认识过程,必须遵循以下三大原则:

(一)审察内外

整体观念是中医学的一个基本特点。人是一个有机的整体,内在脏腑与外在体表、四肢、五官是统一的;而整个机体与外界环境也是统一的,人体一旦发生病变,局部可以影响全身,全身病变也可反映于某一局部;外部有病可以内传入里,内脏有病也可以反映于外;精神刺激可以影响脏腑功能活动,脏腑有病也可以造成精神活动的异常。同时,疾病的发展也与气候及外在环境密切相关。因此,在诊察疾病时,首先要把患者的局部病变看成是患者整体的病变,还要把患者与外在环境结合起来加以审察,才能作出正确的诊断。所以说,审察内外,诊察整体是中医心理学诊断中的一个基本原则。

(二)四诊合参

诊断疾病要审察内外,辨证求因,就要对患者做全面详细的检查和了解。为了做到这一点,就必须四诊合参,即四诊并用或四诊并重。四诊并用,并不等于面面俱到。由于接触患者的时间有限,只有抓住主要矛盾,有目的、系统地重点收集临床资料,才不致浪费时间。四诊并重,是因为四诊是从不同角度来检查病情和收集临床资料的,各有其独特的意义,不能相互取代。只强调某一诊法而忽视其他诊法都不能全面了解病情,故《医门法律》说:"望闻问切,医之不可缺一。"此外,疾病是复杂多变的,外在表现有真相,也有假象,脉症不一,故有"舍脉从症"和"舍症从脉"的诊法理论。如果四诊不全,就得不到全面详细的病情资料,辨证就欠准确,甚至发生错误。

(三)辨证求因

辨证求因,就是在审察内外、整体察病的基础上,根据患者一系列的具体表现(包括自觉症状和四诊检查所得),加以分析综合,求得疾病的本质和症结所在,从而为临床治疗提供确切证据。所谓"辨证求因"的"因",包括前文所述各种心理疾病病因,六淫、七情、饮食劳倦、气郁、瘀血、痰饮之类。这就要求根据患者临床表现出的具体症候,从而确定病因、病位、病性及邪正关系,作为辨证论治的主要依据。

二、中医心理疾病的四诊

(一)望诊

"望而知之谓之神"。望诊的主要内容是望神、色、形、态几个方面。望诊的原则是"得神者昌,失神者亡",这是《素问·移精变气论》《灵枢·天年》等篇中反复强调的基本原则。神为心身健康的标志,是生命总体的综合表现。如果"神气皆去,形骸独居而终"(《灵枢·天年》)就预示着死亡的到来。疾病就是不同程度的"失神",诊断就是判断"失神"的性质与程度,治疗的目的就是使之恢复。

1.望神

神的含义有广义与狭义之分。广义之神是生命活动的总称,泛指生命活动的外在表现,狭义之神指精神意识思维活动。临床上望神一般是指观察患者得神、失神、假神等精神状态,从神的健全与否来窥测内在脏腑生理情况,进而预

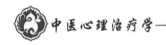

测疾病的轻重、预后等,所谓"得神者昌,失神者亡"。作为神(尤其是情志活动)的表现,通常综合反映在面部表情、语言气息、形态动静等方面,因此望神察心在心理诊断中的意义极为重要。

望神有多种途径,但望眼神在其中尤为重要。中医认为目是最能集中表现神的器官。《灵枢·大惑论》曰:"目者,五脏六腑之精也,营卫魂魄之所常营也,神气之所生也……目者,心之使也,心者,神之舍也。"意思是说,人的眼睛,既是脏腑精气所形成,也是营、卫、气、血、精、神、魂、魄经常通行和寓藏之所,其精明视物的功能,主要出于神气的生养,眼睛的视觉活动主要受心支配,这是心主藏神的缘故。清朝杨西山《弄丸心法·杂论》说:"人之二目,神之门户。目光凝聚,其神清明;目光闪灼,神将外散;目无光彩,神已离舍;神去必死,不可救药。"杨仁斋在《仁斋直指方》中说:"五脏六腑之精气皆上注于目,望而知之,当先以目中神气为验。"以上论述都强调了望目在望神中的重要作用。

临床上眼神的变化主要表现在目色的清浊、目光的明暗、瞳仁大小的调节和眼球运动的灵活与呆滞等方面。一般而言,目光炯炯为有神,目光黯淡则失神;精神疲惫消沉者常双眼时时闭合,心事重重而情绪忧郁者多眼睑低垂、目光混浊呆滞,暴怒者两目圆睁直视,喜悦者眉开眼笑;无端嬉笑多癫狂,时暗落泪多郁证。总之,凡恐惧、喜悦、愤怒、消沉、烦躁、精神创伤等各种情志变化,皆可通过眼神反映出来。

望神的内容还应包括望神气是否充足、神志是否正常等。所谓得神是指眼神炯炯,目光明亮,反应灵活,神志清楚,语言清晰,体态自如,动作灵活,表情丰富自然,呼吸调匀,面色明润等,这是精气充足的表现,也即虽病而正气未伤、病轻而预后良好。失神的表现有目暗睛迷,目光呆滞,反应迟钝;神志昏迷,语无伦次,语言不清,表情呆板,精神萎靡,呼吸急促或微弱而喘,形羸色败,面色晦暗等,这是精气亏损的表现,病至此已属重笃,预后不良。神气不足是轻度失神,介于有神与无神之间,一般多见于虚证,故较之无神更为多见。神志失常也是失神的一种表现,但与精气衰竭的失神有本质不同,一般见于属精神疾病范畴的烦躁不安、脏躁、癫、狂、痫等。有久病重病之人本已失神,但突然精神转佳,目光转亮,言语清亮,面色赤如妆等,这是垂危患者表现出的假象,渭之假神,预示生命临终。

2.望色

望色,是根据面部等处所表现出来的颜色,来研究脏腑气血的盛衰,推测疾病的部位、性质及深浅,其中也包括不同情志所反映出来的颜色。当人高兴喜笑时,面色红赤;当人怒气勃发时,面色青苍发紫;当人低头沉思时,面色加深,可显得黄些;当人悲切时,可面色苍白;当人惊恐时,面色可乍黑乍白。这样苍、赤、白、黑、黄五色就分别配合怒、喜、忧、恐、思五种情志。

尽管藏象学说、五行学说将五色分属五脏、五方、五志等方面,但是合而观之,也有共同的原则,就是不管何种颜色均以"有神""失神"为两个重点。以含蓄明亮为"有神"健康之色,相反,以暴露晦涩为"失神"病态之色。《素问·脉要精微论》说:"赤欲如帛裹朱,不欲如赭;白欲如鹅羽,不欲如盐;青欲如苍璧之泽,不欲如蓝;黄欲如罗裹雄黄,不欲如黄土;黑欲如重漆色,不欲如地苍。"以黑色而论,重漆之色乌黑发亮为有神之色,地苍之色散乱暗淡为无神之色。

关于神与色的关系,喻昌曾深刻地指出:"色者,神之旗也。神旺则色旺,神衰则色衰。神藏则色藏,神露则色露。所以察色之妙,全在察神。血以养气,气以养神,病则交病。失睡之人,神有饥色;丧亡之子,神有呆色,气索自神失所养耳。"总之,神是色的精髓,望色的心法在色中之神。

3.望形态

形是指对形体的壮弱与胖瘦的观察辨析,如《灵枢·五变》记载:"黄帝曰:'何以候柔弱之与刚强?'少俞答曰:'此人薄皮肤,而目坚固以深者,长衡直扬,其心刚,刚则多怒,怒则气上逆……'此言其人暴刚而肌肉弱者也。"《素问·经脉别论》中也说:"诊病之道,观人勇怯、骨肉、皮肤,能知其情,以为诊法也。"这些都说明从人的外形与情志、人格的某些联系可以推知其个性特点进而诊察疾病。一般来说,肥胖之人多性静不躁,偏气虚湿盛,为病常见嗜睡、眩晕、惊悸、健忘等;消瘦之人多性躁欠静,偏阴虚火旺,为病常见失眠、多梦等;壮实之人多性急易怒、勇敢好胜,对疾病的耐受性相应强;衰弱之人多忧虑、拘谨、怯弱胆小,对疾病的耐受性相应差。

态,指动静姿态。《灵枢·本神》曰:"察观病人之态,以知精神魂魄之存亡得失之意。"从某些姿态的变化情况可以推知病者的心理状况及所患疾病。如好动者,多为阳性人格,情绪易于冲动,且多善怒、多兴奋或易颓丧等;好静者,多为阴性人格,情感内向深沉持久,喜怒不形于色,易郁怒、伤感、疑虑、忧思等。体态低头蜷缩、萎靡、目呆不语者,多见于极度惊恐或愤怒时,或为气血逆乱之证。如见躁动、登高、弃衣、打骂等态,则多属狂证;而手舞足蹈、无故哭笑、语无伦次等态,则多属癫证。气厥证,可见突然昏迷、手足强直诸态;郁证者,也有时乱啼哭、打闹或一时神志不清。

形与态是一个问题的两个方面,既有区别也有联系。形是指外观、外形,如体质的强弱、身高的高矮、体型的肥瘦、气血的盛衰等。态是指外态、动态,如眼神的灵活与呆板、对外界刺激反应的敏捷或迟钝、动作的协调与否等。王宇泰说:"大抵阳症身轻而手足和暖,开目而欲见人为可治;若头重视深,此天柱骨倒,而元气败也。又伤寒传变,循衣摸床、两手撮空,此神去而魂乱也。"这是指出应根据形态来判断预后的好坏,确定疾病的性质部位,为论治提供依据。

在望形态中,留心神的存亡也是极其重要的。张介宾在《景岳全书·神气存亡论》指出:"目光精彩,言语清亮,神思不乱,肌肉不削,气息如常,大小便不脱。若此者,虽其脉有可疑,尚无足虑,以其形之神在也。若目暗睛迷,形羸色败,喘急异常……或忽然暴病,即沉迷烦躁,昏不知人,或一时卒倒,即眼闭口开,手撒遗尿,若此者,虽其脉无凶候,必死无疑,以其形之神去也。"这说明形态上反应出神气的存亡,可以预后疾病的善恶,在这时其比脉诊更具有决定性的作用。总之,望诊心法中,辨"有神"与"失神"贯穿于各个环节中。

(二)闻诊

"闻而知之谓之圣",闻诊包括耳识和鼻识两部分内容。在闻诊中除了嗅二便、痰饮等物所发出的味道外,主要的还是通过患者所发出的声音来推断疾病的性质、部位及程度。声音所反映出来的心理状况是直接而明显的,当人盛怒时,常发声呼叫以示抗拒;欢乐时则发出喜笑,以表达快意;思有所得,有时歌咏以抒其怀;然而在悲哀时往往啼哭,以诉内心之凄切;恐惧时又会以呻吟,表示气馁怯之情。这些现象也被古代医学家们所注意。吴谦在《医宗金鉴·四诊心法要诀》中说:"喜心所感,欣散之声。怒心所感,忿厉之声。哀心所感,悲嘶之声。乐心所感,舒缓之声。敬心所感,正肃之声。爱心所感,温和之声。"在一般的情况下,不同心理状态会发出不同的声音,欣喜得意,声扬外散;发怒愤慨,声劲急厉;悲痛凄怆,呜咽嘶鸣;欢乐舒畅,声音和缓从容。见可敬的事物时,声音是恭正肃穆的。同样,遇到可爱事物时,声音是温柔和顺的。如果情志过激酿成疾病,有时也可以发出异常的声音,便成为辨证的依据。吴谦在《医宗金鉴》中进一步说道:"聆音察理始能明,五声相应五脏病,五声不和五脏情。心病声急多言笑,肺病声悲音不清,肝病声呼多狂叫,脾病声歌音颤轻,肾病声呻长且细,五音昭著证分明。"五音、五声、五志、五脏这些怎样配合才能"聆音察理"诊断疾病呢?古人通过宫、商、角、徵、羽等五个音阶,以它们发音过程及其长短、上下、清浊、音韵的特点差异分别与脾土、肺金、肝木、心火、肾水相配合来表示(参见本书第十三章)。以商音为例,它发音是由"开口张腭"而成,其音的长短是次长,音的清浊是次浊,位置是次下,即是居于极长极下极浊的宫音与长短上下清浊相合的角音之间。音韵的特点是铿锵清肃,它比宫音要轻劲些。商又属肺金,其志为悲忧,当闻者过于悲切而音浊不清时,可定病位于肺金系统。肺气异常,其声促。肺主气,向下为清肃,向上为宣发。肺气失调必宣肃失常,气逆于上为喘促迫急,多属实证,肺虚则气少不足以息。

闻诊心法中还包括一些异常的声音在心理诊断上的意义,如"谵语""郑声""独语""错语""狂言""夺气"等,现分述如下:

一是谵语,发音的特点为"实声长壮,乱言无次数更端",其心理状态是"妄谬而不知"。就是说患者神志不清,语无伦次,声高有力,多为实证、热证。

二是郑声,《医宗金鉴》中说:"为虚音短细,频言重复。"神识不清,语言重复,时断时续,声音低弱。这是心气大伤,精神散乱之虚证,故仲景有"实则谵语,虚则郑声"(《伤寒论》)之说,当大补元气,回阳救脱。

三是独语,表现为独自说话,喃喃不休,首尾不续,见人便止。多因心之气血不足,心神失养,或因痰浊内盛,上蒙心窍,神明被扰所致。

四是错语,表现为语言颠倒错乱,或言后自知说错,不能自主,又称为"语言颠倒""语言错乱"。其多因肝郁气滞,痰浊内阻,心脾两虚所致。

五是狂言,表现为骂詈歌笑无常,胡言乱语,喧扰妄动,烦躁不安等,主要见于狂证,俗称"武痴""发疯"。患者情绪处于极度兴奋状态,属阳证、热证,多因痰火扰心、肝胆郁火所致。

六是癫语,表现为语无伦次,自言自语或默默不语,哭笑无常,精神恍惚,不欲见人。其主要见于癫证,俗称"文痴"。患者精神抑郁不振,属阴证,多因痰浊郁闭或心脾两虚所致。

七是夺气,为言语轻迟低微,欲言不能复言,是中气大虚之证。

八是呻吟,是因痛苦而发出的声音,但呻吟不只是身痛不适。

九是惊呼,由于出乎意料的刺激而突然发出喊叫声。骤发剧痛或惊恐常令人发出惊呼。小儿阵发惊呼,声尖惊恐,多是肝风内动,扰乱心神之惊风证。

总之,以上各种异常声音在辨证中,首要注意辨别虚实,多言而声高,呼吸气粗,多为阳证、实证。相反,少气懒言,言而音微,呼吸气弱,多为阴证、虚证。

闻诊中除了以上有"名"可言的声音外,在临床实际中,更多的是"无名"声音掺杂在各种病症中。如张仲景《金匮要略》说:"病人语声寂然,喜惊呼者,骨节间病;语声喑喑然不彻者,心膈间病;语声啾啾然细而长者,头中病。"张三锡也说:"诊时呻吟者,攒眉呻吟苦头病也。叫喊以手扶心下,中脘病也。"这里谈到对闻声音的体验、病位的确定、疾病的轻重深浅等方面,临诊中全在细心

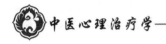

体会。

听声音还得知常达变,谨察病机。《形色外诊简摩》中指出:"若其人本来少于嗔怒而忽反常,嗔喜无度。正言而鼻笑,不答于人,此脾病声之候也,不盈旬月,祸必至矣……若其人本来少于悲恚,忽而嗔怒,出言反常,乍宽乍急,言未尽,以手向眼。如有所畏,若不即病,祸必至矣,此肝病声之候也。"

（三）问诊

"问而知之谓之工。"问诊,是医者通过询问患者或陪诊者,了解疾病的发生、发展、治疗经过、现在症状和其他与疾病有关的情况,以诊察疾病的方法。问诊有着十分丰富而广阔的内容,尤其是对致病心理因素的发掘,许多心身疾病的诊断,只有凭问诊才可以得知。就是一般的疾病,对其病因病史、神志精神、居处睡眠、职业嗜好等方面的情况也应该注意其中的心理因素。

因而问诊在疾病的诊察中具有重要意义。问诊是诊察疾病的重要方法,是临床诊察疾病的第一步,它可以弥补其他三种诊察方法之不足。在疾病的早期或某些情志病中,患者只有自觉症状,如头痛、失眠等,而无明显客观体征,问诊就尤为重要。它能提示病变的重点,有利于疾病的早期诊断。正确的问诊往往能把医生的思维判断引入正确的轨道,有利于对疾病作出迅速准确的诊断。《医原·问证求病论》强调指出:"当问其人平昔有无宿疾,有无恚怒忧思。"有不少心理病因是埋藏得很深的,患者不愿轻易说出,这就需要心理医生运用问诊的技巧加以发掘。有的病辗转治疗了很久都不见疗效,其原因之一就是忽视了心理病因。一般说来,患者的主观感觉最真切,某些病理信息,目前还不能用仪器测定,只有通过问诊才能获得真实的病情。在辨证中,问诊获得的资料所占比重较大,其资料最全面、最广泛。

问诊的主要内容有一般情况、主诉、现病史、既往史、个人史、家族史等,这些对于心理诊断具有重要意义:

一般情况包括姓名、性别、年龄、民族、职业、籍贯、文化程度、婚姻等。

主诉指患者最突出、最痛苦的症状、体征及其持续时间。在问诊中首先要明确患者主要的心理异常表现,如紧张、焦虑、恐惧、强迫等,以及由心理异常引起的躯体症状,其次为症状的表现程度及持续时间等。

现病史是指患者从起病到此次就诊疾病的发生、发展及其诊疗的全过程。要询问了解心理症状等产生的环境和时间,可能的发病原因或诱因,如中毒、感染、中暑、精神创伤等。询问病程的主要经过,其心理症状或躯体症状有无性质、程度的明显变化,其变化有无规律性等。还要了解患者此前进行过哪些检查与诊断,接受过哪些治疗,治疗效果、反应如何。

现在症状要尽可能全面了解患者就诊时的心理体验,以及同时伴随的其他症状,以全面掌握患者的情况。中医治疗特别重视辨证施治,现在症状为中医辨证提供了重要依据。

情志的苦乐是问诊中很重要的一项。李梴《医学入门》中指出:"当问所处顺否? 所处顺,则性情和而气血易调;所处逆,则气血怫郁。"这需于所服药中量加开郁行气之剂,患者所处的环境逆顺主要从问诊中得来。尽管现代文明带来了物质上的富裕、精神领域的扩大,但同时也给人们带来了许多不安、紧张、忧虑和恐怖,且不说战争、斗争、灾害、失业、癌症等给人们精神上的严重创伤,就是在通常环境下,人们的情志心理因素对疾病的影响也是极为普遍的。

个人史包括早期发育、学龄前期和学龄期健康状况、职业、个人生活嗜好、月经生育史、婚姻史和性经历、居住情况、家庭经济状况、家庭成员组成及病前性格。

既往史及家族史是指患者既往曾患过何种疾病,是否曾经出现过同样的或类似的心理现象,曾经接受过怎样的治疗等,还要了解其家族中是否有类似的发病情况。

在问诊过程中,医生的态度应当认真负责,真诚温和,通过和蔼友善、耐心细致的诊察态度,使患者产生有益的、积极的心理反应,从内心感到医生可亲可敬、可以信赖,从而毫不隐瞒地倾诉病情,积极配合治疗。

(四)切诊

"切而知之谓之巧。"切诊主要的内容是切脉,是中医诊断学中最显著的特点。中医的切诊包括切脉与按诊,二者均可反映心理活动。

1.切脉

脉象是脉动应指的综合感觉形象。脉为血之府,脉赖血以充,血赖气以行,故脉象与心、脉、气、血密切相关。此外,脉象的形成还与其他脏腑有关,如肺主气,司呼吸,通过肺气的宣发,使血脉调畅,布散全身。《类经》所说:"经脉流动,必由于气。气主于肺,故为百脉之朝会。"脾为气血生化之源,且主统血,使血循脉而行。脾气旺盛,则气血化生充足,血旺充盛,畅行不滞。肝藏血,主疏泄,肝气调达,可使气血条畅,血脉通利。肾藏精,精化气,肾中精气是人体的阳气根本,是脏腑功能活动的原动力,精还可以化血。故脉象可以反映全身脏腑、气血、阴阳的综合信息。情志病症常常导致脏腑紊乱、气血乖违、阴阳失调等病理变化,使脉象发生相应的变化。如兴奋则脉数,忧思则脉迟,郁怒则脉弦,大惊恐则脉伏,羞怯则脉浮,心神不定则脉迟数不定。《医宗金鉴》指出:"惊自外至者也,惊则气乱,故脉动而不宁;悸自内惕者也,悸因中虚,故脉弱而无力。"尤其是情志为病多有情绪、感情、思维等方面的障碍,患者往往不能准确向医生回答或描述,故脉诊对于情志病诊断、辨证具有重要作用。

(1)诊脉的方法与应注意事项

切脉的效果如何,与医者的临床经验,切脉的时间、环境等密切相关。

一是时间。诊脉的时间最好是清晨,因为清晨患者不受饮食、活动等各种因素的影响,体内外环境都比较安静,气血经脉处于少受干扰的状态,故容易鉴别病脉。但也不是说其他时间不能诊脉,总体来说,诊脉时要求有一个安静的内外环境。诊脉之前,先让患者休息片刻,使气血平静,医生也要平心静气,然后开始诊脉。诊室也要保持安静。在特殊的情况下应随时随地诊察患者,不必拘泥于这些条件。

二是体位。要让患者取坐位或正卧位,手臂平放和心脏近于同一水平,直腕仰掌,并在腕关节背垫上布枕。这样可使气血运行无阻,以反映机体的真正脉象。

三是指力。这是诊脉时运用指力的轻重和挪移,以探索脉象的一种手法。持脉之要有三,分别是举、按、寻。用轻指力按在皮肤上叫举,又叫浮取或轻取;用重指力按在筋骨间叫按,又称沉取或重取;指力不轻不重,还可亦轻亦重,以委曲求之叫寻。因此,诊脉必须注意举、按、寻之间的脉象变化。此外,当三部脉有独异时,还必须逐渐挪移指位,内外推寻。寻者为寻找之意,不是中取。

四是平息。一呼一吸称一息。诊脉时,医者的呼吸要自然均匀,用一呼一吸的时间去计算患者脉搏的至数,如正常脉象及病理性脉象之迟、数、缓、疾等脉,均以息计,今天有秒表对诊脉有一定的帮助。但平息的意义还不止如此,平是平调的意思,要求医者在诊脉时,思想集中,全神贯注。因此,平息除了以"息"计脉之外,还要做到虚心而静,全神贯注。

五是五十动。每次诊脉,必满五十动,即每次按脉时间,每侧脉搏跳动不应少于五十次。其意义有二:一方面了解五十动中有无促、结、代脉,防止漏诊;另一方面是为说明诊脉不能草率从事,必须以辨清脉象为目的。如果第一个五十动仍辨不清楚,可延至第二个或第三个五十动。总之,每次诊脉时间,以 2~3 分钟为宜。

（2）心理脉象的形成机理

古代医家对心理脉象进行过很多探讨，内容丰富难以尽述，现仅将数种古籍中的记录列举，如表3-1所示。

表 3-1　古籍中对心理脉象的部分记载

古籍	喜	怒	忧	思	悲	恐	惊
《三因方》	沉散	弦涩	洪短	弦弱	—	沉缓	动
《景岳全书》	散	促	涩	短	促	沉	动挚
《古今医统大全》	缓	急	涩	结	短	沉	动
《医学传心录》	散	弦	涩	结	紧	沉	动不定
《脉象图说》	缓	急	—	—	短	沉	—
《医学入门》	虚	濡	涩	结	紧	沉	动
《脉说》	虚数	弦急	沉涩	结滞	紧促	沉弱	动摇
《脉贯》	虚数	弦急	沉涩	结滞	紧促	沉弱	动摇

可见，各医家对相当一部分心理脉象所见略同，反映出古人对心理脉象的病机分析和脉理认识有共同的基础。一般认为，心理脉象的形成机理有以下两方面：

一是心神活动是七情心理脉象产生的原因。心理脉象作为人体心理意识活动的外在表现形式，是建立在《黄帝内经》形神统一论基础上的。《素问·灵兰秘典论》指出："心者，君主之官，神明出焉。"《灵枢·邪客》亦曰："心者……精神之所舍也。"这阐明心是产生精神意识活动的主体器官。《素问·阴阳应象大论》进一步指明人心理情感活动的产生与心的功能有密切联系，其曰："心……在声为笑，在变动为忧……在志为喜，喜伤心。"

心虽然是产生心理活动的主要器官，但这一过程亦有其他脏器参与。《素问·宣明五气》曰："心藏神，肺藏魄，肝藏魂，脾藏意，肾藏志，是谓五脏所藏。"心主神明和五脏藏神的脏腑特征，构成脏腑与精神意识活动对应关系的基础。

心主神明，又主血脉。心主神明使精神意识活动由心而生；而心主血脉则使心理意识活动的信息缘脉外达，形成特定的心理脉象。因此，作为五脏六腑之大主的心脏，在心理脉象的形成上起着重要和主导地位的作用。

二是气血是心理脉象的物质基础。气机的运转与心理情志活动有着极为密切的关系。《素问·举痛论》说："余知百病生于气也。怒则气上，喜则气缓，悲则气消,恐则气下……惊则气乱……思则气结。……怒则气逆,甚则呕血及飧泄,故气上矣。喜则气和志达,荣卫通利,故气缓矣。悲则心系急,肺布叶举,而上焦不通,荣卫不散,热气在中,故气消矣。恐则精却,却则上焦闭,闭则气还,还则下焦胀,故气不行矣。……惊则心无所倚,神无所归,虑无所定,故气乱矣。……思则心有所存,神有所归,正气留而不行,故气结矣。"这表明不同的情志活动伴随不同脏腑气机变化,而影响血的运行,并由此导致脉象信息的变化。

心主血脉,而血主养心神,神的信息传输于血脉。因此血脉在心神的濡养及信息传导方面起着至关重要的作用。《灵枢·本神》很早提出"脉舍神"的观点,《灵枢·营卫生会》亦说:"血者,神气也。"这指出神除五脏之外还寄舍于血脉之中。五脏所藏之神是通过血脉的传递来完成脏腑间心理反应的协调与发放。

《素问·疏五过论》说:"离绝菀结,忧恐喜怒,五脏空虚,血气离守。"其意思是情志内扰的结果,造成脏腑气血紊乱,导致脉象信息内涵的变化,形成不同特征的心理脉象。

(3)心理脉象的识别

心理脉象的识别主要抓特异性脉象形态改变。在每种心理脉象中都存有代表心理活动的脉象形态学改变,我们称之为脉象心理成分。这种成分的出现,特异性地和心理活动有关。

脉象心理成分通常以某种特异形态学改变的形式显现出来。其变化形式超出传统28种病脉范畴,表现为新的脉象特征。例如就脉搏的力度来说,心火烦躁或肝火易怒是心理脉象的表现之一,其表现为左寸或左关比其他部位略微有力和隆起。这种比较而来的有力、无力和局部隆起的概念,是无法用当前表示力度的虚、实、微、弱等脉来形容的。又如《素问·脉要精微论》说:"数则烦心。"心烦这种心理脉象,是一种数而躁的脉象。现有的28种病脉中还不能显示这种躁扰的脉学特征。正是这种数而躁的脉象形态,构成了心烦脉象的心理成分。抓住每种心理脉象的心理成分和脉象特征,尤其是28种脉以外的新的形态特征,是临床识别心理脉象的关键。

心理脉象的形态特征差异。不同心理脉象形态特征差异很大,如心火和肝火脉象比它部略微有力和有隆起的感觉,心烦脉象中有躁的特殊成分;又如恐惧脉象管壁紧张而细颤,惊悸脉象悸动不安、搏动点跳跃不宁等感觉各具特色。可以看出,不同心理脉象之间形态特征变异很大。它们往往由不同物理量构成,相互之间较少有相似之处。这使心理脉象的识别较病脉更具有特异性。这种形态上的显著差异,使我们能够正确区分和确认不同的心理脉象。

注意心理脉象的寸口定位。中医认为心理活动来源于脏腑,《素问·阴阳应象大论》说:"人有五脏化五气,以生喜怒悲忧恐。"五脏与情志的对应关系,表现为肝"在志为怒",心"在志为喜",脾"在志为思",肺"在志为悲",肾"在志为恐"。心理脉象和对应脏腑的病脉作为同一脏腑功能活动的外在表象,因于胃气而"变见于气口",有着大体一致的诊断部位。

许多古籍反映出以上观点。例如喜脉象的诊断,《脉经》认为"心脉弦",《医学入门》提出是"心脉虚,甚则心脉反沉"。与怒有关的脉象,《脉经》认为肝脉"弦长而急、沉、短涩"等,《脉学阐微》认为表现在左关"滑、实、洪"等。与恐惧有关的脉象,《医学入门》认为"沉,甚则肾脉反濡"。以上均与传统脉象诊断部位基本相符。

脉象寸口分部候诊确实有一定道理。大部分心理脉象都有特定的诊断部位,但某些脉(如肝郁脉、惊悸脉等)也可以在寸口其他部位诊断出来,此时手感不如特定诊断部位清晰。这表明心理脉象寸口定位是一个相对概念,在该诊断部位手感最清晰,便于诊断。心理脉象诊断部位的寸口分布与对应脏腑诊断部位大体一致。常见心理脉象推荐以下诊断部位:喜脉、心烦脉、惊悸脉——左寸;悲脉——右寸;肝郁脉、怒脉——左关;恐惧脉、精神紧张脉象——尺部。

(4)临床常见心理脉象的形态特征

根据研究,基本上有数十种脉象心理成分的形态特征,其中包括某些多重复杂心理活动的识别,说明心理脉象的可识性和普遍性。由于心理脉象涉及许多细微感觉,对其形态描述有较大难度,需要反复学习和体会。

恐惧脉:感觉部位在尺部,具备三个特征。第一,由于恐则精却,精神极度紧张而引起血管收引,使脉搏沉潜向下,造成恐脉略沉的特有征象。第二,血管壁高度紧张而收引,使管壁变得拘谨而细直。绷急的血管壁在血流的冲击下带有一种极细的震颤感觉,就像绷紧的琴弦受到冲击而出现细颤一样。第三,脉搏高峰一掠而过,带有一种匆忙的紧急悸动感。以上脉象综合指感使人产生由于恐惧、紧张,脉壁紧缩而震颤的形象感觉,这是恐惧脉象独有的指感特征。恐惧带来的紧张感同样也使寸关脉的紧张度增高,但脉管拘直变沉而震颤的指感主要发生在尺脉。

惊悸脉:诊断部位在左寸,由于受到突然的惊吓产生而心中悸动的感觉,有三点脉象特征。第一,脉搏高峰很快从指下掠过,缺少平稳地过渡感,几乎脉搏一出现就以高峰形式匆匆掠过而消失。指下感觉有如一个很小的豆状物往上顶一下就一掠而过,峰顶缺乏圆润感。第二,惊悸脉每搏之间指下搏动点悸动变换,动摇不定。第三,管壁张力略高,但不构成特定的弦或紧的感觉。管壁在脉搏高峰之后有轻度的振荡、悸动感。以上综合感觉,产生惊悸脉特有悸动不宁的指感特征。

惊悸脉和恐惧脉有所区别。惊悸以吃惊为主,由惊而心中乱跳,害怕并不是主要成分,脉象以悸动为特征。恐惧脉以害怕为主要成分,脉壁拘直紧缩而哆嗦。惊悸脉的指感容易扩散到寸口脉其他部位,不仅在左寸(心)出现悸动感,而且全寸口均可出现不同程度的搏动加强感。但是左寸脉搏高峰转折点那种急疾而过、指下悸动跳跃的感觉,在其他部位却不如左寸明显。

肝郁脉:气滞是气机不畅造成的,常见的有肝郁气滞,心里不痛快而气滞,中气不足而产生气滞等。临床上肝郁气滞和心里不痛快的气滞是两种心理状态,从脏腑效应到临床脉象都不相同。肝郁气滞的效应部位在肝,有两胁胀闷、疼痛的感觉,其心理脉象是肝郁脉。许多肝郁脉往往带有一定的弦脉的成分,但也可以不弦,表现为28种脉象中的其他脉象形态。肝郁脉特异的脉象成分是诊脉时传到诊者手指的一种酸麻不适感觉,就像手握着石块在玻璃上划时那种感觉。具体诊法是手指落实,轻触脉管,与脉搏产生谐振效果。诊断部位在左关局部位置,脉位在比浮取略深的层次。

肝郁脉的感觉部位也有泛化现象,长期或严重的肝郁,其指感可以扩展到寸关尺任何部位出现。不管在任何脉象中,只要出现这样手感,不需要其他辅助成分,就可以判定是肝郁。这是肝郁脉有别于其他心理脉象的特殊情况。

心里不痛快造成的气滞脏腑效应在心,有胸中堵闷不舒的感觉,其脉象是气滞型的涩脉,诊断部位在左寸。

气滞型的涩脉和病脉中的涩脉区别是病脉中的涩脉脉搏高峰较钝,从峰顶的前沿开始,脉动的速率明显减慢。在缓慢之中脉压继续增强,并持续到顶峰,形成涩脉特有的努着向上拱的强实手感和馒头状峰顶,然后缓慢回落。这时伴随主波出现迟涩的粗糙振动感,就如古人描述的轻刀刮竹那样,表现为迟涩的、哆嗦着前进的感觉。病脉中的涩脉可出现在寸关尺的任何部位,手感特点是管壁坚实而弹性差,并可见脉搏高峰的迟涩感、强实感和哆嗦振动前进的感觉。

心里不痛快的涩脉特定出现在左寸,与气机不畅有关,其指感血管壁略微拘谨,无明显硬化的坚硬感,脉搏高峰速率变缓,但缺乏明显的强实感。其主要感觉是指下不畅,哆嗦感不明显。感觉层次较血瘀涩脉略浅。心里不痛快脉象的指下不畅感觉,主要表现为紧接脉搏高峰开始的一小段滞涩的指感。特点是脉搏高峰左寸管壁有一小段线状拘直缩窄的感觉。从高峰起脉管带有一缕涩滞不畅的脉波,略微增强后减弱,很快消失。这种不畅的感觉可以扩散到寸口脉其他部位,但强度要降低很多。其主要的扩散对象是左关(肝)和尺部,如果心情长期压抑,脉壁收引、僵硬的感觉可以影响到寸口其他部位。若患者本身是细脉,则这种由于抑郁而脉壁缩窄、变僵的感觉更加明显。这提示长期压抑心理可致心血管系统管壁持续缩窄,并出现僵直的趋势。

怒脉:在心理脉象中,指感最强烈的,是与忿怒情感有关的怒脉脉搏。感觉部位局限于左关附近,周围局部组织伴随强烈的愤怒情绪而膨胀隆起,局部脉搏显得洪大、亢盛而有力,有炬然播散的、强力上拱的感觉。虽然怒脉的局部手感是最强烈的,但怒脉特有的、炬然播散和局部隆起的手感却很少在寸口其他部位出现。怒脉的其他特征包括血管紧张度略有升高,脉搏(心搏)有力的成分则可以影响到寸口其他部位,只是不如左关强烈。

郁怒脉:郁怒和忿怒不同,忿怒是一种外向型的、以发泄情感和接近发泄目标为特征的情感过程;郁怒则是怒而不能发泄,是一种强行压抑的情感,包含肝气郁滞和怒火炽盛双重心理成分,伴随很强的郁滞不畅的成分。其中的忿怒成分遵守一般怒脉的规律,局限在左关附近出现怒脉的特征;而抑郁成分则遵循肝郁的特征,可扩散到寸口其他部位,出现肝郁脉的特征。

悲伤脉:感觉部位在右寸,脉搏高峰时仿佛指下有许多小点点,豆麻击手的感觉,持续时间较短,在悲伤而伴抽泣时感觉最明显。

思脉:思维属于心理活动中的认知过程。目前对大脑思维过程的脉象尚不能掌握,仅能感到思维过程导致的情感变化,或过度用脑(思伤脾)引起的心理状态改变。这表明心理脉象感知的对象是心理活动中的情感过程,对大脑的思维过程未能感知。

"喜则气缓",喜悦的情感使左寸(心)脉管壁周围组织呈现出松弛状态,反映为和谐、从容的脉象。其主要指感特征包括:第一,管壁平滑肌放松而使脉管显得比较宽厚,周围组织张力及紧张度降低;第二,脉搏不疾不躁,有胃气从容的感觉;第三,血管及周围组织放松造成心脏外周阻力降低及喜悦心理带来心脏搏动轻松而有活力的感觉,使指下脉搏高峰拐点活脱、流畅,与和谐悦指的感觉共同合成喜脉特有的指感特征。喜脉的指感特征可向寸口各部延伸,使双手寸口脉壁周围出现不同程度放松的感觉。

精神紧张度增高的脉象:此处主要指环境压力造成的心理紧张,而不是恐惧造成的精神紧张。其形态类似紧脉,古人形容紧脉状如绞索,左右弹人手。

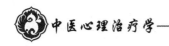

精神紧张度增高的脉象与紧脉不完全相同。病脉的紧脉多由寒痛所致,可出现在寸关尺任何部位,而精神紧张度增高的脉象则特定出现在尺部。由于精神紧张度增高,尺脉脉壁紧张绷急,张力增加而出现弦直状态。此时管壁特征均匀收紧而显得略细,但不像恐惧脉那样细紧。手感脉体弦长、绷直、紧张,附有血流冲击带来的细颤,左右弹手的感觉则不很明显。

当紧张感达到严重程度,可出现心经症状,即产生心悸感觉(特别是紧张得心里扑通扑通乱蹦的人)及相应(左寸)心脉悸动的特征。由此产生尺脉弦直绷紧,寸脉动滑搏指的复杂心理脉象。

精神紧张度增高的生理基础是肾上腺素分泌增加,造成心搏加强、血管收缩、管壁紧张度增高,血管充实绷紧而弦长。由于不含吃惊和害怕的心理成分,故脉象没有惊悸脉的悸动感及恐惧脉紧张拘直沉潜和震颤感。寒痛的紧脉由于阴邪内外搏结,脉管收引,正气搏击抗邪,故脉形绷急、左右弹手。其特征是局部脉管周围管壁收紧有不均匀的感觉,因而在脉搏搏动和血流压力增加时,血管收紧薄弱的地方有状如绞索和搏指左右弹的感觉。

对比精神紧张度增高脉象和紧脉基础形态,都有管壁绷急、紧张的感觉。但精神紧张度偏高的脉象管壁均匀收缩而紧张,脉壁弦长略细附有细颤;寒痛的紧脉管壁不均匀收缩,伴随搏指左右弹的振动感觉。

以上可以看出,不同心理脉象反映到寸口脉不同部位,代表不同的心理信息,构成人体心理生理和心理病理现象。现实要求我们对脉象进行多层次、多方位的分析。

2.按诊

按诊即用手直接触摸、按压患者的某些部位,以了解异常变化的方法。按诊是切诊的内容之一,按切手足、肌肤、胸腹等对了解情志症候有一定的意义。在某些情志状态下,按诊可以了解到皮肤温度的变化,如惊恐、暴怒而气血逆乱时,伴随着情志状态会出现手指冷甚;情志郁结、烦躁易怒时可出现手心发热。此外,不同个性气质类型的人也有差异,如肌肤偏凉多数阴性气质,其人性格沉静,情绪持久内含,不宜外露,好生闷气,易忧愁伤感等;肌肤偏热者多数阳性气质,其人活泼好动,情绪外向,易兴奋激动等。

第二节　中医临床心理问卷评估

当今在中医心理诊断学的研究中,引入心理问卷及测试量表等方法是必要的,这种方法既可以扩展问诊的内容,又能集中明确问诊的目的性,有助于中医量化研究的深入。

一、心理问卷

目前的中医心理学问卷主要有以下四个方面:

（一）阴阳性格测验

薛崇成教授根据《黄帝内经》的气质阴阳学说,编制了阴阳(DY)性格测验表(成人),它由太阴、太阳、少阴、少阳、阴阳平和等基础量表、不稳定型量表及掩饰量表等七个量表组成。其问卷有122个题目,以被试者在第一量表中得分高低来判断其气质属性。如少阳型人好外交,敏捷乐观,轻浮易变,机智,动作快,随和,漫不经心,喜欢谈笑,不愿静而好动,善交际,朋友多,喜欢文娱活动,做事不易坚持。而少阴型则冷淡,沉静,心有深思而不外露,善辨是非,有节制,警惕性高,柔弱,做事不轻举妄动,很谨慎,稳健。

（二）四象人格问卷

王米渠教授根据《黄帝内经》阴阳人格体质学说,将要点集中为阴、阳、水、火四种人格。把它展开在八卦图的四象中,上下(纵)轴为阴阳,左右(横)轴为水火,每轴向两边分列四个心理因素和体态特点。如属水的性格为可靠的、敦厚的、可控制的、镇定的、领导的、思考的、从容的、开朗的八个因子以及体态匀称、声音轻细、走路稳重、额颅大、下颌骨较长、肩背大、声音清、站立好仰八个因子。其他仿此而作,四种形共64项,据此编为问卷,问卷分心理、体态两组。被试者根据与自己相近的项目各选10个,这样在四象图上就很直观地判断出阴阳水火的性格倾向,据此评定人格。

问卷在设计时,结合艾森克的人格维度,即稳定的维度为水轴线,不稳定的维度为地轴,稳定性分居左右,结合荣格的内外向学说,上为阳属内的性格,下为阴属外的性格,重合于上下阴阳轴;同时在两条轴线开四个象限,分别为希波克拉底体液学说,左上为黏液质,左下为多血质,右下为胆汁质,右上为抑郁质。这样就使世界上主要的人格气质学说在同一模式框架上出现,便于比较研究。

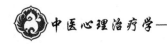

（三）七情问卷

七情的喜、怒、忧、思、悲、恐、惊是个人对内外刺激的体验，王米渠教授通过一些具体事物及事件编制七情问卷，让被测者填写。如"恐"列举了"小时候怕打雷闪电"等五条来体现"恐"的具体事例供被测者选择。七情各列五个项目，将35项混合，然后根据受试者填写的项目多少来测定个人或人群的七情倾向性。之后其调查了一组大学生，结果显示：喜＞思＞忧＞怒＞惊＞恐＞悲。

将七情问卷修订成熟后，可大规模调查整个社会的"七情"构成情况以及患者、正常人群中七情分布情况，进行七情流行病学调查，为辨证论治提供依据。可用于郁证、胁痛、失眠等病症，或焦虑症、忧郁症等的病情评定，并对此进行定量研究，将药物定型成为"七情丹""七情丸""制怒散"等。另外，在心理咨询调查中，可用问卷发掘心理病因，分析患者情绪障碍，帮助确定治疗与调理方法或方案等。

（四）中医体质分类与判定表

经过中医学者近30年的研究，根据人体结构、生理功能、心理特点及反应状态，对体质进行了分类，并制定了中医体质量表及《中医体质与判定》标准（见附录）。中医体质分类与判定表共分九部分，即平和质（A型）、气虚质（B型）、阳虚质（C型）、阴虚质（D型）、痰湿质（E型）、湿热质（F型）、血瘀质（G型）、气郁质（H型）、特禀质（I型），每一部分有7～8个问题，让被测试者根据近一年的体验和感觉，回答提出的问题。所有的问题按五级评分：没有（根本不）、很少（有一点）、有时（有些）、经常（相当）、总是（非常），其分值分别为1、2、3、4、5分，计算出原始分及转化分，依据判定标准，判定被测试者的体质类型，再根据体质类型，确定治疗方案。

中医体质分类与判定表应用了流行病学、免疫学、分子生物学、遗传学、数理统计学等多学科交叉的方法，是经中医临床专家、流行病学专家、体质专家多次论证而建立的体质辨识的标准化工具，并在国家"973计划"的"基于因人制宜思想的中医体质理论基础研究"课题中得到进一步完善。应用本标准在全国范围进行了21948例流行病学调查，显示出良好的适应性、实用性和可操作性。本标准符合医疗法规和法律要求，具有指导性、普遍性及可参照性，适用于从事中医体质研究的中医临床医生、科研人员及相关管理人员，可作为临床实践、判定规范及质量测定的重要参考依据。

二、七情的背景与生活事件量表

研究者以陈无择《三因极一病证方论》提出的"内因七情,即喜、怒、忧、思、悲、恐、惊"的经典思想为主导,结合当今生活事件、情绪心理、亚健康状态、生活质量等量表编写为七情背景问卷量表和七情生活事件量表。

（一）七情背景问卷量表

七情背景问卷量表的主要测试目的是了解个人或某一群体情绪的基本倾向性。问卷表按喜、怒、忧、思、悲、恐、惊七种情志各编出七个具有代表性的常见问题,共49个问题,以综合反映七情的基本倾向性。七情背景问卷表包括性别、年龄、填表时间等一般项目和七情问卷项目,其具体如下:

本问卷主要了解一般人的情绪倾向性,请您看懂以后立即在有的地方填√,在没有的地方填×。无所谓正确与否,实事求是即可。谢谢合作! 问卷表项目如下:

喜	经常感到快乐（　）	觉得生活充满乐趣（　）	走路会欢快蹦跳（　）
	想起一件事就会发笑（　）	喜欢聚会（　）	有时无故高兴（　）
	好喜剧和相声（　）	—	
怒	脾气很大（　）	常与人争吵（　）	时有无故怒火（　）
	常与人赌气（　）	爱发牢骚（　）	过后无所谓（　）
	容易激动（　）	—	
忧	多忧伤感（　）	沉默少言,爱生闷气（　）	总有无穷牵挂（　）
	优柔寡断（　）	总有令人担心之事（　）	担心自己与亲友身体状况（　）
	爱皱眉头少笑容（　）		
思	常瞑目沉思（　）	问题非想通不可（　）	常因思考问题失眠（　）
	学习或工作过度,饮食减少（　）	常思而不解（　）	总考虑如何不被人误解（　）
	常有想不通的事（　）	—	

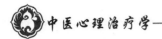
续表

悲	对人生无可奈何（　）	希望不多，自暴自弃（　）	容易哭泣（　）
	悲伤难以自解（　）	自生悲凉凄切感（　）	悲剧容易引起共鸣（　）
	度日好像受罪（　）	—	—
恐	怕一个人行动（　）	曾被惊吓过（　）	心中惴惴不安（　）
	常想受人保护（　）	总有不安全感（　）	常感到可怕的事情会发生（　）
	总害怕孤独和寂静（　）	—	—
惊	小时候怕雷电（　）	总怕骤然碰见坏人（　）	不喜欢凶杀、恐怖类影视（　）
	睡梦中常忽然惊醒（　）	不时心惊肉跳（　）	常为小事惊吓（　）
	听到过大的声音时也产生恐惧（　）	—	—

（二）七情生活事件量表

编制七情生活事件量表的主要目的是了解个人情绪发生的刺激因素或过激七情发生的病因，并分析这类因素在"量"上的积累，具体如下：

喜	自己或亲友结婚（　）	婚姻关系重归于好（　）
	最近有过狂欢狂笑（　）	期待的妊娠（　）
	新增加家庭成员（　）	亲友参加工作（　）
	有一件事情想起来总要发笑（　）	个人取得出色成就（　）
	家中人有较好的变化（　）	考上学校或毕业分配很满意（　）
	生活工作条件有了较好变化（　）	棘手的问题得到妥善解决（　）
	节假日多而好玩（　）	—

续表

怒	与人争吵甚至打架（　）	受人欺负敢怒不敢言（　）
	不情愿的离退休（　）	打了自己的孩子或爱人（　）
	有不平事引起义愤（　）	工作条件变差（　）
	不情愿的改行和工作变动（　）	骂了自己的孩子或爱人（　）
	工作责任方面有较大变动（　）	姻亲纠纷（　）
	近来多有牢骚（　）	顶撞上级,批评下级（　）
	邻居同事有摩擦（　）	——
忧	配偶在外情况不明或有不忠的传言（　）	担心自己的病是不治之症（　）
	应承担责任无法摆脱困境（　）	性生活不和谐（　）
	亲友身体较差（　）	有亲友长期卧床的纠缠（　）
	经济状况拮据（　）	子女离家常牵挂（　）
	亲友收入变差（　）	借贷或抵押超过了三个月收入（　）
	欠债抵押在三个月收入以下（　）	睡眠方面有较大的变化（　）
思	总为事情萦绕苦思不解（　）	压力大,废寝忘食（　）
	夫妻争端未妥善处理（　）	婚后欲孕不能（　）
	毕业或升学去从的困扰（　）	操劳搬迁新居（　）
	生活习惯有较大变化（　）	转入新环境生活（　）
	修养宗教方面有较大变化（　）	社会活动方面有较大变化（　）
	饮食方面有较大变化（　）	常梦到同一人或物（　）
悲	配偶死亡（　）	有过自杀念头（　）
	离婚、失恋（　）	觉得技不如人（　）
	亲友亡故（　）	自己已确诊为难治之疾（　）
	自己被解雇（　）	亲友有人患不治之症（　）
	配偶或子女失业（　）	生活条件有较差的变化（　）

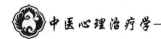

续表

恐	近来发生过恐惧的事情,至今仍心中不安( )	家人坐牢及可能坐牢( )
	紧张后二便失禁( )	担心碰见生人、坏人或见到死人( )
	微小的犯法行为( )	身边有神经质者( )
	短期出门也担心家里出事( )	不敢一个人睡( )
	过街就担心紧张( )	怕黑暗,怕一个人行动( )
惊	意外的损伤或大病( )	提到某事则面色苍白冷汗出( )
	忽然知道亲人死亡( )	曾被惊吓,至今仍害怕( )
	卒然大声易惊( )	睡眠不好,易惊易醒( )
	常做可怕的梦( )	看了凶杀和打斗的事情心中不安( )
	到黑暗处易引起心惊( )	

第四章　中医心理疾病的治疗原则

　　治疗原则,简称治则,是治疗疾病的法则。《中医大辞典》中认为,中医的治则是"建立在整体观念和辨证的基础上,以四诊收集的客观资料为依据,对疾病进行全面的分析、综合与判断,从而针对不同的病情而制定出各种不同的治疗原则,如扶正祛邪、标本缓急、虚实补泻、正治反治、同病异治与异病同治以及因时因地因人制宜等"。一般说来,中医治则主要是针对临床各科躯体疾病的立法、处方、用药而设立的。但是,基于"形神合一"的整体观,中医治则同样对心理疾病的治疗具有普遍的指导意义,治疗原则的基本内容包括调整阴阳、调理精气血津液、心身同治、疏导情志、三因制宜等。

第一节　心理疾病治疗的共同原则

一、调整阴阳

　　阴阳失去平衡协调是疾病的基本病机,对此加以调治即为调整阴阳。调整阴阳,即指纠正疾病过程中机体阴阳的偏盛偏衰,损其有余、补其不足,恢复人体阴阳的相对平衡。

　　损其有余,即"实则泻之",适用于人体阴阳中任何一方偏盛有余的实证。补其不足,即"虚则补之",适用于人体阴阳中任何一方虚损不足的病证。调补阴阳,又有据阴阳相互制约原理的阴阳互制的调补阴阳,及据阴阳互根原理的阴阳互济的调补阴阳。阴阳两虚者则宜阴阳并补。

　　人的精力充沛,心理活动正常是机体阴阳协调的综合体现,故《素问·生气通天论》说:"阴平阳秘,精神乃治。"为了达到"阴平阳秘"的目的,要注意人与四时阴阳的协调。《黄帝内经》提出的"四气调神"的观点,就是指随着四时阴阳的

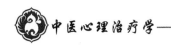

生、长、收、藏而生气、泄气、收志、藏神的方法,构成了和谐的天人一体,以此达到精神内守,心身健康。

如果阴阳失调则形病及神,或形神并病导致各种心身疾病,如当"阴气少而阳气胜,故热而烦满也"(《素问·逆调论》),"阴不胜其阳,则脉流薄疾,病乃狂"(《素问·生气通天论》)。就狂证而言,其主要病机是阴少阳多形成重阳,而与之相反的癫证则是阴多阳少的重阴。再如在劳心病机的分析上,叶天士常从阴阳二纲立论,他观察到"诵读吟咏,身虽静坐,而心神常动,凡五志之动皆阳,阳冒无制"(《临证指南医案》)。叶天士对劳心动阳、阴液受损的患者,常从育阴抑阳论治。由此可见,在心身疾病的治疗上,在调神的同时,还要注意阴阳禀赋的偏胜性。

阴阳整体论贯穿于中医心理学的各个方面,如藏象五志论,也可看作阴阳整体论的扩展论述。分而言之,阴阳有无穷的层次;合而观之,心身一体之理论就是阴阳整体论。换句话说,人的精神是以阴阳为基础的,因此,治疗心身疾病必须在调整阴阳的基础上,调节神志,方能奏效。如张仲景治疗"百合病",明确地提出,对"百合病,见于阴者,以阳法救之;见于阳者,以阴法救之"(《金匮要略》),可见调节阴阳是治疗心身疾病的根本大法。

总之,运用阴阳学说以指导治疗原则的确定,其最终目的在于选择有针对性的调整阴阳之措施,以使阴阳失调的异常情况复归于协调平衡的正常状态。

二、调节气血

气血是各脏腑组织功能活动及精神活动的主要物质基础,《灵枢·平人绝谷》曰:"五脏安定,血脉和利,精神乃居。"精气血津液是脏腑经络功能活动的物质基础,生理上各有不同功用,彼此之间又相互为用。神是精气的综合表现,精气足则神旺,精气衰则神怯,神反映出生命的总貌。因此,病理上就有精气血津液各自的失调及互用关系失调导致神的改变,而调理精气血津液则是针对以上的失调而设的治疗原则。只有脏腑功能正常,气血和畅,心身才能健康。

精神活动是在生命功能的基础上产生出来的更为高级的功能活动,《素问·阴阳应象大论》说:"人有五脏化五气,以生喜、怒、悲、忧、恐。"可见脏腑形体感官和充盛的精气是产生感觉、思维和情志的物质基础,血亦是神志活动的主要物质基础。所以《灵枢·营卫生会》认为"血者,神气也",血液供给充足,神志活动才能正常。无论何种原因形成的血虚或运行失常,均可出现不同程度的神志方面的症状,如心血虚、肝血虚常有惊悸、失眠、多梦等不安的表现,失血甚者,可见烦躁、恍惚、昏迷;血瘀者,可出现癫狂等神志异常的改变。由此可见,血液与神志活动有着密切关系。

由于气血与神志的关系密切,因此,在心身疾病的治疗中,调节气血(补血、化瘀、摄血等)法亦贯穿在调神之法中。

三、心身同治

中医学强调"形神合一"的整体观,将人视为"心身合一"的整体,这一理论用于实践便形成心身同治的治疗原则。所谓心身同治是指在治疗过程中既要充分考虑心理因素以"治神"(使用心理学方法),又要顾及生理因素以"治身"(使用针药等躯体疾病治疗方法)。这一治疗原则不主张只求针药治疗的躯体效果,也不主张追求单纯心理疗法的心理疗效,而是立足于临床实践,从具体需要出发,将二者有机结合,不仅要达到生理痊愈,也要达到心理康复,使心身俱谐。

正如前面所说,内伤七情致病是一个重要的方面。然而情绪并非唯一的心理致病因素,个性偏差、行为异常、社会适应不良亦可致病,如《素问·汤液醪醴论》指出:"嗜欲无穷而忧患不止,精气弛坏,荣泣卫除,故神去之而病不愈也。"《素问·疏五过论》指出:"故贵脱势,虽不中邪,精神内伤,身必败亡。始富后贫,虽不伤邪,皮焦筋屈,痿躄为挛。"这些阐述都说明,中医理论已经充分地认识到情绪、社会适应不良等心理因素可导致形神平衡失调而发生疾病。

此外,中医理论认为生理、躯体活动的异常也可致心理方面的异常或疾病,如《素问·调经论》说:"血并于阴,气并于阳,故为惊狂;……血并于上,气并于下,心烦惋善怒;血并于下,气并于上,乱而喜忘。"《素问·脏气法时论》:"肝病者,两胁下痛引少腹,令人善怒,虚则目无所见,耳无所闻,善恐,如人将捕之。"

中医对心身统一性的认识,一方面有成熟的理论,另一方面也有着广泛的临床实践,这是整理与发扬中医心身同治思想的指导与依据。因此,诊断、治疗、护理、宜忌、预防是因人、因时、因地制宜的,既要看到脏腑功能,又要看到七情活动,尤其是从两者的相互作用中全面地完整地认识人。

中医在心理致病因素认识上的先进性和科学性已得到公认,在对心身病症的治疗方面,中医也总结了一套独特的理论与实践经验,以及相应的治疗原则。

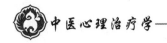

（一）心理治疗

中国医谚自古就有"心病还须心药医"之说，主张对于心理诱因引发的病证应以心理治疗或心理疏导的方法解决。早在《灵枢·师传》中就已提出了说理开导式的心理治疗原则："人之情，莫不恶死而乐生，告之以其败，语之以其善，导之以其所便，开之以其所苦，虽有无道之人，恶有不听者乎？"《东医宝鉴》中强调指出："古之神圣之医，能疗人之心，预使不至于有疾，今之医者，惟知疗人之疾，而不知疗人之心，是犹舍本逐末，不穷其源而攻其流，欲求疾愈，不亦愚乎？虽一时侥幸而安之，此则世俗之庸医，不足取也。欲治其疾，先治其心，必正其心，乃资于道……此真人以道治心，疗病之大法也。"古代医家摸索出了一套心身同治的方法，除说理开导的方法之外，还有诸如静志安神法、怡悦开怀法、随情从欲法、以疑释疑法、祝说病由法、听曲消愁法、看花解闷法以及以情胜情法等。在中医历代的典籍中，各种心理治疗的病例俯拾皆是，心理治疗的案例较为集中，且十分精彩，代表了当时中医心理治疗的水平。用这些方法治疗心身病症的患者常常可以直击病因，通过祛除或纠正心理致病因素使心身恢复平衡，治愈心身病症。对于心理致病因素明显的心身病症，常有快捷和明显的疗效。

（二）躯体治疗

中医理论认为，心身是交互作用的，心理与躯体可以相互影响，心身病症是由心理因素导致的身心平衡失调引发的以躯体不适或损害为主要表现的病症。以辨证施治的方法，通过中药、针灸、推拿等手段，解除患者的躯体不适或症状，可起到调节情绪、安神定志的作用，使致病的心理因素得到纠正，心身关系趋向平衡。中药等躯体治疗的方法之所以能对心身病症有效，一方面在于它确能缓解心理病症的躯体症状，起到调整心身，从而平衡心理的作用；另一方面在于许多中药、方剂对人的心神具有调节作用。如治疗不寐的酸枣仁汤（《金匮要略》）、天王补心丹（《世医得效方》），治疗心悸的补心汤（《寿世保元》）、温胆汤（《千金要方》），治疗情绪抑郁的肾气丸（《千金翼方》）、定志丸（《和剂局方》），治疗脏躁的甘麦大枣汤（《金匮要略》）、养心汤（《证治准绳》），治疗健忘的孔圣枕中丹（《千金要方》）、人参养营汤（《和剂局方》）等，都是中医心身同治的经验结晶。

（三）心身并治

中医治疗心身病症，尽管心理治疗与躯体治疗都有成熟的理论和明确的疗效，但将两者结合起来的心身并治，应是最为常用的原则。中医对某些心身病症的治疗,采用躯体治疗与心理治疗并用,即在以中药、针灸、推拿治疗的同时施以心理治疗,心身并治收到更为满意的疗效。在心身病症的临证中,患者主诉或反映的常为躯体症状或痛苦,而医生也常易专注于躯体治疗方法,因而可能疗效不甚满意。

在一般心身病症的治疗中,躯体治疗与心理治疗应为统一的手段,不可偏废,这样才能获得最佳疗效。有时,即使是一些普通的心理治疗技术,如开导、解释、保证、暗示等的运用,也会收到极为明显、相得益彰的疗效。因此,心身同治有着重要的临床意义。

四、疏导情志

心理疏导疗法为心理疗法之一,在祖国医学中占有重要位置。它是指运用各种方式以疏泄开导改善或调整患者的精神状态,使心理障碍得以疏通、情志得以调畅的治疗方法,适用于明显而强烈的社会应激(如亲人亡故、强烈地震、长期拘禁、战争场面等)所引起的心因性疾病,内容包括言语开导法、暗示诱导法和顺从疗法等。

七情是人类固有的精神、情志活动,也是人类对内、外环境刺激的反应形式。积极正常的情绪心理活动是脏腑气血协调的反映。情志致病的机制,主要是七情所伤导致人体气机功能紊乱。《素问·举痛论》曰:"百病生于气也。怒则气上,喜则气缓,悲则气消,恐则气下……惊则气乱……思则气结。"宋朝著名医家陈无择在《三因极一病证方论》中指出:"五脏六腑,阴阳升降,非气不生。神静则宁,情动则乱。故有喜怒忧思悲恐惊。"这亦对"百病生于气"进行了补充。可以看出,虽然七情致病在临床所表现出来的病症有多种多样,但是其基本病机在于气机失常。由于人是一个统一的整体,因此,无论是气机不畅或气滞郁结等情况,脏腑皆可受累而引发疾病,故在治疗中疏导情志、调理气机是治疗的关键。在具体的治疗方法上,可以用言语或行为来影响患者。

总之,在疏导情志方面,治疗方法很多,或针、或药、或心理行为疗法,归结在一个基本点,就是调理气机,以达"喜则气和志达,营卫通利"。

第二节　三因制宜

"人以天地之气生",指人是自然界的产物,自然界天地阴阳之气的运动变化与人体是息息相通的,因此人的生理活动、病理变化必然受着诸如时令气候节律、地域环境等因素的影响。患者的性别、年龄、体质、社会地位、心理特征等个体差异，也对疾病的发生、发展与转归产生一定的影响。如《素问·方盛衰论》曰："诊可十全，不失人情。"张介宾对"不失人情"所做的注解云："不失人情，为医家最一难事，而人情之说有三：一曰病人之情，二曰傍人之情，三曰同道人之情。"《素问·疏五过论》强调"诊有三常：必问贵贱，封君败伤，及欲侯王，故贵脱势"，认为临床导致诊治出现重大过失，原因在于"受术不通，人事不明"。提出切脉问名，当合男女，凡诊病必问饮食居处，离绝菀结，忧恐喜怒，向年少长，勇怯之理，方能"审于分部，知病本始"。这里所谓"不失人情"强调在诊疗疾病时，不仅要了解患者的自然状况，还要了解患者的社会心理状况，包括人的性别、年龄、体质、性情、饮食嗜好、生活阅历及人际关系等诸多方面的内容，只有掌握了这些信息，方能辨证准确，论治得当。

因此，在治疗疾病时，就必须根据这些具体因素做出分析，区别对待，即所谓因时、因地和因人制宜，也是治疗心理疾病所必须遵循的一个基本原则。

一、因时制宜

根据时令气候节律特点，来制定适宜的治疗原则，称为"因时制宜"。因时之"时"一是指自然界的时令气候特点，二是指年、月、日的时间变化规律。《灵枢·岁露论》说："人与天地相参也，与日月相应也。"因而年月季节、昼夜晨昏时间因素，既可影响自然界不同的气候特点和物候特点，同时对人体的生理活动与病理变化也带来一定影响，因此，就要注意在不同的天时气候及时间节律条件下的治疗宜忌。

以季节而言，由于季节间的气候变化幅度大，故对人的生理病理影响也大。如夏季炎热，机体当此阳盛之时，腠理疏松开泄，则易于汗出。至于寒冬时节，人体阴盛而阳气内敛，腠理致密。在《素问·四气调神大论》中更指出春夏养阳，秋冬养阴，否则"逆春气，则少阳不生，肝气内变；逆夏气，则太阳不长，心气内洞；逆秋气，则太阴不收，肺气焦满；逆冬气，则少阴不藏，肾气独沉"。自然界的四时气候变化多端，当这种变化超过了人体的适应功能，势必会影响人体的脏腑功能，造成种种的病理变化。所以《灵枢·四时气》指出"四时之气，各不同形，百病之起，皆有所生"。

以月令而言，《素问·八正神明论》说："月始生则血气始精，卫气始行；月郭满则血气实，肌肉坚；月郭空则肌肉减，经络虚，卫气去，形独居。"并据此而提出"月生无泻，月满无补，月郭空无治，是谓得时而调之"的治疗原则，即提示治疗疾病时须考虑每月的月相盈亏圆缺变化规律,这在针灸及妇科的月经病治疗中较为常用。

以昼夜而言,日夜阴阳之气比例不同,人亦应之。因而某些病症,如阴虚的午后潮热,湿温的身热不扬而午后加重,脾肾阳虚之五更泄泻等,也具有日夜的时相特征,亦当考虑在不同的时间实施治疗。针灸中的"子午流注针法"即是根据不同时辰而有取经与取穴的相对特异性,是择时治疗的最好体现。

人与自然息息相关,人与自然环境的协调关系,又称"天人相应"。这指人体阴阳与自然界的阴阳相呼应,自然界的阴阳无时无刻不在影响着人体,人体的阴阳必须适应自然界,才能保证心理、生理健康。就是说精神、情志也应顺应自然、适应自然,如万物闭藏,不要扰乱阳气,使精神内守藏伏而不外露,心境保持若伏若匿的状态。平素要根据春夏秋冬四时阴阳的消长、寒暑的变化、物候的转移来调节自己的心身状态,使之与自然协调一致,以达心身健康。如春季为肝气升发的季节,肝木有生长、升发、条达、舒畅的特性,治疗时当顺应这种特性采取不同的措施,同时还要注意调节气机,舒畅情志。另外,由于社会的变更,人际关系的影响,亦要重视心身差异及个体对当时社会的反应状态,从而选用不同的治疗方式,即具体问题要具体解决。

二、因地制宜

根据不同的地域环境特点,来制定适宜的治疗原则,称为"因地制宜"。不同的地域,地势有高下,气候有寒热湿燥,水土性质各异。因而,在不同地域长期生活的人就具有不同的体质差异,加之生活与工作环境、生活习惯与方式各不相同,使其生理活动与病理变化亦不尽相同,因地制宜就是考虑这些差异而实施治疗。如我国东南一带,气候温暖潮湿,阳气容易外泄,人们腠理较疏松;而西北地区,气候寒燥,阳气内敛,人们腠理闭塞。因而治疗时就必须针对疾病发生在不同的地域背景而实施适宜的治疗方法与手段。

临床上运用因地制宜治则时,常用于不同的疾病,或同种疾病在不同地区有不同的治疗方法。《备急千金要方》明确指出:"凡用药皆随土地所宜。江南岭表,其人肌肤薄脆,腠理开疏,用药轻省,关中河北,土地刚燥,其人皮肤坚硬,腠理闭塞,用药重复。"可见地域不同,人体生理便有差异,因而治疗不同。地域差异也会带来病证上的差异,如我国西北地高气寒,病多寒证,寒凉剂必须慎用,而温热剂则为常用;东南地区天气炎热,雨湿绵绵,病多温热、湿热,温热剂必须慎用,寒凉剂、化湿剂则为常用。因地制宜治则体现了中医人与自然相通,

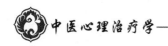

即天人相应的整体观,强调人与自然界息息相关,人必须适应自然环境、气候的变化,才能保证心理、生理健康。

不同的地理环境除了造成个体在生理特点上的差异外,亦会对个体的心理形成产生不同的影响。《灵枢·阴阳二十五人》描述了"木形之人,比于上角,似于苍帝……""火形之人,比于上征,似于赤帝……""土形之人,比于上宫,似于上古黄帝……""金形之人,比于上商,似于白帝……""水形之人,比于上羽,似于黑帝……"即运用阴阳、五行演说的理论,根据人的个性及禀赋、体质、生理等差异,总结出木、火、土、金、水五种类型。在此基础上,又以五音为类比,将每一类型又分成一个主型,即具备最明显的该型特征,其余四个亚型为次,特征不如主型明显却各有不同,共计 25 种类型(详见"人格体质论")。由于不同的地理环境,导致不同的群居特点、生活风俗习惯对个体心理特性的形成产生了较大的影响,在进行心理治疗时应综合考虑这些因素。

三、因人制宜

古希腊名医希波克拉底曾说过:"知道是谁生了病,比知道他生了什么病更重要。"中医学也同样强调医学工作者的工作对象不仅仅是"疾病",也包括患有疾病的"病人"。从事医学工作的人员应充分了解"病人"的社会生活历史、心理行为特征,并在实际工作中把每一个患者当作一个独特的个体来对待,对每个患者的不同疾病状况及社会心理状况给予同等的关注。

根据患者的年龄、性别、体质、社会地位、心理特征等不同特点,来制定适宜的治疗原则,称为"因人制宜"。不同的患者有其不同的个体特点,应根据每个患者的年龄、性别、体质等不同的个体特点来制定适宜的治则。如清代徐大椿《医学源流论》指出:"天下有同此一病,而治此则效,治彼则不效,且不惟无效,而反有大害者,何也?则以病同而人异也。"

(一)年龄

年龄不同,则生理功能、病理反应各异,治宜区别对待。

小儿生机旺盛,但脏腑娇嫩,气血未充,发病时易寒易热,易虚易实,病情变化较快。从小儿八纲辨证的特点来看,热证多于寒证,实证多于虚证,阳证多于阴证。实证、热证不仅可因六淫和饮食所致,亦可因情志所致。小儿因为心理病机的特点及心身疾病表现与成人不同,治疗时要结合实际情况,注意良好素质的培养。

青年期以天癸至、性成熟为标志。此期主要完成学业、就业、恋爱、婚姻,进入社会,承担责任,面对各种竞争,如婚姻受挫而产生的心身障碍常常影响生活及工作。明代医家李时珍认为"世有童男室女,积想在心,思虑过当。多致劳损,男则神色先散,女则月水先闭,盖忧愁思虑则伤心,心伤则血逆竭,故神色先散而月水先闭也……或能改易心志,用药扶接,间得九死一生耳"(《本草纲目·序例》),他强调"改易心志"就是心理疗法。此期治疗原则要结合青年期的心理和生理特点,攻邪泻实,正确指导人生观、价值观形成,避免心理不适应发生精神障碍。

中年期年富力强,有较强的自主能力。"三十岁,五脏大定,肌肉坚固,血脉盛满,故好步。四十岁,五脏六腑十二经脉,皆大盛以平定"(《灵枢·天年》)。此期事业有成,家庭建立,心理上自信。但是,中年是多事之秋,心理和经济负担较重,工作奔波劳累,亦会带来很多心理问题。治疗上要结合此期的心理和生理特点,考虑攻补兼施,劳逸结合,保持精神愉快。

老年期是人生最后一个心身发展期。《灵枢·天年》根据藏象学说指出:"五十岁,肝气始衰,肝叶始薄,胆汁始减,目始不明。六十岁,心气始衰,苦忧悲,血气懈惰,故好卧。七十岁,脾气虚,皮肤枯。八十岁,肺气衰,魄离,故言善误。"人过五十以后,生理、心理上的衰退是明显的,生机减退,气血日衰,脏腑功能衰减,病多表现为虚证,或虚中夹实。由于肾气衰退,气血不足,目不得血养,故视物昏花不明,肤不得血濡润而枯槁;视觉敏感性降低,感觉变得麻木不仁;注意力难以集中,"魄离"涣散,记忆力下降,思维迟钝,神气皆去,内心孤独等。因此,在治疗上结合老年期生理、心理特点,注意虚证宜补,攻邪慎伤正气,注意调节消极情绪。

(二)性别

男女性别不同,各有其生理、病理特点,治疗亦当有别。

"女子以肝为先天"。一方面是从生理上来看,女属阴,以血为体为用,经、带、胎、产是具体表现形式,病理上有经、带、胎、产诸疾及乳房、胞宫之病。另一方面,从心理特点来看,女子以肝气为中心,女性偏于感性,多情志病。《素问·阴阳别论》说:"有不得隐曲,女子不月。"隐蔽委屈之难言的心境,可导致月经不调。又如《妇科经论》:"产后血崩者何?产后所下过多,气血暴虚,未得平复,或因劳役,或因惊怒,致血暴崩。"这说明过劳或过度的精神刺激,可以成为血崩的原因。在杂病中,《寿世保元》认为乳岩"此症多生于忧郁积忿"。总之,妇科心理病因不能忽视,故在治疗原则上,首先必调肝。

"男子以肾为先天。"男属阳,从生理上讲,以精气为主,病理上容易造成肾

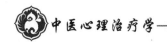
精不足的表现,而有精室疾患及男性功能障碍等特有病症,如阳痿、阳强、早泄、遗精、滑精以及精液异常等,从而出现心理障碍。因此,在治疗上要注意祛邪、补肾、调心三结合。

(三)体质人格

因先天禀赋与后天生活环境的不同,个体体质存在着差异,一方面不同体质有着不同的病邪易感性;另一方面,患病之后,由于机体的体质差异与反应性不同,病证就有寒热虚实之别或"从化"的倾向。根据先天禀赋、后天环境影响,形成人格各有差异,疾病的表现亦不相同。因此,在传统的治疗原则上,应结合考虑体质人格因素。

因此,三因制宜的原则,体现了中医治疗上的整体观念以及辨证论治在应用中的原则性与灵活性,不同的患者,夹杂着不同的病情所造成的千变万化的复杂精神情感。由于患病导致了患者的心理与平时有很大的变化,反过来心理波动又会对疾病的发生、发展产生重要的影响。因此,只有把疾病与天时气候、地域环境、患者个体诸因素等加以全面地考虑,辨识每位患者的心理特征,才能设计个性化的心理呵护与调适方案,这对提高临床疗效,促进患者的康复是非常有意义的,也应该是临床医护人员的工作重心之一。

第三节　标本相得

标本相得源自《素问·汤液醪醴论》的一段论述:"帝曰:……今良工皆得其法,守其数,亲戚兄弟远近,音声日闻于耳,五色日见于目,而病不愈者,亦何暇不早乎? 岐伯曰:病为本,工为标,标本不得,邪气不服,此之谓也。"疾病和患者是根本,是主要的;医疗技术和医生处于辅助的地位,是次要的,是为患者服务的。《素问·移精变气论》还将这种医患关系进一步推演:"标本不得,亡神失国。去故就新,乃得真人。"王冰注云:"标本不得,谓工病失宜。夫以反理倒行,所为非顺,岂唯治人而神气受害? 若使之辅佐君主,亦令国祚不得康宁矣!""标本不得,工病失宜,则当去故逆理之人,就新明悟之士,乃得至真精晓之人以全已也。"标本不得的情况下医生给人治病,不但不能治人,反而加重患者的伤害。所以患者有拒绝庸医,选择良医的自由。"本"为治疗对象,不能变更,如医生术穷,则应另就高明。可见,以患者为核心,是《黄帝内经》诊疗疾病的一个基本出发点。

中医学认为,具体的治疗手段、方法并不是疾病治疗成败的唯一因素。治疗成败的因素是多元的,医生与患者的关系则是重要因素之一。标本相得,是指疾病和患者为本,医疗技术和医者为标,治病必须调动医生与患者两方面的积极性,才有可能为具体的治疗奠定一个良好的基础。所谓病者为本,即指疾病发生在患者身上,医生的诊断要依靠患者的病情,各种治疗措施能否发挥作用,也是取决于患者的心身状态。所谓医者为标,也就是说医生只能按照病情发展的客观规律来辨证论治,为患者恢复健康提供客观可能。正如扁鹊所言"越人非能生死人也,此自当生者,越人能起之耳"(《史记·扁鹊传》)。假如医生不能得到患者的配合,不注意发挥患者内在的主观积极因素,疾病就不容易控制,这是治疗无效的根本原因。

标本相得的"得",有满意、合适、收获等含意,指医生和患者之间心领神会、彼此默契、心有灵犀的感觉。患者充分透露、展示了自身完整的疾病和心身状态信息,医生则在此基础上尽可能全面把握患者的精气神状态。因此,"相得"是医患互相都有所收获,感情上愉悦、知识上增长、经济上节约成本、减少达成共识的时间。

一、病者为本

病者为本,是指疾病和患者是促使其痊愈的内因,在标本想得的过程中,尊重患者,患者重视疾病,充分发挥患者内在的主观能动性在疾病的治疗、转归、康复等过程中起到至关重要的作用。

病者为本,尊重患者,患者重视自己的疾病至关重要。《素问·宝命全形论》中认为"天覆地载,万物悉备,莫贵于人",《灵枢·玉版》中有"人者,天地之镇也"。中医学把人视为天底下最珍贵的,且强调人是一个整体,重视心身合一,主张从心身两方面观察"人",把握人的特点,分析研究他的健康与疾病问题,突出了以人为中心,并强调"君王众庶,尽欲全形",尽管人与人之间身份可能有所不同,但健康问题上,人与人没有分别。在医生眼里,每个人都是平等的,他们对健康的企盼也是一样的,都需要公平对待。这里体现的是一种朴实的平等思想,故孙思邈《大医精诚》明确说:"凡大医治病,必当安神定志,无欲无求,先发大慈恻隐之心,誓愿普救含灵之苦,若有疾厄来求救者,不得问其贵贱贫富,长幼妍媸,怨亲善友,华夷愚智,普同一等,皆如至亲之想。"只有这样才能奠定良好的医患关系,良好的医患关系是发挥患者内在的主观能动性的前提和基础。

病者为本,旨在发挥患者内在的主观能动性。其主要包括两个方面:一是指机体内在抗病能力,也即"神机";二是指患者的精神状态,这两个方面是交互

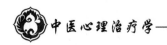

影响的。神机作为机体内在的调节功能,在治疗疾病的过程中发挥主导作用。《素问·汤液醪醴论》中论述:"帝曰:形弊血尽而功不应者何? 岐伯曰:神不使也。帝曰:何谓神不使? 岐伯曰? 针石,道也。精神不进,志意不治,故病不可愈。今精坏神去,荣卫不可复收。"这就是说治疗不奏效的原因是机体已经失去恢复痊愈的能力。由此可见,针灸、砭刺不过是一些具体的治疗方法而已,关键是"神"是否起作用,机体的调节功能状况如何。

《素问·针解》以针刺为例论述了神的作用:"必正其神者,欲瞻病人目,制其神,令气易行也。"其意思是说,经气的运行要靠神的驱使和推动,神气不能发挥作用则导致治疗失败。张景岳在《类经》中对此阐发:"凡治病之道,攻邪在乎针药,行药在乎神气。故治施于外,则神应于中,使之升则升,使之降则降,是其神之可使也。若以药剂治其内,而藏气不应;针灸治其外,而经气不应,此其神气已去,而无可使矣。"

神气不能发挥作用的原因在于,"精神不进,志意不治"(《素问·汤液醪醴论》),即消极的或病态的心理因素造成"精坏神去,荣卫不可复收"的后果。《灵枢·本神》进一步论述患者的心理状态与疗效的关系:"是故用针者,察观病人之态,以知精神魂魄之存亡得失之意,五者已伤,针不可治之也。"

患者的心理特点是复杂而千差万别的,若不针对性地解决患者的某些心理问题,则难以收到良好的疗效。《素问·五脏别论》说:"凡治病必察其上下,适其脉候,观其志意,与其病能。拘于鬼神者,不可与言至德。恶于针石者,不可与言至巧。病不许治者,病必不治,治之无功矣。"这段引文着重提出患者的思想意识与治疗成败的关系问题,也是体现"病人为本"的思想。患者能正确对待疾病,积极配合医生治疗的,容易治愈,反之则效果肯定不佳。这是因为即使治疗措施相当有力,在遇到心理障碍时,也势必会大大削弱其效力,而事倍功半甚至徒劳无效。

二、医者为标

医者为标,是指医生及其治疗措施是促使患者痊愈的外因,医生的行为对疾病的治疗及其康复十分重要。所以医生必须遵守良好的道德规范和行为准则。

(一)爱岗敬业

《素问·徵四失论》中论述了医生在临证中易犯的四种过失:"夫经脉十二,络脉三百六十五,此皆人之所明知,工之所循用也。所以不十全者,精神不专,志意不理,外内相失,故时疑殆。诊不知阴阳逆从之理,此治之一失矣。受师不卒,妄作杂术,谬言为道,更名自功,妄用砭石,后遗身咎,此治之二失也。不适贫富贵贱之居,坐之薄厚,形之寒温,不适饮食之宜,不别人之勇怯,不知此类,足以自乱,不足以自明,此治之三失也。诊病不问其始,忧患饮食之失节,起居之过度,或伤于毒,不先言此,卒持寸口,何病能中,妄言作名,为粗所穷,此治之四失也。是以世人之语者,驰千里之外,不明尺寸之论,诊无人事。治数之道,从容之葆,坐持寸口,诊不中五脉,百病所起,始以自怨,遗师其咎。是故治不能循理,弃术于市,妄治时愈,愚心自得。"这段引文其内容与《素问·示从容论》《素问·疏五过论》等篇内容相似,被后世医家视为医德修养的戒律。中医学认为,临证治疗之所以不能奏效,大多由于医生精神不够集中,缺乏认真分析思考,没有把握外在症状与内在病理变化的有机联系,从而疑虑不决,造成过失。因此,要杜绝草率从事、夸夸其谈的医疗作风,才能取得患者的高度信任和认真配合。

（二）内存仁心

清代医家喻昌在《医门法律》中说:"医,仁术也;仁人君子,必笃于情。笃于情,则视人犹己,问其所苦,自无不到之处。"医生要有恻隐之心,以患者的痛苦为自己的痛苦,自然可以体验细微,照顾周详,从而获得患者充分的配合。费伯雄也从推己及人的思想中概括出"我若有疾,望医之救我者如何? 我之父母妻子有疾,望医之相救者如何? 易地以观,则立心自谈矣。""欲救人而学医则可,欲谋利而学医不可。"

（三）医德高尚

医生应作风清廉,平等对待患者,谨行慎独,守正不阿,谦虚认真等。李宗梓《医宗必读》说:"行欲方而智欲圆,心欲小而胆欲大。嗟乎! 医之神良,尽于此矣。""行方"指"宅心醇谨,举动安和,言无轻吐,目无乱观,忌心勿起,贪念罔生,毋惮疲劳,检医典而精求,对疾苦而悲悯",即行为端正。"智圆"指"知常知变,能神能明",即头脑灵活,善于变通,充满智慧。"心小"指"望、闻、问、切宜详,补、泻、寒、温须辨,当思人命至重,冥报难逃。一旦差讹,永劫莫忏,乌容不慎",即心细如发,慎重。"胆大"指"补即补而泻即泻,热斯热而寒斯寒。抵当承气,时用回春;姜附理中,恒投起死;析理详明,勿持两可",即敢于担当,敢冒风险。"小、大、方、圆"四个字精辟地概括了医生应具有的素质,即谨慎、敢于承担、德行端正、聪敏机警。

（四）先治其心

《存存斋医话稿续集》中提出:"无情之草木,不能治有情之病,以难治人,难治之病,须凭三寸不烂之舌以治之。""三寸不烂之舌"就是沟通与交流,就是建

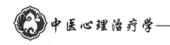

立良好的医患相"得"关系。对于疑难杂症,或不太容易相处的患者,良好的沟通有时就是一剂良药。医学"有时去治愈,常常去帮助,总是去安慰",这段美国著名的箴言,深刻地揭示了医学的真谛。《东医宝鉴》有:"心静可以通乎神明,事未至而先知,是不出户知天下……宜乎静可以固元气,则万病不生,故能长久……百病相攻,皆因心也。"也都清楚无误地说明了心理治疗先于身体治疗。而医患沟通交流,就是一种心理治疗的方式。

此外,环境的选择也应有利于医生集中精力施治,尽量避免给患者带来不良刺激。心身俱静,疗效尤为理想。《灵枢·终始》中论述:"深居静处,占神往来,闭户塞牖,魂魄不散,专意一神,精气不分,毋闻人声,以收其精,必一其神,令志在针,浅而留之,微而浮之,以移其神,气至乃休。"

标本相得的治疗原则,实质上是对医患关系的要求,这种"病为本,工为标,标本不得,邪气不服"的医患关系模式,是以患者的心身状态为主,而医生通过患者的心身特点去辨证施治,争取标本相得,治愈疾病。这与现代医疗活动中人们所期望建立的医患关系的"共同参与模式"极为相似。医务人员要以热情诚挚、认真负责的态度取得患者的信任,要紧紧抓住患者心理,善于灵活地采取适当措施解除患者的不良情绪。在治疗前,医生应深入了解病史,进行必要的检查,掌握影响患者心身健康的心理因素和心理动态,充分了解其个性心理特点及与发病有关的各种因素,为治疗打好基础。在治疗过程中,要充分调动患者的主观能动性。医务人员要把疾病的发生发展规律的知识教给患者,引导他们认识不良个性心理特点是造成疾病的重要因素,良好的个性特点是防治疾病的重要心理条件;指导与帮助患者制定战胜疾病的措施,鼓励他们树立起与疾病做斗争的信心与决心,把患者由被动状态转变为主动状态,把患者的情绪由消极转变为积极,使他们成为与疾病做斗争的积极参与者。

"相得"的医患关系模式是中医学对世界医学的一大贡献,它澄清了医患关系中的主次问题,建立了以患者为核心,以医患合作、平等为取向的人文主义传统。今天的医学已经发展到相当高的水平,但由此派生的"唯技术"化倾向却偏离了医学的根本目的。医生中心论、人文关怀缺失、医患关系紧张等的泛滥,使得原本神圣洁净的医学成为人们诟病的对象。技术进步的同时,人文精神却没有得到相应的弘扬,这是医学面临的巨大困境!如何从传统中吸取精神养料是医学界人士必须思考的重大命题。

第五章　情志疗法

　　情志是对喜、怒、忧、思、悲、恐、惊所代表的一切心理活动的概括,包括"思"代表的认识活动、情绪活动和其余"六情"代表的情绪情感活动。中医所说的七情是喜、怒、忧、思、悲、恐、惊七种情绪,悲与忧相类,惊与恐相似,受五行学说影响,人们习惯于把情绪归纳为喜、怒、忧、思、恐五志。情志类似于现代心理学中的情绪、情感等概念,却不完全等同于情绪,情绪情感没有认知的成分。情志中的"思",有认知的成分,是情绪和认知的混合体,不同于七情中的喜、怒、忧、悲、恐、惊等情绪。情志疗法在心理治疗中所采用的思胜恐、怒胜思都体现了人的认知对情绪、心理健康的影响,可见情志疗法将认知因素考虑进了情志治疗过程。

　　情志疗法是中医心理治疗中最系统最具中医特色的心理疗法,广义情志疗法包括情志相胜疗法、顺情从欲疗法、宣泄疗法等。

第一节　情志相胜疗法

一、概说

　　情志相胜疗法是指医生有意识地运用一种或多种情志刺激,去制约、调节因某种情志所引起的某种心身疾病。该疗法是在中医理论指导下,依据生克理论而产生的不同情志之间的相互制约关系,以情胜情来治疗情志疾病的方法。"情志相胜"理论出自《黄帝内经》,是中医学中最典型而系统的心理治疗方法。该疗法是历代医家在长期的临床实践中总结出来并行之有效的一种心理疗法,具有鲜明的中医特色,对中国古代医学治疗和心理治疗的理论与方法产生了深远的影响。

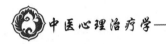

（一）形成与发展

据初步研究,《吕氏春秋》载文挚以"怒胜思"治愈齐王的病例是中国古代情志相胜疗法现存最早的记录,但此时没有系统的理论。后成书于战国时期的《黄帝内经》提出了七情致病思想:"百病生于气也。怒则气上,喜则气缓,悲则气消,恐则气下,惊则气乱,思则气结。"宋金元时期,情志相胜疗法获得了很大的发展。宋代医家陈无择著《三因极一病证方论》把致病因素分为外感六淫、内伤七情及不内外因三类,突出了情志因素的致病作用,对七情病机论述较详,对情志刺激引起的脉象变化及其机制进行了说明,为中医诊治情志疾病做出了贡献。金元四大家对情志相胜疗法贡献甚大,其中尤以丹溪、子和为最。朱丹溪在治疗情志疾病方面有丰富的经验,对辨证论治尤有见地,认为"人身诸病多生于郁",自定行气开郁的"越鞠丸"流传甚广。张子和是一位杰出的中医心理治疗大师,他注意到临床许多疾病的发生都与情志有关,其心理治疗医案《儒门事亲》流传至今,而且有论有治,理论上有创见,临床上有实践。

情志相胜疗法在明清时代得到了很高的评价,并被广泛应用,甚至在一些文学作品中都有反映,如吴敬梓的《儒林外史》中记述的"范进中举"的故事就是运用"恐胜喜"原则的例子。临床各科医家对七情病因病机更加重视,现存文献中对情志疾病都有记载。张景岳在《类经·会通类》中专设"情志病"一节,在《景岳全书》中对情志病的病因病机及其诊治也有论述,并指出"以情病者,非情不解""若思郁不解致病者,非得情舒愿遂,多难去效"。辛亥革命以后,虽然中医心理学本身发展得起伏曲折,但情志相胜疗法并未完全被人们抛弃,它在医药治疗中一直起着辅助作用。

近年来,中国心理学界率先提出在与西方心理学研究接轨的同时,也要积极开展中国心理学的"本土化"研究,情志相胜等古代中医学中的心理疗法又得到心理学界和中医学界的广泛重视。

由此脉络可见中国古代情志相胜疗法发展的阶段性和连续性。这在世界医学心理学史中也是不曾有的,足以体现我国古代中医学情志相胜疗法的生命力和存在的价值。尤其随着生物—心理—社会医学模式的形成,社会和历史也要求我们加强对富有自己特色的中医情志相胜等心理疗法的研究和应用。

（二）名称辨析

情志相胜,其提法古今很不一致,诸如活套疗法、情绪治疗、情志移遣、五志相胜、五行相克、以情胜情、以情志克制情志法等多种。相比较来讲还是以"情志相胜"为妥。首先,金代张子和《儒门事亲》以"五行相胜之理治之",清代李用粹《证治汇补》说"五志相胜",现代王米渠等也进一步做了辨析。其次,"情志相胜"体现心理治疗的治疗机制,"情志"概括了情绪和部分认知治疗的形式和内容,"相胜"十分明确地说明了五行相克的治疗体制。而其他的提法存在诸多不足,如以情胜情提法过泛,活套疗法提法意义不明确,情志移遣提法不太准确,五行相克提法泛谈原理,以情志克制情志法提法概括不精炼。比较而言,"情志相胜"较好地概括了这种心理疗法的主要特点和基本内涵。

二、治疗原理

首先来看中医五行学说相生相克的基本理论——以相生相克的规律来说明事物之间的相互关系,形成一个事物内部结构的模式。

相生,有相互滋生、促进、助长的意思;相克,有相互制约、抑制、克服的意思。五行相生的规律是木生火,火生土,土生金,金生水,水生木。五行依次滋生,循环无尽。五行相克的规律是木克土,土克水,水克火,火克金,金克木。五行相克也是往复无穷的。在相生的关系中,任何一行,都有"生我"和"我生"两个方面;在相克的关系中,任何一行,都有"克我"和"我克"两个方面。

在五行系统中,各个部分不是孤立而是密切相关的,每一部分的变化必然影响其他所有部分的状态,同时也受五行整体的统一制约。在其任何两"行"之间,由于存在相生或相克的关系,所以总是处于不平衡的运动之中。然而从五行整体来看,生和克在总和中表现出相对的平衡。五行学说,一开始就着眼于事物的运动和变化。自然界的运动,如四时昼夜的交替、日月星辰的运行、动植物的生长壮老,都在直观形式上大量呈现周期循环。古人认识到"循环"是自然界普遍法则,把事物内部结构"五行"之间的相生相克关系,也看成循环性运动,综合模拟成一个(见图5-1)循环式动态平衡规律。

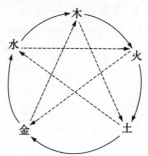

图 5-1　五行生克关系

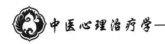

　　五行的相生和相克是相互为用的两个方面。没有生，就没有事物的运动和变化；没有克，就不能维持事物正常平衡协调下的生长和发展。因此必须生中有克，克中有生，这种生克相互为用的关系，称为"制化"关系。它推动和维持着事物正常的生长、发展、变化过程。

　　五行之间的生克关系如果失去协调，便会引起事物的反常状态。相克的反常包括"相乘"和"相侮"两种。相生的反常称为"子母相及"（子母相犯），包括"母病及子"和"子病及母"两种。

　　相乘属于过度的相克，有乘虚侵犯的意思。相侮属于反方向的克制，有恃强凌弱的意思，是反过来克制"克我者"。子病及母也与相生的方向相反。

　　中医将情志活动归为五志，脏象五志论将人体归纳为五个系统，即肝木、心火、脾土、肺金、肾水，它们是依次相生的关系；同时以金、木、土、水、火的顺序依次相胜，或者说相克，即依次制约。这五个系统也包括情志心理因素在内，悲属肺金、怒属肝木、思属脾土、恐属肾水、喜属心火，情志相胜疗法就是依据由五行相克理论而产生的不同情志之间相互制约关系，以情胜情来治疗情志疾病的方法。

　　《素问·阴阳应象大论》有"怒伤肝，悲胜怒""喜伤心，恐胜喜""思伤脾，怒胜思""忧伤肺，喜胜忧""恐伤肾，思胜恐"的说法。这个理论对后世有着非常重大的影响，历代医家也多有阐发，如金元四大家之一的张从正即对此理论进行了进一步的探讨与发挥，并在《儒门事亲》中提出了更为详细而又实用的治疗方法："悲可以治怒，以怆恻苦楚之言感之。喜可以治悲，以谑浪亵狎之言娱之。恐可以治喜，以恐惧死亡之言怖之。怒可以治思，以污辱欺罔之言触之。思可以治恐，以虑彼志此之言夺之。"如表5-1所示。元代朱丹溪进一步提出："怒，以忧胜之，以恐解之；喜，以恐胜之，以怒解之；忧，以喜胜之，以思解之；思，以怒胜之，以喜解之；恐，以思胜之，以忧解之；惊，以忧胜之，以恐解之；悲，以恐胜之，以怒解之。"这些方法，赋予了《黄帝内经》五行相胜的枯燥公式以新鲜的生命力，形成悲胜怒、怒胜思、思胜恐、恐胜喜、喜胜忧的情志相胜心理疗法。

表 5-1　五志相胜治疗

"得神"（正常）					"失神"（异常）		使之得神	病机阐发	心疗具体方法		
五脏	六气	五行	常态心理	变态心理	变态行为		纠正变态心理的方法	五行相胜病机之理（心理病机原理的假说）	情志相胜治疗原则	情志调节的语言内容	效果
					声音	在体					
肝	风	木	在志为怒	怒伤肝	在声为呼	在变动为握	悲胜怒	怒则气并于肝，而脾土受邪，木太过则肝亦自病	悲可以治怒	以怆恻苦楚之言	感之
心	热	火	在志为喜	喜伤心	在声为笑	在变动为忧	恐胜喜	喜则气并于心，而肺金受邪，火太过则心亦自病	恐可以治喜	以恐惧死亡之言	怖之
脾	湿	土	在志为思	思伤脾	在声为歌	在变动为哕	怒胜思	思则火并于脾，而肾水受邪，土太过则脾亦自病	怒可以治思	以污辱欺罔之言	触之
肺	燥	金	在志为忧	忧伤肺	在声为哭	在变动为咳	喜胜忧	悲则气病于肺，而肝木受邪，金太过则肺亦自病	喜可以治悲	以谑浪亵狎之言	娱之
肾	寒	水	在志为恐	恐伤肾	在声为呻	在变动为栗	思胜恐	恐则气并于肾，而心火受邪，水太过则肾亦自病	思可以治恐	以虑彼志此之言	夺之
《黄帝内经·素问·阴阳应象大论》								张子和《儒门事亲·卷三·九气感疾更相为治术二十六》			

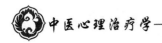

三、治疗方法

首先确定致病情志的性质或当下情志状况,如或因思念亲人而郁闷,或因喜从天降而大喜过甚,或因挫折而悲伤等。其次根据"五行生克关系"选择治疗工具的"相胜"的情绪,如果假设致病性情志为 A,那么"相胜"的情绪就为 B,以B 胜 A。如何引发 B,其方法无定则,可根据具体情况来设计。

由于中医学正确地认识到精神与形体、情志与情志之间,在生理病理上存在着相互影响的辩证关系,因而根据以偏纠偏的原理,创立了以情胜情的独特疗法。以情胜情疗法是根据人有五志,分属五脏,五志、五脏间存在着五行制胜的原理提出来的。但在临床运用时不能简单地按五行循环机械套用,而应掌握情志对气机运行影响的规律,根据具体病情灵活设计。例如,恐忧者气闭塞而不行,而喜则气和志达,荣卫通利,因而设法使患者喜悦、欢畅,便可治疗忧愁、思虑、悲哀等精神刺激所致病变。

四、治疗内容

情志相胜疗法对缓解应急情绪,治疗心理疾病以及由情志偏激引起的各种心身疾病,具有药物等其他疗法所不可替代的作用。下面结合古今一些典型的案例,分述情志相胜疗法的基本内容。

(一)怒胜思疗法

正常的思虑为生理心理现象,但"过思则气结",可使人出现神情怠倦、胸膈满闷、食纳不旺、失眠、健忘、四肢倦怠等脾气瘀滞,运化失常的症状。脾在志为思,治之以"污辱欺罔之言"激患者盛怒以冲破郁思,利用愤怒的情绪克制过度思虑为主的情绪障碍,以及由此引发的躯体障碍,使患者重新改变心理状态达到治疗的目的。以怒胜思的例子在中医医案中是最为常见的,尤以女性患者为多。

案例一

《丹溪翁传》记载:"一女子病不食,面壁卧者且半载,医术告穷。翁(丹溪)诊之,肝脉弦出寸口,曰:'此思男子不得,气结于脾故尔!'叩之,则许嫁夫入广且五年。翁谓其父曰:'是病惟怒可解,盖怒之气击而属木,故能冲其土之结,今宜触之使怒耳。'父以为不然,翁入而掌其面者三,责以不当有外思。女子号泣大怒,怒已进食。翁复潜谓其父曰:'思气虽解,然必得喜,则庶不再结。'乃诈其夫有书,旦夕且归。后三月,夫果归而病不作。"

在古代,女子十分讲究三从四德,很多女子都将对男子的思念和爱慕隐藏在心底。本案中朱丹溪诊病后知道这是由于思念情人,不能相会,气聚集在脾的缘故,并告诉其父亲:"这病只有怒气可解,因为怒气是向上搏击之气,在五行中属木,木能克土,所以怒气能够冲散脾土之郁气,现在应当触动她发怒。"于是朱丹溪冲进屋内打了患者三个耳光,并责备女子不当有外思,这在古代是对女子最大的羞辱,因此该女子大怒大哭。怒使肝气升发,脾郁得解。思气虽解,但仍可能再结,故丹溪诈以其夫有书且夕且归,使女子喜而解思。本案例充分体现了朱丹溪"以情胜情,以情解情"的理论,正如他在《丹溪心法》中所说:"思伤于脾者,为痫为癫为狂,以怒胜之,以喜解之。"他首先采用的是怒胜思的疗法,然后用喜解思。脾主思,过思则脾气结而不食,怒属肝木,木能克土,怒则气升发而冲开脾气矣。

怒胜思是由于思虑过度而产生的情志及躯体障碍,医生通过采用各种方法使患者恼怒,而达到制约以思虑为主的不良刺激。为了使病情稳定,再用"喜解之",是因"思则气结,怒则气上,喜则气缓",使患者的"气"在升降运动中,保持相对平衡,以此达到治疗目的。

案例二

《续名医类案·郁症》记载:"一女与母相爱,既嫁,母丧,女因思母成疾,精神短少,倦怠嗜卧,胸膈烦闷,日常恹恹,药不应。予视之曰:此病自思,非药可愈。彼俗酷信女巫,巫托降神言祸福,谓之卜童。因令其夫假托贿嘱之。托母言女与我前世有冤,汝故托生于我,一以害我,是以汝之生命克我,我死皆汝之故,今在阴司,欲报汝仇。汝病恹恹,实我所为,生则为母子,死则为寇仇。夫乃语其妇曰:汝病若此,我他往,可请巫妇卜之何如?妇诺之。遂请卜,一如夫所言。女闻大怒诟曰:我因母病,母反害我,我何思之,遂不思,病果愈。此以怒胜思也。"

在本则医案中,患者过度思虑母亲而精神不佳、困倦嗜睡,医生知患者酷信巫神占卜,让患者的丈夫假托卜童对患者说一些让患者生气、对母亲不满的话,激怒患者以冲破郁思,使患者重新改变心理状态达到治疗的目的。清代名医唐大烈在《吴医汇讲》中所言:"脾志思而肝志怒,木能克土,此其理也,而曰伤曰胜,义亦易明。歧伯曰:思则心有所存,神有所归,正气留而不行,故气结矣。盖脾处中州而属土,喜健运而恶郁结,思则气结,故曰伤也。沉思虽为脾志,而实本乎心,心者,脾之母也。今以多思而心营暗耗,母气既虚,则所以助脾者亦寡矣。若夫怒可胜思,不言而喻,尝见人熟思审处之时,忽有拂逆之加,一朝之忿,

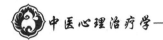

无不为己,前此之思之弗得弗措者,至此而无暇计及矣。此无他,亦惟人之常情,有缓与急而已矣。"可谓是对思伤脾者以怒制之在理论上的最佳说明。

案例三

《南蜀新志》记载:"一拳师桃李满天下,人以铁金刚称之。一日在家授徒,竟仆地不能起行,徒疑为急症,奔告某医,即随徒往,行至拳师门首,医见非中风症,乃放声大骂曰:'何物小子,竟敢自称铁金刚,快来归降。'言方毕,拳师已一跃而起,狂奔近敌,某医大笑谓曰:你病已愈矣。"

该例患者起病原因不详,未必是因思虑而起,但确由激怒而愈。医生自己来主动激怒患者,显然很容易引起误会,医生本人也存在着相当的风险。张从正也曾感慨道:"然华元化以怒郡守而几见杀,文挚以怒齐王而竟杀之,千万人中仅得一二人而反招暴祸。若乃医,本至精至微之术,不能自保,果贱技也哉,悲夫!"尽管如此,但是这些医家却从不计较个人的得失,一心为患者着想,这更能体现出医者的一颗仁心。

案例四

《吕氏春秋·至忠》记载:"齐王疾痏,使人之宋迎文挚。文挚至,视王之疾,谓太子曰:'王之疾必可已也。虽然,王之疾已,则必杀挚也。'太子曰:'何故?'文挚对曰:'非怒王则疾不可治,怒王则挚必死。'太子顿首强请曰:'苟已王之疾,臣与臣之母以死争之于王,王必幸臣与臣之母,愿先生之勿患也。'文挚曰:'诺。请以死为王。'与太子期,而将往不当者三,齐王固已怒矣。文挚至,不解履登床,履王衣,问王之疾,王怒而不与言。文挚因出辞以重怒王,王叱而起,疾乃遂已。"

这则医案,是中医心理疗法的较早记载。齐王患了疾病,派人到宋国接文挚。文挚到了,察看了齐王的病,对太子说:"大王的病肯定可以治愈。虽然如此,大王的病一旦痊愈,一定会杀死我。"太子说:"什么原因呢?"文挚回答说:"如果不激怒大王,大王的病就治不好,但如果大王真的被激怒了,那我就必死无疑。"可以看出齐王患的是因情志而致的病,或因思、或因郁。为了治好齐王的病,太子叩头下拜,极力请求说:"如果治好父王的病而父王真的要杀先生的话,我和我的母亲一定以死向父王为您争辩,父王一定哀怜我和我的母亲,望先生不要担忧。"文挚说:"好吧。我愿拼着一死为大王治病。"文挚跟太子约定了看病的日期,三次都不如期前往。齐王本来已经动怒了,文挚来了之后,不脱鞋就登上了齐王的床,踩着齐王的衣服,询问齐王的病情,齐王恼怒,不跟他说话。文挚于是口出不逊之辞激怒齐王,齐王大声呵斥着站了起来,于是病就好了。

（二）恐胜喜疗法

喜为心志，喜是正常的心理现象，保持愉快心境有益健康，但喜悦过度则耗伤心气，令人心气涣散、神不守舍，出现神思恍惚、健忘等症状。治之以"祸起仓卒之言"或其他方法使之产生恐惧心理，克制过度喜悦的情绪或由过度喜悦引起的疾病。

案例一

《儒林外史》记载："众人拉他不住，拍着笑着，一直走到集上去了。大眼望小眼，一齐道：'原来新贵人欢喜疯了。'……胡屠户凶神似地走到跟前，说道：'该死的畜生！你中了什么？'一个嘴巴打过去。……范进因这一个嘴巴，却也打晕了，昏倒在地。众邻居一起上前，替他抹胸口，捶背心。弄了半日，渐渐喘息过来，眼睛明亮了，不疯了。"

文中"胡屠户"用打嘴巴的方法，令患者产生恐怖畏惧的心理，过度狂喜的病态情绪自然可以消除。这段文字虽然出自文学家之手，但也同样符合医理。不止是在小说中，历代医案中也有不少以恐胜喜的内容。

案例二

《儒门事亲·九气感疾更相为治疗》记载："庄先生者，治一喜乐之极而病者。庄切其脉，为之失声，佯曰：'吾取药去。'数日更不来。病者悲泣，辞其亲友曰：'吾不久矣。'庄知其将愈，慰之。诘其故，庄引《素问》曰：'惧胜喜。'"

这是张子和收集的一个情志相胜心理疗法的验案。叙述了庄先生治一喜乐过度的患者，医生恰当地运用了恐胜喜的方法：先是切脉失声，暗示病情甚重，又佯装取药一去不返，这等于委婉地告诉患者病情没有救了，使患者更加感到不妙，以至于认为自己病入膏肓，无药可治，从而产生恐惧悲伤的情志活动。庄先生根据《素问》中说的恐惧可以克制过喜的道理，有意使用恐惧而治疗过度喜乐而笑不止，使病情好转。

案例三

《续名医类案·卷二十一·哭笑》记载："先达李其性，归德府鹿邑人也，世为农家，癸卯获隽于乡，伊父以喜故，失声大笑。及春举进士，其笑弥甚。历十年，擢谏垣，遂成痼疾。初犹间发，后宵旦不能休。大谏甚忧之，从容与太医某相商，因得所授，命家人乃父云：大谏已殁。乃父恸绝几殒，如是者十日，病渐瘳。佯而为邮语云：赵大夫治大谏，绝而复苏。李因不悲，而症永不作矣。盖医者意也。"

喜则伤心，济以悲而乃和，技进乎道矣。喜性心志为火，过喜则伤心。心主神明，一旦有病，就会出现意识障碍，喜怒无常。李父过喜伤心，以致笑病发而不止。突获其子死讯,悲恐万分,恐伤肾,肾主水,以恐制喜,即水克火,故病可愈。毕竟医学家与文学家还是有所不同的,当然不可能对着患者"一个嘴巴打将过去",所以本医案采用了"以恐惧死亡之言怖之",则是更加实用而有效的选择。以上病案说明,喜伤心者,以恐解之在理论上有其科学性,在实践中也是有效的。

(三)喜胜忧(悲)疗法

悲忧皆为肺志,太过则使人肺气耗散而见面容憔悴、咳嗽气喘、毛发枯萎、意志消沉等症状,还可由肺累及心脾致神呆痴癫,脘腹痞块疼痛食少而呕等,治"以谑浪亵狎之言娱之",可设法使患者欢快喜悦而克制忧愁或由忧愁引起的疾病。

案例一

《儒门事亲·内伤形》记载"戴人以谑疗心痛"的医案:"息城司侯,闻父死于贼,乃大悲哭之。罢,便觉心痛,日增不已,月余成块状,若覆杯,大痛不任,药皆无功。议用燔针炷艾,病人恶之,乃求于戴人。戴人至,适巫者在其旁,乃学巫者,杂以狂言,以谑病者,至是大笑不忍,回面向壁。一二日,心下结硬皆散。戴人曰:《内经》言,忧则气结,喜则百脉舒和。又云:喜胜悲。"

案例中官僚突然得知父亲被人杀死,异常悲痛,便觉心痛,逐渐加重,一个多月便觉心中有个团块,这是因忧伤致病的。患者使用药物没有效果,张子和知道其病因悲伤所致,便采用"喜胜忧"的治疗方法,为了逗笑患者而模仿在场的巫者,患者"大笑不忍"而痊愈,可见喜胜忧是有效的方法,但是如何才能使忧伤过度的患者获得喜悦情绪正是医生的高明之处。使患者乐而忘忧,气机舒缓通和而祛病。现代心理学则将笑视作一种愉快心境或轻松情绪的体现,对改善抑郁、焦虑、恐惧等情绪状态十分有益,对周围事物荒唐的认识和个人优越感的产生,便会带来心身的放松和快慰。近年来,国外的笑俱乐部生意红火,说明"笑疗"越来越被现代人所青睐。

案例二

清代俞震的《古今医案按·七情》记载:"丹溪治陈状元弟,因忧病咳唾血,面黧色,药之十日不效。谓其兄曰:此病得之失志伤肾,必用喜解,乃可愈。即求一足衣食之地处之,于是大喜,即时色退,不药而愈。"由是而言,治病必求其本,虽药中其病,苟不察其得病之因,亦不能愈也。

患者因忧思成疾而咳血、面色黧黑,朱丹溪看出他的病是因不得志、担心谋生而伤肾所致,所以其他医生单纯用药疗效不佳,于是他放弃药物治疗。朱丹溪对患者哥哥说:"他的病是因为不得志而伤肾所致,一定要用让患者高兴的方法才能使他痊愈。"于是找到一个衣服、粮食都很充足的地方让患者待在那里。患者十分高兴,面色很快好转,没有用药病就好了。由此可见,治疗疾病必须寻找根本原因,即使医者用一些针对疾病本身的药治疗,如果不能觉察到患病的根本原因,也是很难治好病的。

案例三

《石山医案·忧》记载:"昔贵人有疾,天方不雨,更医十数罔效。最后一医至,脉已,则以指计甲子,曰:某夕天必雨。竟出。贵人疑曰:岂谓吾疾不可为耶?何言雨而不及药我也?已而夕果雨,贵人喜起而行乎庭,达旦,疾若脱去。明日,后至之医得谒,贵人喜且问曰:先生前日言雨,今得雨而瘳,何也?医对曰:君侯之疾,以忧得之。然私计君侯忠且仁,所忧者民耳。以旱而忧,以雨而瘳,理固然耳,何待药而愈耶?"

案例四

《石山医案·忧》亦载:"一人县差,拿犯人以铁索项所犯至县。行至中途,犯则投河而死。犯家告所差人,索骗威逼至死。所差脱罪,未免费财,忧愤成病,如醉如痴,谬言妄语,无复知识。予诊之,曰:此以费财而忧,必得而喜,病可愈也,药岂能治哉?令其熔锡作银数锭,置于其侧。病者见之果喜,握视不置,后病遂愈。此谓以喜胜忧也。"

忧与悲同为肺志,喜既可以治悲,也同样可以胜忧。以上两则医案都是以喜胜忧的典型。但忧与悲尚有所不同,悲的情绪大多是在伤怀过去,而忧则多为担心未来,因此仅靠"谑浪亵狎之言娱之"是不够的,一定要解决患者导致忧郁的病因方可。像案例四这样因破费钱财而忧愤成病者,医家虽以伪与钱财之法奏一时之效,然一旦真相暴露,患者难免不会旧病复发。因此,在患者病情好转时应继续以正理开导之,使豁然省悟,方能永绝后患。而案例三中,患者忧心天旱而得病,"以雨而瘳",这是直接消除患者的病因,效果无疑要好上许多。

(四)忧(悲)胜怒疗法

怒为肝的情志表达,过怒导致肝阳上亢,肝失疏泄而表现出肢体拘急、握持失常、高声呼叫、烦躁不止、头晕目眩、吐血、昏厥等症状。治之以"怆恻苦楚之言"诱使和诱导患者产生悲伤的情绪,有效地控制或缓解因愤怒引起的疾病。

案例一

《续名医类案·诈病》记载:"一邻妇以妒妾诟詈,与夫反目,因而病剧,咬牙瞪眼,僵厥不苏,若命在呼吸间者。其夫惊惶无措,其妾几遭不堪,求张(景岳)

救之。则脉非其病,遂大声言曰:此病危矣,使非火攻,必不可活。非用如枣如栗之艾,亦不可活。又非灸人中、眉心、小腹数处,亦不可活。吾寓有艾,可速取来。然火灸尚迟,姑先与一药,倘能咽,咽后稍有声息,则生意已复,即不灸亦可。若口不咽,或咽后无声,速灸可也。即与一药,嘱其服后,即来报我。彼闻言已惊,惟恐大艾著体,药到即咽。少项即哼声出,则徐动徐起矣。"

患者因嫉妒妾,极度气恼而昏厥,意识尚存但咬牙瞪眼,四肢不能动弹。张氏假称要用"灸人中、眉心"这一会导致毁容的治疗措施,使患者担心如果再不收敛起怒气让自己苏醒过来,就要落下毁容的严重后果了。对于怒伤肝者,临床上常采用"悲胜怒"的心理疗法。对此,清代医家唐大烈在《吴医汇讲》中说得十分清楚:"肝为木脏,欲散而苦急。经曰:肝气虚则恐,实则怒。又曰:怒则气上。夫以将军之官,至刚之脏,复以嗔怒而助其气,是急也,非散也,故曰伤也。若夫悲者,有所哀痛而然也。经曰:悲则气清,则当气逆之时,适以此消气者值之,谓之曰胜,谁曰不然……怒为肝志,向独非肺志之忧胜之。而云悲胜怒乎?盖喜怒忧思悲恐惊,其情有七,而五脏止有五志,故遗去悲与惊二者,以悲与忧相类,皆属不遂其心也。惊与恐相类,皆有所怯也,惟悲之情较急于忧,故其胜怒为更切耳。由此观之,即谓之忧胜怒,亦何不可。"

案例二

《景岳全书·杂证谟·诈病》记载:"予在都中时,一相契金吾公,畜二妾,其一则燕姬也,有母随之。一日二妾相竞,燕妾理屈,其母助恶,叫跳撒赖,遂至气厥若死。乃令一婢抱持而坐,自暮及旦,绝无苏意。清晨延予疗之。予初入室,见其肉厚色黑,面青目瞑,手撒息微,及诊其脉,则伏渺如脱,亦意其真危也。斯时也,欲施温补,则虑其大怒之后,逆气或有未散;欲加开导,则虑其脉之似绝,虚极有不能胜,踌躇未决,乃请复诊。及入室再见,则不若前次之撒手,而十指交叉,抱腹仰坦于婢者之怀。因疑其前番撒手,今既能叉手,岂他人之所为乎?及着手再诊,则似有相嫌不容之意,而拽之不能动,此更可疑也。因出其不意,卒猛一扯,则顿脱有声,力强且劲。由是前疑始释,谓其将死之人,岂犹力有如是乎?乃思其脉之若此者,或以肉厚气滞,此北人禀赋多有之也,或以两腋夹紧,此奸人狡诈亦有之也。若其面青息微,则怒气使然,自不足怪。识见既定,因声言其危,使闻灸法,以恐胜之。遂先投一剂,到咽即活。次日会公,因询予曰:日昨之病,固料其势必危矣。然谓其为真邪,则何以药甫其唇,而效之峻速有如此?谓其为假耶,则何以能终夜做作,而形证之肖似有如此?昨公所用之药,果亦有何玄秘否?是皆不能无疑也。予曰:予之玄秘,秘在言耳。亦不过借药为名耳,但使彼惧,敢不速活。经曰:忧可胜怒,正此谓也。是可见人情之巧,其有最难测者皆如此,使昨非再诊而再察之,则余亦几为所诳矣。是以凡遇此类,不可不加之详审。"

此案患者因口角而动怒,其躯体障碍表现脉症不符,乃郁怒不解故意做诈,所以郁怒是其症结所在。当明确诊断后,使用了情志相胜法,假称要用灸法,患者一则怕火灼烧疼痛,二则怕损毁面容或者身体其他部位皮肤,故闻后始感恐惧,即则转悲。这正是医者之意,先使其恐惧,然后患者便会收敛蛮横之气,诈病自然向愈,患者自然由恐转悲,悲则气消,由此胸中之气得以解除。

案例三

《续名医类案·目》记载:"杨贲亨,明鄱阳人,善以意治病。一贵人患内障,性暴多怒,时时持镜自照,计日责效,屡医不愈。召杨诊之。杨曰:'目疾可自愈。第服药过多,毒已下注左股,旦夕间当暴发,窃为公忧之。'贵人因抚摩其股,日以毒发为悲。久之,目渐愈,而毒亦不发。以杨言不验,召诘之。杨曰:'医者意也,公性暴善怒,心之所属,无时不在于目,则火上炎,目何由愈?我诡言令公凝神悲其足,则火自降、目自愈矣。'"

病案中贵人患白内障,性暴多怒,屡治不愈,杨医生采取令患者悲其股而忘怒的方法,诱使患者产生悲伤的情绪,有效地抑制过怒的病态心理,这是以悲胜怒的典型范式。

(五)思胜恐疗法

恐为肾志,过度或突然的惊恐会使人肾气不固,气陷于下,出现惶惶不安,提心吊胆,神气涣散,二便失禁,意志不定等病理变化。可以用各种方法引导患者对有关事物进行思考,以制约患者过度恐惧或由恐惧引起的躯体障碍。其实这就是一种认知疗法,通过树立正确的认知来开导、引导患者进行思考,正确地认识事物的本质,从而克服患者过度恐惧的病态情绪。

案例一

《续名医类案·惊悸》记载:"卢不远治沈君鱼,终日畏死,龟卜筮数无不叩,名医之门无不造。一日就诊,卢为之立方用药,导谕千万言,略觉释然。次日侵晨又就诊,以卜当十日死。卢留宿斋中,大壮其胆,指菁山叩问谷禅师授参究法。参百日,念头始定而全安矣。"

沈君鱼整日担心,卢不远先与他交谈了一次(类似今日心理疏导疗法),患者心中恐惧顿时减轻许多,但次日一早便又来求治,声称其占卜得知10天内就要死去。卢不远便留他住在自己家里,患者觉得医生在身旁,便放心了许多。

后又学习"参究法",患者的恐死心理终于消除。这是一则以思胜恐的病案,通过说理开导,引导患者悉心研究性命之源,"不为生死所惑",患者的过度恐惧情绪状态通过参禅而平静下来,恢复到神志清醒、思维正常的状态,情绪高昂,病也就不药而愈了。

案例二

《愚庐随笔》记载:"孙姓童,一日游寺观,见神像有须,试拔之,得一茎,归告其母。母信佛吓之曰:'今夜神必来捕汝,其慎之。'童信其言,恐惧万状。入夜果寒热剧作,延某名医往诊,医询得真情,因谓之曰:'神像泥塑者也,拔一须无碍也。'童不信,医佯为愤怒,谓童曰:'我往拔以示汝',旋返,出须示之,童遂悦服。翌日热降病愈,其实医生示看,乃猪鬃也。"

这孩子拔了神像的一根胡子,原不会有病,但被信神的母亲吓唬,甚为恐惧,由恐惧而生寒噤,气久积便发热。此病不在治发热,而在治恐惧,要解除他的恐惧心理必须使之明白事理,忘却所恐惧之事。医生的表演使他心悦诚服,拔神像一根胡子根本无事,明白事理,解除恐惧的原因,其病自愈。此乃思胜恐之治。

(六)不拘克制之说

《黄帝内经》中虽然确立了情志相胜的治疗大法,但医家们却并没有被教条所束缚,而是实事求是地根据患者的具体情况而设计治疗方案。在很多七情致病的医案中,并不是依照情志相胜的原则来治疗的,同样也取得了令人满意的效果。

案例一

《儒门事亲·内伤形》记载:"项关令之妻,病怒,不欲食。常好叫呼怒骂,欲杀左右,恶言不辍。众医皆处药,几半载尚尔。其夫命戴人视之,戴人曰:此难以药治。乃使二娼各涂丹粉,作伶人状,其妇大笑。次日又令作角抵,又大笑。其旁常以两个能食之妇,夸其食美,其妇亦索其食,而为一尝之。不数日,怒减食增,不药而瘥。后得一子。"

患者过分生气而食欲差,常常大声呼叫,怒骂左右随从人员,服了药物没有效果,医生考虑到需要心理治疗方能奏效,于是安排了两个脸涂红粉、扮演戏子的人作角抵逗患者大笑。又找了两位能食的人夸谈美食,引起其食欲,结果情绪好转,食量大增。

案例二

明代江瓘的《名医类案·郁》记载:"州监军病悲思,郝允告其子曰:法当得悸即愈。时通守李宋卿御史严甚，监军向所惮也，允与子请于宋卿，一造问，责其过失，监军惶怖出，疾乃已，此恐胜忧。"

治愈这位忧伤思虑致病的患者所采用的"心药"是请来他一向害怕的上司来责备其过失。患者面对上司的批评感到异常的恐惧，心惊肉跳，吓出一身冷汗，此病随即消除。

案例三

魏之琇《续名医类案·哭笑》载："邱汝诚治女子恒笑不止。求诊，问平生所爱何衣，令着之，使母与对饮，故滴酒沾其裙，女大怒，病遂瘥。"

本案例治疗过于高兴"恒笑不止"的患者，医生采取了故意滴酒弄脏患者最喜爱的衣服来激怒患者，患者的怒气抵消过分喜悦的情绪从而使疾病痊愈。

总之，五行制克虽然有效，但若机械运用，也就不能体现出中医运用阴阳五行理论，辨证施治，灵活治疗的中医圆机活法的特点了。这几则医案分别为喜胜怒、恐胜忧和怒胜喜，就没有遵循一般规律，而是更加灵活运用了情志相胜的治疗方法。《冷庐医话》中所言："盖医者，意也，苟得其意，不必泥其法。所谓神而明之，存乎其人也。"但这些医案若深究之，却也并非无迹可寻。如项关令之妻病怒案，这则医案虽然语焉不详，难以明确患者当时状况，但从"不欲食"这一不属于怒则气上的症状，我们或许可以推测患者很可能是因忧郁而致怒。忧与悲同属肺金，所以治忧郁之怒，以悲胜怒难奏效，喜胜忧应该是更合理的选择。可见，心理治疗属于较高层次的非药物治疗，也对医生提出了较高的要求，若想真正掌握和使用这种治疗方法，必须识见广博，灵动机变，"必诡诈谲怪，无所不至，然后可以动人耳目，易人视听。若胸中无才器之人，亦不能用此"，"夫医贵有才，若无才，何足应变无穷"（《儒门事亲》）。这对医者本身的医学素养及学识修养提出了较高的要求，但也正是由于有了这么多德才兼备的名医大家孜孜不倦的追求探索，才有了中医心理学和心理治疗的高度发展，为我们留下了这些最宝贵的财富。

五、评价

中医情志相胜疗法创自《黄帝内经》，是世界上独特的一种心理治疗方法，又称活套疗法、以情胜情、以情遣情等。《黄帝内经》中不仅提出了情志相胜疗法的基本理论体系，而且根据它的作用提出了治疗疾病必须先"调畅情志"的观点，受到历代医家的重视。在历代医家实践的基础上加以应用并不断完善，形成了一套具有中国特色的心理治疗方法，突出表现在以下几个方面：

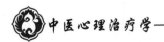

第一，古代中医情志相胜疗法疗程简单，设计精妙，疗效明显迅速，但要认真区分究竟是何种情志引起发病和目前主要表现为哪一情志状况，才能制订相应以情胜情的治疗对策。

第二，治疗要在患者不知情的情况下进行，这样可以充分调动患者的积极主动性，而且整个治疗显得十分自然真实，这种方法如果运用得当，在某些情况下比现代西方心理治疗方法更具有理论、实践上的优势。

第三，治疗要体现中国人情感方式的基本特点。中国人的情感方式不像西方人那样热情奔放，而更倾向于沉静、自律，抑或"存天理，灭人欲"的特点，因此治疗者要在正常的情况下制造一种氛围，使患者被压抑的情感得到充分的宣泄，这是运用情志相胜心理治疗的关键。

第四，要十分注重个体的差异性。这不仅体现为它把人的情志分为五种状态，并根据不同的情志特点提出了五个基本程序；还表现在对个体差异性的重视针对相同的症状时，必须注意患者的体质、个性等，根据差异辨证施治，如形体壮实者可采用突然的强大刺激，体质虚弱者可用持续的强化刺激。

第五，情志相胜的核心在于用一种情绪转移、制约与平衡另一种病理性的情绪。因此具体应用时不必拘泥于机械固守古典的五行模式，也可以"不择手段"，如欺骗、侮辱等方式，也可以用文学阅读、欣赏美术和音乐作品等文雅的方法来达到移情变气的目的。《医方考》云："情忘过极，非药可愈，须以情胜，《内经》一言，百代宗之，是无形之药也。明者触类而旁通之，则术在我矣。"由此可见上述之内容在实际运用中，必须具有机动灵活、巧舌善辩之能，方可以收理想之效。同时，它略有悖于现代临床心理学从业人员的理论守则。诚然，作为根植于中国固有文化传统和民族心理的中医情志相胜疗法，我们应超出直观的感觉水平进一步认识它，并发扬它的长处，使之成为适合中国人的医学心理治疗方法。

第二节　顺情从欲疗法

一、概说

"从"即顺从、适应、遵循。顺情从欲疗法取中医"从治"之意，也可称为顺欲法。其名称直接取自《素问·阴阳应象大论》"从欲快志于虚无之守"，其本义乃顺势利导。《灵枢·师传》曰："顺者，非独阴阳脉论气之逆顺也，百姓人民皆欲顺其志也。"此处明确指出所从者,不仅是"身",还包括"志"。"身"乃阴阳脉气代表的生理病理规律,属于人的生物属性范畴;"志"乃意愿、欲求,属于人的社会属性范畴。医生治病不仅要顺从人的生物规律,也要顾及患者的意愿欲求和心理规律。《荀子·修身》解释"顺"为"以善和人者谓之顺"。

顺情从欲疗法又叫顺意疗法,是顺从患者的意念、情绪,满足患者的身心需求,以释却患者心理病因的一种心理治疗方法。即顺从患者的情志和心理需要,予以满足,如满足其对衣、食、住、行等生活必要物质的要求。每个人都具有正当的基本愿望,如爱情、婚姻、家庭、求学、就业等,这是人类社会生活的必然现象,而且目欲视物,耳欲闻声,饥而欲食,渴而欲饮,寒则欲衣,劳则欲息,病而求医,恶死而乐生等都是人类最基本的生理需要,应该得到适当的满足,不能硬性废止。而顺情从欲法就是顺从患者被压抑了的情绪、意志,满足患者心身需要,使其心情舒畅而治愈疾病。顺情从欲疗法是我国历代医家强调的心理疗法之一。

二、治疗原理

人的一切活动,都是为了满足生理或心理的需要。《荀子》说:"凡人有所一同:饥而欲食,寒而欲暖,劳而欲息,好利而勿害,是人之所生而有也。"这说明每个人的基本欲望是生而具有的。《灵枢·师传》中又说:"未有逆而能治之也,夫惟顺而已矣,百姓人民,皆欲顺其志也。"例如"食色性也",是说温饱与性欲都是人的本性,也是基本的生理需求。如果一个人的温饱等生理需求未得到满足,就很难有良好的心境;而性欲与爱等心理需求得不到满足时,就可能出现头痛、月经不调和烦躁等症状。对于这些正当而必要的生活欲望不能得到满足所导致的神志病变,仅用劝说开导、移情易性是难以解除患者的疾苦的,"顺情从欲"才是其中尤为重要的一环。当基本的生活欲望得到满足时,神志病变才有可能得到向愈。朱丹溪说:"男女之欲,所关甚大;饮食之欲,于身尤切。"说明生理或心理的渴求与欲望是客观存在的,衣、食、住、行等生活必要物质的需求是正当的。爱情婚姻、家庭子女、求学就业等,亦是人类社会生活的必然现象。目欲视物,耳欲闻声,饥而欲食,渴而欲饮,寒则欲衣,劳则欲息,男大当婚,女大当嫁,病痛而欲医,恶死而乐生等,都是人类最基本的生理需求。

三、治疗方法

当某种个人欲望未能得到满足,遂致内怀深忧而生情志病变时,宜采用顺

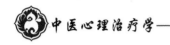

情从欲的方法进行医治。历代医家对顺情从欲法的应用积累了相当多的经验。

明代李渔在《闲情偶寄·疗病》中有顺情从欲治疗情志疾病的诸多论述：其一，凡人一生，必有偏嗜好一物，癖之所在，性命与通，剧病得此，皆称良药。故本性酷好之物，可以为药。其二，人无贵贱穷通，皆有激切所需之物，如穷人所需者财等，其人急需之物，可以当药。其三，人心私爱，必有所钟。一心钟爱之人，可以当药。如凡有少年子女，情窦已开，未经婚嫁而至疾，疾而不能遂愈者，惟此一物可以药之。其四，欲得未得之物，是人皆有。如文士之于异书，武人之于宝剑等，一生未见之物，皆可当药。其五，凡人有生平向往，未经谋面者，如其惠然肯来，以此当药，其为效也更捷。故平时契慕之人，可以当药。其六，平素常乐为之事，可以当药。如李渔一生无他癖，惟好著书，忧藉以消，怒藉以释，牢骚不平之气藉以铲除，他无疾不试，无试不验。其七，人有偏好，即有偏恶。偏好者致之，即可无疾。所以生平痛恶之物与切齿之人，悉皆去之，亦可当药。总之，就是顺从患者的意志、情绪，满足患者的心身需要，使患者怡悦开怀，心情舒畅。临床上应详细询问患者、家属及亲朋好友，了解患者的嗜好和情趣以及与发病的关系。根据实际情况，在许可的条件下，尽量满足患者的欲望和需求，患者能够情思如意，对治疗疾病就会有积极的促进作用。

从其所欲，指顺从患者所欲（意愿），"所欲"有显欲与潜欲之分。显欲即当事人当前意识到的欲求，潜欲即不在当前意识中的潜在欲求。显欲既可为真，也可为假。显欲的真假与当事人的阅历、个性、认知等因素有关。有些当事人性格外向、生活阅历浅，其一般显欲为真，因其通过强烈情绪状态表现的欲求与内在真实动机一致。个性朴实者显欲一般为真。有些当事人心理阻抗严重，如社会赞许倾向重（爱面子）者，把自己的欲求理解为"丢人"者，其过重的心理防御机制掩饰了真实的内在动机，其显欲为假。显欲的真假，当事人有时未必能知。治疗初期尚未把握当事人的潜欲，从其所欲主要指从其显欲，这是在当事人意识层面展开的心理操作。从其潜欲须先解读当事人潜欲的多层义，确定本质的那种潜欲，使患者有所意识，然后在意识层面进行心理操作。一般从其所欲是手段，顺势利导是目的。

从其道，指顺应某种心身规律。治疗师利用某种规律，设置某种条件，使当事人病态心理的矫正按一定规律（程序）发展。从表面看这是在当事人意识层面的操作，但真正发生作用是在其潜意识层面。《素问·上古天真论》称其为"合于道"，用于此处指合于人心之道，即合于心理活动规律。心理治疗合于"道"，可获事半功倍之效，如《孙膑兵法·奇正》曰："行水得其理漂石折舟；用民得其性,则令行如流。"

心理反佐法指在某些方面顺应当事人意愿,给予适度心理满足,以辅助主导心理治疗的方法。此法的提出受中药服用反佐法启示。中药服用反佐法即热(寒)病内盛,服用凉(热)药时,患者出现呕吐,格拒凉(热)药,此现象似乎热(寒)病蕴寒(热),为使药物顺利服入,在凉(热)药中少佐热(凉)药。心理阻抗严重时,会出现"拒医"现象,为减轻阻抗,获得患者接纳,并切入其症结,须采取心理反佐法。心理反佐法形式多样,治疗初期凡能使患者感受到一定效果,能使其产生良好心理体验,并能引导治疗深入的方法都可作为反佐法使用。心理治疗早期,如焦虑、抑郁等症状严重者,佐以少量用药;紧张型障碍者给予松弛治疗之类,使心身紧张得到暂时缓解,即治疗过程中以容易接受的策略应对患者心理阻挠。诸如此类,都可辅助心理治疗切入、深入,皆可起到心理反佐作用。心理反佐法与急则治其标有相似之处,但二者之不同在于前者旨在辅助主导治疗,后者却旨在缓急。

倾听也是一种引发患者向好的心理效应发展的常用方法。认真倾听,不打断患者倾诉,并不失时机地启发、引导患者,是治疗师应当采取的做法。这样做不但可表达治疗师关注的态度取向,而且可使患者疏泄郁闷情绪、缓解压力、放松心情,获得一定的心理满足感。给予有根据的肯定、保证、鼓励,也是从其所欲的一种策略。欲求受挫皆会有轻重不同的失败感,如果患者心理脆弱,或心理发展不成熟,或平时就缺乏自我价值感,依赖性较强,则加重其失败体验,也加重其自卑、无助感,适时地、有根据地支持,才是患者所需要。

由此可见,关注、倾听、保证、鼓励、支持等做法可先期缓解患者精神痛苦,对有较强自控感倾向的患者可作为稳定的治疗方法,持续应用。但若作为心理反佐法使用,只能用于治疗前期,因为心理反佐是将治疗师的关注、倾听、保证等做法作为"药引子"使用。一旦引发患者信任、接受等心理效应,便应抓住时机使用"主药"——引导有利于心身健康的欲求,改变非理性欲求。

四、案例分析

案例一

《外科正宗·上部疽毒门·瘰论》记载:"一室女年十七,因父择婿不遂,耽至二旬,怀抱日久,项生数核,坚硬如石,此肝经凝结筋缩之病也。又兼经水断绝,寒热如疟,咳嗽脉数,惟不颧红,此阴虚火动,已成瘰疬症也。非药能愈,视其形状,喜无败色。予曰:欲治此病,先治其心犹可。父问曰:何药治心?予曰:

非药也。《易》云：天地氤氲，万物化醇，男女媾精，万物化生，此天地男女生成化育之道也。斯病独起于孤阴、寡阳不生不化，所谓逆理之病，此女大失配，谓当至而不至，渐成失度之疾，其病不生而自生，非己作也，由时变也。故药不能挽回，必得阴阳和而雨泽降，夫妇和而家道成。斯时之后，用药方可。彼父始悟，随即择嫁，三月后，复请视之，前症稍定，先用逍遥散加香附、青皮、山栀、丹皮、贝母十余剂开郁疏肝，寒热渐止；次以人参养荣汤加丹皮、红花通其血脉，使心血易生，容颜稍泽；又用益气养荣汤倍参、术培助脾胃，增进饮食；间用归脾汤加麦冬、五味、远志、沙参收敛神气，宽慰性情。又制参术地黄膏，服至半年，精神顿复，经事亦通，惟核不能全退，用火针点破一核，琥珀膏贴之，渐腐为脓；又两月而得收敛。余肿三核，渐针渐溃渐敛，首尾纯用补脾开郁药，调理一年，始得全愈。"

该案例中，患者是一位年轻的女性，爱上了一男子，两人情投意合，但是女子父母嫌贫爱富，认为男方家境不好，对此婚事不同意。女子心情从此抑郁，后来患瘰疬、低烧、咳嗽、月经闭阻等病症。陈医生诊断后说："要治令媛身上的病，先要治她心里的病。"中国古代所谓的思念所伤，往往指男女之间相思不得或热恋中思念心切，情感剧烈起伏所致伤损，出现某些心理障碍。其父亲明白其中的病因后，顺从女儿的愿望，将女儿嫁出。婚后三个月，病情有了明显的好转。

案例二

《古今图书集成·医部全录·医术名流列传》记载："有荷担贩盐者，家无斗粟，盐为捕所夺，呕血数升，匍匐求治。同文潜以白金半锭杂药中，其人启函得金，以为误也。同文曰：我安得有金？即遗汝，必明告汝矣。其人得金喜，饮药立愈。"

家庭经济贫困之人，以荷担贩私盐为生，盐为捕所夺，呕血数升，匍匐求治。本案治心为上，药治为辅。钱同文巧妙地以半锭白银混入药中，使贫穷者因得到意外之财而满足，之后对症治疗，饮药立愈。

案例三

《古今医案按·癫狂》记载："王中阳治一妇，疑其夫有外好，因病失心狂惑，昼夜言语相续不绝，举家围绕，捉拿不定。王投滚痰丸八十九，即睡不语，次夜再进一服，前后两次逐下恶物，患人觉知羞报，遂饮食起坐如常。五七日能针指，终是意不快。王虑其复作，阴令一人，于其前对旁人曰：可怜某妇人，中暑暴死。患者忻然，问汝何以知之，说者曰：我适见其夫备后事也。患者有喜色，由是遂痊。王再询其家人曰：患者月水通否？其姑曰：近来月余不进饮食，瘦损羸劣，想不月也。王曰：如血稍鲜时，即来取药。既而报曰：血间鲜红矣。即令服婚合门中滋血汤主之，再服增损四物汤，半月全安，更不举发。"

一个妇女怀疑丈夫有外遇，"因病失心狂惑，昼夜言语相续不绝，举家围绕，捉拿不定"。王中阳暗中派人对此女说，她所怀疑的第三者已经中暑暴亡。患者无意中听说情敌已死，身体很快便痊愈了。俞震认为："此法难用，医者能求其因而解之，即轩岐传心之学矣。"张景岳说："若思虑不解而致病者，非得情舒愿遂，多难取效。"在客观条件及伦理道德许可的前提下，尊重、同情、体谅、迁就患者的情绪，创造条件，适当满足患者的愿望，有助于疾病的治疗。

案例四

清代魏之琇的《续名医类案》摘录了《江南通志》中记载的一则医案："薛东明治王生子，周岁，忽不乳食，肌肉消尽，医疑为疳。薛曰：此相思症也。众皆嗤笑之。薛命取平时玩弄之物，悉陈于前，有小木鱼儿，一见遂笑，疾遂已。"

本案例说的是王某的小儿刚满一岁，突然患病，不吃乳食，逐渐消瘦。医生怀疑得了疳症，经治疗未见好转。薛东明医生来诊看后说小孩得了相思病，众人都嗤笑他胡说八道。薛东明让人拿出患儿平时玩的玩具，一样样摆在小孩面前，当患儿看到小木鱼时，顿时喜笑颜开，此后病也慢慢痊愈了。

案例五

《续名医类案·相思》记载万密斋："治胡三溪子，岁半，日入后，忽啼不止，时七夕也。三溪招万饮，已而报啼甚，请人视之，无病也。饮未竟，儿啼甚，人以儿故意不乐。三溪强再视，细察之，实无病。无病而哭，必心有所欲，不能言也。乃问曰：'儿今日所喜弄者何物？'乳母曰：'马鞭子。'即令取至，乃笑而持之，击其乳母，不复哭矣，于是畅饮而罢。明日有问者，曰：此小儿害相思病也，可以为案。"

当然不只大人会相思，连小孩也会相思成疾，只是内容有所不同。医生之所以能够治疗好这个小孩的疾病，就是因为使用了顺情从欲的方法。顺情从欲的方法有时远远超过药物的治疗。

五、评价

从古今验案来看，医家们常用顺情从欲疗法及时满足患者某些合理的意愿，如生理性欲望（食欲、性欲等），提高儿童的安全感等，这些都具有明显的正性心理效应。案例一中的女子因思念心爱的男子而病，案例四中周岁顽童因思念心爱的玩具而病,皆得愿遂而后病愈。清代医家程文囿也在治疗某患呕吐之症的室女时,认为其症必待婚嫁后、求偶意愿得遂方会自愈。运用此法,要求医生具有敏锐的判断力,能察言观色地洞悉患者的各种意愿,正确地分析其合理与否,客观条件允许与否。对于患者某些不合理或者客观条件尚不允许的意愿要求等,则又要配合进行疏导说服工作。因此,顺情从欲是有条件的:一是看是否合情合理,是否符合人的正常需要;二是看是否现实可行;三看是否适度适量,对于那些胡思乱想、放纵无稽、痴心妄想的欲望应予以合理的劝说和引导。

第三节　两极情绪疗法

一、概说

"阴阳喜怒"是中医一个重要的原理,如果局限于七情学说,它既可指喜怒为代表的两极情绪发病,又可以引申为利用肯定与否定等两极相反情绪治疗疾病。

二、治疗原理

情绪阴阳太过不及均可发病。关于七情两极极性而发病,《素问·调经论》概括为"阴阳喜怒",以怒代表否定的一极,以喜代表肯定的一极。同样"阴阳喜怒"的原理也可以用于疗病,用肯定之喜,去调节否定之怒;或以否定之怒,去调节肯定之喜,为阴阳两极调理。在当今中医心理学中,将上述原理与方法概括为喜怒两极发病与相反情绪调理。

三、治疗方法

治疗方法包括两种:一种是肯定的情绪治疗,即以快乐为手段来缓解悲忧等负性心境;二是否定的情绪治疗,即以不快为手段用悲伤去纠正过度兴奋的情绪。

四、案例分析

案例一

《武进县志》记载"一女伤于怒,内向卧不得转。迪诊之,因索花作妇人妆,且歌且笑,患者闻之,不觉回顾,大笑而愈。"

此案由《古今图书集成·医部全录·医术名流列传》转录自《武进县志》，此为怒伤于肝，喜笑治愈。该女子因怒气而病不能翻身，徐迪治疗没有处方用药，而是把自己男扮女装，用种种滑稽动作逗引患者发笑。怒为否定情绪，喜笑为肯定情绪，相反的情绪，以喜制怒，矛盾得到统一，患者便大笑而愈。

案例二

《石室秘录·呆病》记载："呆病如痴，而默默不言也，如饥而悠悠如失也，意欲癫而不能，心欲狂而不敢，有时睡数日不醒，有时坐数日不眠，有时将己身衣服密密缝完，有时将他人物件深深藏掩；与人言则无语而神游，背人言则低声而泣诉，与之食则厌薄而不吞，不与食则吞炭而若快。此等症虽有祟凭之，实亦胸腹之中，无非痰气。故治呆无奇法，治痰即治呆也。然而痰势最盛，呆气最深，若以寻常二陈汤治之，安得获效？方用逐呆仙丹：人参一两，白术二两，茯神三两，半夏五钱，白芥子一两，附子五分，白薇三钱，菟丝子一两，丹砂三钱，研末。先将各药煎汤，调丹砂末与半碗，彼不肯服，以炭给之，欣然服矣。又给之，又服半碗，然后听其自便。彼必倦怠欲卧矣，乘其睡熟，将其衣服被褥尽行火化，单留身上所服之衣，另用新被盖之，切不可惊醒。此一睡，有睡至数日者，醒来必觅衣而衣无，觅被而被非故物，彼必大哭，然后又以前药与一剂，必不肯服，即之炭。亦断不肯矣，不妨以鞭责之，动其怒气，用有力之人，将前药执而灌之。彼必大怒，已而又睡去矣。此时断须预备新鲜衣服被褥等项，俟其半日即醒，彼见满房皆是亲人，心中恍然如悟，必又大哭不已，诸人当以好言劝之，彼必说出鬼神之事。亲人说幸某人治疗，已将鬼神尽行祛遣，不必再虑，彼听之欣然而病亦全愈矣。"

此案作者陈士铎，是清代医家，浙江山阴人，攻史书，客燕京（北京），年长习医，阅历丰富。他所著《石室秘录》（刊于1687年）六卷是综合性的医书，以治法为纲是其特点，从治法中可以看出其心理治疗思想。此案便是他运用"阴阳喜怒""两极反复"的原则，对患者先使其悲伤愤怒，趁他熟睡时脱掉其衣物，换去被褥，改变原来熟悉的事物，使患者惊奇，之后又灌药、责打虐待患者，造成否定情绪的一个极端震荡。第二次则相反，示以患者亲切温暖，当患者睡醒后，让他看见自己的亲人，众人再加以开导宽慰，这种情景变化，使他倾诉鬼魔致病之苦，帮助他增强信心战胜邪恶，从而神爽病愈，进入肯定情绪一极。这过程设计周密，用意深远，可称心理治疗的典范。

五、评价

"阴阳喜怒"是七情学说的一个纲领，其实质就是心理学所谓情绪的两极

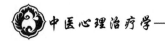

性,表现为肯定和否定的对立性质。情绪的两极性是相反相成的,在一定条件下可互相转化。以上两案例就巧妙地运用了肯定和否定两种情绪,达到了良好的治疗效果。运用这种情绪上的两极性治疗疾病,在中医临床上不论是药物或心理治疗都不少见。

第四节　宣泄疗法

一、概说

宣泄疗法是让患者把压抑的情绪发泄出来,以减轻和消除心理压力,从而达到治疗目的的一种心理疗法。当人受到挫折后,用意志力量压抑情绪,可以表现出正常情况下的神情自若,但这只能缓解表面的紧张,却不能解决内心的情绪纷扰,甚至会引起疾病,带来更大的危害。

二、治疗原理

情绪的发泄,尤其是不良情绪的适度发泄,可以把不快情绪释放出来,从而使紧张情绪得到缓解。

三、治疗方法

中国古代常用的情绪宣泄的方法主要有:

(一)发怒宣泄

古人认为,"怒伤肝""怒则气上",说明"怒"是一种不良的情绪反应。然而,发怒又是属于阳性的情绪反应,可以起到忘思虑、解忧愁、消郁结的作用,因而可以利用发怒的方法,使情绪郁结之气得以宣泄而缓解。

(二)哭泣宣泄

哭泣宣泄是通过流泪来宣泄郁积于内心的不良情绪。哭泣也有调节情志的作用,悲伤时痛哭流泪,可把人体内导致情绪抑郁而出现的有害化学物质排除,因而哭泣流泪能把令人不愉快的情绪一扫而光,从而消除心理上的压力。

《灵枢·口问》云:"心者,五藏六府之主也;目者,宗脉之所聚也,上液之道也;口鼻者,气之门户也。故悲哀愁忧则心动,心动则五藏六府皆摇,摇则宗脉感,宗脉感则液道开,液道开故泣涕出焉。"心是五脏六腑的主宰,目是诸多经脉汇聚的地方,五脏六腑的经气上注于目,也是经气由上而外泻的通道,口鼻为气之门户。所以悲伤、哀怨、愁苦、忧伤的情绪会牵动心神,心神不安就会使五脏六腑皆受影响,继而波及各经脉,经脉的波动使得各条排泄液体的通道尽皆开放,液道开放,所以鼻涕和眼泪会同时涌出。

这里明确指出哭泣对悲哀愁忧等情志刺激所具有的调节作用。也就是说,悲哀等情志刺激使宗脉感而液道开,于是啼哭流泪,从而减缓悲哀带来的痛苦。例如,当人遭受灾害、亲人死亡等事件时,是非常痛苦的,经过哭泣之后会觉得胸口压痛症状减轻许多。倘若不哭出来,强忍在心里,那是非常难受的,甚至还会导致严重的情志疾病。所以悲哀刺激而哭泣并非坏事,而是一种必要的心理调节。

（三）太息宣泄

太息即叹气,也可宣发郁结。《灵枢·口问》云:"忧思则心系急,心系急则气道约,约则不利,故太息以伸出之。"这说明忧思郁结之症,可用太息使之得到抒发,这样可以起到调节情绪的作用。

（四）旅游宣泄

孔子说:"知者乐水,仁者乐山。"人们通过旅游,投向大自然的怀抱,进入绿色的世界,那幽静的环境、清新的空气、温暖的阳光、多姿的花木、绚丽的山光水色,使人心中的杂念尽除,烦恼顿逝,充满喜悦,无比畅快,能达到"空人心""悦身性"的境地。的确,旅游可以消除精神上的紧张和压抑情绪,从而忘却生活中许多烦恼与不快,增进心理健康。

（五）运动宣泄

运动即体力活动,包括体力劳动和体育运动。早在春秋战国时期,我国著名思想家荀子就强调指出:"养备而动时,则天不能病。"其意思是说,勤劳而且适时,就不会生病。当人们在消极情绪过于强烈而难于遏制时,可以用运动的方式予以宣泄。因为运动可以增强人对外界的适应性和抵抗力,在运动中人们的心理会得到调节。也可以参加一些体力劳动,即使是平凡的家务劳动,也会给人带来欢乐。

四、案例分析

案例一

《后汉书·方术列传·华佗传》记载:"有一郡守笃病久,佗以为盛怒则差,乃多受其货,而不加功。无何弃去,又留书骂之。太守果大怒,命人追杀佗,不及,因嗔恚,吐黑血数升而愈。"

有一名郡守得病,华佗认为这人极其愤怒就好了,于是多次接受他的礼品

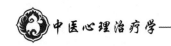

而不加以医治,没有多久弃他离去,并留下书信辱骂他。郡守果然大怒,命人追赶捕杀华佗。郡守的儿子知道情况,嘱咐使者不要追赶。郡守大怒得更厉害了,吐出几升黑血痊愈了。华佗掌握了权贵者自尊易怒的心理特点,不处药方,反刺其短处,"留书责骂之",阴性疾病用阳性情绪刺激,这样大大激怒郡守,"怒则气上",血随气逆,瘀血吐出而病愈。

案例二

《松江府志》记载:"秦昌遇常行村落,见妇人渐米,使从者挑怒之,妇人忿诟,昌遇语其家人曰:'若妇,痘且发,当不治,吾激其盛气,使毒发肝部耳口下,暮时应见于某处,吾且止是为汝活之。'乃暮如其言,乞药而愈。"

此案是明代医家秦昌温利用激怒泄毒之法治疗痘证。痘证由内蕴湿热而疫毒侵袭而发,疫毒耗伤阴阳气血,即可壅积寒水,也可激相火。如果是烈毒相火,阳烈火亢,疫毒壅滞,那么病情就更加严重。肝为木,宣条达疏泄,其志在怒,如界怒太过就可促使肝气横溢外泄。秦昌遇派人去侮辱妇人,使之怒激肝木,壅滞的疫毒之邪随肝气横溢外泄而透发,病情由危证转为轻证,再用汤药治愈。

五、评价

古人曾说:"不如人意常八九,如人之意一二分。"一般来说,人的一生中处于逆境的时间是大大多于顺境的时间。那么,心情不愉快时,又怎么办呢?事实证明,宣泄法可使人从苦恼、郁结的消极心理中得以解脱,尽快地恢复心理平衡。祖国医学认为,"郁则发之"。郁,即郁结,主要指忧郁、悲伤,使人不快的消极情绪,发即宣泄、疏发。当情绪不佳时,千万不要自寻苦恼,把痛苦、忧伤闷在心里,一定要使之宣泄出来,如痛快大哭一场。现代研究发现,因感情变化流出的眼泪中含有两种神经传导物质,这两种传导物质随眼泪排出体外后,可缓和悲伤者的紧张情绪,减轻痛苦和消除忧虑。

第五节　羞耻疗法

一、概说

羞是一种情感,不在情志之列,但是激发其"羞"的情感体验,可产生本能回避行为。古代医家利用人的这一本能,治疗一些疑难怪症,收到意想不到的效果。

二、原理

医生给患者一个突如其来的刺激,让患者产生羞愧之情,通过这一刺激调动起来患者的部分潜能,使患者不自觉地产生本能的自保行为,诱其作出超常反应,使疾病趋于康复。

三、治疗方法

治疗一般采用语言、行为等计谋权诈的方法,激起患者的羞愧之情。

四、案例分析

案例一

《古今图书集成·医部全录·医术名流列传》记载过一个案例。一个女子因伸腰打哈欠,双手向上伸直后放不下。之后,请来了著名的俞用古先生。俞用古诊曰:"须灸丹田。"燃灸,令解其裙,女惊护之,双手遂下,病即愈。

此案例是因为伸腰打哈欠,手上举后不能放下。明代医家俞用古,利用女子害羞的本性,采用了计谋权诈的心理疗法,假装解裙带灸丹田,患者于是惊慌起来,不自觉地用手护住身体,急而生变,手能放下,病愈。

案例二

《挥尘新谈》记载:"邱汝诚治一女子,欠伸臂不下。邱命其母裸女上身,以单裙著之。曰:俟吾揭帘即去下裳。母如命。邱扬声而入,女羞缩臂即复故。"

女子伸懒腰时,双臂高举,因肩臂处突然疼痛难忍,使双臂不能落下。家人想帮她放下,但还没等接近,她就叫哭连天,不让动她。没有办法,只好求名医邱汝诚诊治。邱医生见到这种情况,知道吃药无济于事,便心生一计,此案分为两步:第一步先叫患者的母亲把患者领到内室,先脱去女子的上衣,下身仅留一单裙。又在外室高声对患者母亲说:"等我揭帘入内诊治时,请把姑娘的裙裤脱下。"患者的母亲答应一声,并做好了给女子脱裤的准备。第二步邱汝诚大声张扬要进去,并把门帘动了几下。女子以为医生真的要进来,生怕母亲把她的裙裤脱下,面色骤变,羞愧难当,急欲用手保护裙裤。此时,她已忘记了疼痛,不顾一切,双臂一缩,恢复了原状。

五、评价

激起人的羞耻之情,每能诱发其作出超常的反应,特别是强有力的保护性行为。合理地进行诱导,正确地利用这种自身的强有力的保护性行为反应,常可起到纠正心身病态,特别是运动系统病态的作用。古代医家偶用此法纠正或治疗一些属于精神情志因素引起的运动系统异常现象,但必须强调的是此疗法用之失当,则可能刺伤患者,辱其人格,从而带来一系列更为严重的后果,故非万不得已,不可行之。

第六节　惊吓刺激疗法

一、概说

惊吓刺激疗法指用出乎意料之法,刺激患者产生短暂、强烈的惊慌、恐惧等情绪以及相应的应激行为来治疗疾病。

二、原理

"惊则气乱""恐则气下",当人体受到强烈的刺激时,产生反方向的调节,形成一个新的平衡状态。

三、治疗方法

治疗一般采用语言、行为等方法,让患者产生强烈的惊慌、恐惧情绪。

四、案例分析

案例一

《名医类案·舌》载:"一妇人产子,舌出不能收。医有周姓者,令以朱砂末敷其舌,仍令作产子状,以二女掖之,乃于壁外潜累盆盎量危处,堕地作声,声闻而舌收矣。"

一名产妇因用力过度而舌伸出口外不能收回,夫舌为心之苗,此必难产而惊,心火不宁,故舌因用力而出也。周医生用镇静安神的朱砂涂于患者舌头上,以镇心火,并且嘱咐产妇仍当作在分娩一样,布置好后,在隔壁制造惊响,利用"恐则气下",患者一惊吓,舌头就自行收回痊愈了。

案例二

张锡纯在《医学衷中参西录》记载:"犹忆少年时,在外祖父家有表兄刘庆甫,年弱冠时患衄血证,始则数日一衄,继之每日必衄,百药不效。适其比邻有五年患劳者,常与同座闲话。一日正衄之际,忽闻哭声,知劳疾者已死。陡然惊惧寒战,其衄顿止,从此不再复发。……惊惧气下而衄止。"

这是一个无意的心理治疗医案,但可说明激情刺激对机体的强烈作用。案中的少年患衄血,频发而久治不愈。当时他有个邻居患病五年了,经常坐在一起聊天说话。一天,当少年发病时,忽然听到哭声,得知那名邻居已经去世,心中惊恐,病竟然好了。吐血、衄血的病机主要是向上向外,中医学认为治上血的第一要义是降逆,而恐则气下,恰好是相反方向的调节,迅速地改变这个病机的方向,所以数年沉疴由此而已。

五、评价

运用惊吓刺激的方法治疗情志疾病,不仅古代医案中有记载,现代也有医师运用此方法治疗呃逆等病症,但是疗效有待进一步的探讨。另外,使用其方法要因人而异,对于老年人、幼儿、患有心脏疾病、患有高血压等患者,要慎重,以防引起其他疾病。

第六章　中医认知疗法

中医心理治疗并没有"认知疗法"这样一个名词,所谓的中医认知疗法是依照现代认知治疗的定义,将中医治疗方法中主要以认知为操作对象的心理治疗方法归纳整理而成。从中医认知疗法使用的手段看,医生总是在使用自己产出的"心药"。其"心药"并不一定局限于语言类,也有行为类的;而且既有直接显露医生意图的,也有隐藏医生真实动机的;有对错误认知进行归因,也有不理会归因而另辟蹊径的。由此可见,中医认知疗法与西方认知疗法,操作对象虽都是人的认知,但前者的治疗手段更为丰富。认知疗法在治疗抑郁症、恐惧症、焦虑障碍以及多种躯体形式障碍等方面有较好效果。

第一节　劝说开导法

一、概说

劝说开导疗法是针对患者的病情、心理状态等,通过采用语言交谈方式进行疏导,以消除其致病心因,纠正其不良情绪和情感活动的一种心理治疗。劝说开导疗法应用范围极广,是中医心理治疗的重要方式之一。

二、治疗原理

在一定条件下,言语刺激对心理、生理活动都会产生很大的影响。因此,正确地运用"言语"这一工具,对患者采取启发诱导的方法,宣传疾病的知识,分析疾病的原因与机制,可以解除患者的思想顾虑,提高其战胜疾病的信心,使之主动、积极地配合医生进行治疗,促使其恢复。

三、治疗方法

首先,以广泛收集完整可靠的病史为前提,为患者实事求是分析病因及发病机制,提出对患者有利的观点,启发患者自我分析,解除或缓解心理压力、调整情绪,达到治疗的目的。对于不配合的患者,应抓住"人之情,莫不恶死而乐生"这一心理状态,使其重视疾病,积极配合。

其次,良好的医患关系是治疗的关键,医生要有极大的同情心,态度要严肃、诚恳、热情,语言要慎重,鼓励、引导患者吐出真情,因为患者的倾诉不仅可以帮助判断病情,其本身也是一种宣泄,可以缓解其紧张、焦虑的情绪。

最后,劝说开导对通情达理的心神患者比较适用,对昏蒙多疑者可能会徒增忧怨。

四、治疗内容

(一)怡悦开怀

此法主要是通过医生对患者进行语言劝说开导,使患者了解自己的情志障碍所在,从而积极主动地加以自我调节,控制情绪,纠正不良心理,使七情得以调畅,怡悦开怀,疾病得除。

案例一

《列子·力命》记载:"杨朱之友曰季梁。季梁得病,七日大渐。其子环而泣之,请医。季梁谓杨朱曰:'吾子不肖如此之甚,汝奚不为我歌以晓之?'杨朱歌曰:'天其弗识,人胡能觉? 匪佑自天,弗孽由人。我乎汝乎! 其弗知乎? 医乎巫乎! 其知之乎?'其子弗晓,终谒三医。一曰矫氏,二曰俞氏,三曰卢氏,诊其所疾。矫氏谓季梁曰:'汝寒温不节,虚实失度,病由饥饱色欲,精虑烦散,非天非鬼。虽渐,可攻也。'季梁曰:'众医也。亟屏之。'俞氏曰:'汝始则胎气不足,乳湩有余。病非一朝一夕之故,其所由来渐矣,弗可已也。'季梁曰:'良医也,且食之!'卢氏曰:'汝疾不由天,亦不由人,亦不由鬼。禀生受形,既有制之者矣,亦有知之者矣。药石其如汝何?'季梁曰:'神医也。重贻遣之。'"

案例中,杨朱的朋友季梁得病,七天病情逐渐加重,他的儿子围着他哭泣,要请医生。季梁对杨朱说:"我儿子这样不像我,你为什么不为我讴歌以示呢?"杨朱就唱到:"天呵不能知道,人呵不能察觉,不是上天保佑,也非有人造成。我呀你呀,都不知道! 医生巫师呵,又有谁知晓?"他的儿子还是不明白,最后请来三位医生来诊治疾病,一是矫氏,二是俞氏,三是卢氏。矫氏说:"你的病由于寒温失调,虚实失度,饥饱失常,色欲过度,精神不振,可以治疗。"季梁说:"普通医生而已!"俞氏说:"你的病是由于先天不足所致,而非一朝一夕所成。要用药来治好你的病,恐怕很难。"季梁说:"真是一位好医生。"卢氏说:"你的病是由精神因素引起的,所以不用吃药,只要好好修身养性,就会好的。"季梁说:"真神医也!"经过心理调节,没过多久,季梁的身体就痊愈了。

如何治疗季梁的疾病,因三个医生的语言、治疗水平不同,故效果、待遇迥异。矫氏按一般情况硬套,被辞退。俞氏重视先天禀赋和后天调养,得到患者好评。卢氏指出此病产生既不由天,亦不由人,更不由鬼,药物也不能治好。人存在很大的个体心身差异,若能明白这个道理,寻求适合自己心身特点的调养方法,这病是能好的。卢氏的劝说除了暗示作用外,与病情相符,言语契合患者心理,被愉快接受,增强了其痊愈的信心。于是季梁厚礼重谢于卢医生,不久其病不药自愈。

案例二

《古今医案按·癫狂》:"昔有患贫而病者,医令人诡以财帛与之,遂愈。皆一时权宜之法,然一旦真情忽露,其病必发。不若以正言开导之,使豁然省悟,乃无反复。"

此案患者苦于贫穷,日久致病。一时钱财从天而降,自然高兴,所苦之事一时得到满足,疾病暂时"好转"。但这是一时做戏,病因并未根除,一旦事情的真相暴露,患者还会旧病复发。并不是说使用的方法不当,而是治疗进行的不彻底,没有正确掌握标本之用,诡诈只能治其标而未治其本,如在其基础上加以开导,使患者明达事理,解除病本,那这将是个很好的治疗方案。

案例三

《鉴戒录》记载:"董太尉璋久患渴疾,遣押衙李彦求医。孟蜀祖遣虞少卿而往。虞少卿既至,董公曰:'璋之所患,经百名医而无征差者,何也?'虞少卿对曰:'君之疾,非唯渴浆,而似渴士。得其多士,不劳药石而自愈矣。'董公大悦。时董公有面南之志,虞少卿故以此言讯之。又曰:'洮闻天有六气,降为六淫。淫生六疾,害于六腑。六气者,阴阳风雨晦明也,是以六淫随焉;六疾者,寒热末腹惑心也,是以六腑随焉。故心为离宫,肾为水脏,晦明劳役,百疾生焉。大凡视听至烦,皆有所损。心烦则乱,事烦则变,机烦则失,兵烦则反,五音烦而损耳,五色烦而损目,滋味烦而生疾,男女烦而减寿。古者君子,莫不诫之。君今日有万思,时有万机,乐淫于外,女淫于内,渴之难疗,其由此乎。'"

董太尉璋久患渴疾,久治无效,虞少卿为其诊治时,详细辨析了疾病发生的原因,通过开导,层层说理,指出非渴望饮水,其实心有野心,处理政务操劳过度,声色过余,耳目劳损,好色纵欲,伤及真阴,故得此病。董太尉闻言明白此理,心中大喜,并以此理箴言作为座右铭,通过调理,疾病得愈。

(二)释疑解惑

释疑就是根据患者存在的思想疑虑,通过语言说理开导或是采用其他的方法,解除患者不必要的怀疑或猜疑,帮助他们去掉思想包袱,恢复健康。

案例一

宋代张杲的《医说·奇疾》记载:"何解元,陈留人也。一日会饮于赵修武宅,酒至数杯,忽见盏底有似一小蛇,咽入口,亦不觉有物。但每每思而疑之,日久觉心疼,自思小蛇长大,食其五脏。明年又因旧会赵宅,恰才执杯,又见小蛇,乃放下盏,细看时,赵宅屋梁上挂一张弓,却是弓稍影在盏中。因此解疑,其心疾遂无,乃是致疑而成病也。"

古代"杞人忧天""杯弓蛇影"的故事,就是典型的疑虑成疾,而经过解疑释惑,沉疾顿愈。本案中何官人到朋友赵修武家里赴宴饮酒,喝了数杯后,忽然发现杯底中有条小蛇,把酒喝干后也没有异常感觉。回到家中其常常以为喝酒时吞了小蛇,这个阴影总是萦绕在心里,觉得心中疼痛,还疑心小蛇在腹部逐渐长大,在体内蠕动,吞食内脏,这样痛苦地过了一年。第二年再到赵家赴宴,这次他非常小心,刚端起酒杯,又见酒杯中有小蛇,仔细观看原来是赵家的房梁上挂了一张弓,这张弓的影子映射在酒杯底如同小蛇一般。从此他解除了心中的疑团,心里豁亮,病就无影无踪。这也说明他的病是由于怀疑而引起的情志疾患。

案例二

《古今医案按·七情》记载:"徐书记有室女,病似劳,医僧法靖诊曰:二寸脉微伏,是忧思致病,请示病因。徐曰:女子梦吞蛇,渐成此病。靖谓有蛇在腹,用药专下小蛇,其疾遂愈。靖密言非蛇病也,因梦蛇过忧成疾,当治意而不治病耳。"

此例与杯弓蛇影有异曲同工之处,女子怀疑自己吞进了蛇,忧思患病,需要使其解除这种疑惑,一种驱蛇的"特效药"可以治好这种疾病。人罹患某种疾病之后,容易产生各种怀疑与猜疑,或小病疑大,或轻病疑重,或久病疑死。有的人本来没有什么病变,偶然受到某些内外刺激,就疑神疑鬼,怀疑自己得了这样那样的重病,必须按"心病须用心药医"之心理疗法始见疗效。

案例三

清代沈源的《奇症汇·卷四》曾载:"朱丹溪治一少年,每夜有梦,朱连诊两

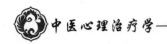

日,观其动止,头不仰举,但俯视不正,必阴邪相留叩之不言其状,询其仆,乃言至庙见侍女,以手抚摩久之,不三日而寝疾。朱令法师入庙,毁其像,小腹中泥土皆湿,疾遂瘳。"

本案例为一少年男子思恋庙中侍女像,气机郁结,神昏意乱而出现头不仰举,俯视不正等症状。朱丹溪令法师入庙毁坏侍女泥塑之像,把泥胎暴露出来,借以告诉该少年,他所思恋的对象是泥土而非真人。这里朱丹溪通过释疑解惑让少年明白事情真相而使其病愈。

五、评价

心理治疗方法多种多样,言语开导治疗是一种基本方法。医生通过解释病情、阐明道理,让患者了解致病原因、后果及危害性,从而消除疑虑、恐惧等消极情绪,纠正不良行为,可以获得满意的疗效。但其关键在于医生如何运用,使用得当,可以收到立竿见影的效果;使用不当,疾病暂时好了也会再复发。

第二节　行为开导法

一、概说

行为开导法是指医生使用自己的行为(非语言)对患者进行操作的方法。

二、原理

医生通过行为来影响或改变患者的感受、认识、情绪、态度和行为,以减轻或消除使患者痛苦的各种情绪,以及减轻由此而引起的各种躯体症状。

三、治疗方法

通过用行为这一"无声"的方式,使感觉器官作用于心理,从而起到治疗作用。

四、案例分析

案例

《冷庐医话·今人》记载:"吴江陈梦琴茂才(希恕),家居芦墟,其曾祖为诸生者名策,得《外科秘方》于外家潘氏,始为医。茂才幼好学,有声庠序间,壮岁家中落，母令习家学，可养生兼可治生，乃从其兄省吾上舍（希曾）学，期年而业成，生平所治疾，悉录成为书，积三百二十二卷，手撮其要为十册，以训子侄。其婿沈沃之学博，曰：'富择取之，为妇翁陈先生《治疾记》。'篇长不备录，录其尤者。一人无故舌出于口寸余，他医遵古方熏以巴豆烟，饮以清心脾药，不效。先生命取鸡冠血涂之，使人持铜钲立其后，掷于地，声大而腾，病者愕顾而舌收矣。或问其故，先生曰：'舌为心苗，心主血，用从其类，必鸡冠者，清高之分，精华所聚也。掷钲于地者，惊气先入心，治其原也。'"（按：惊吓刺激疗法中：周真治妇因产子舌上不收，以朱砂傅之，令以壁外堕瓦盆作声而舌收。此盖从其法化出。）

病案中患者舌出于口，服药无效，茂才在其身后掷铜钲，病者受惊吓而舌收。分析此案，医生使用的语言寥寥无几，以行为代语言，收到良好的效果。

五、评价

西方认知疗法也有用行为作治疗手段的，但多半是局限于患者进行的尝试性行为，如对抑郁患者自信降低、行动受阻，医生鼓励患者尝试活动，以此证明患者的潜力，减弱其自卑的错误认知。

第三节　语言疏导法

一、概说

语言疏导法亦称为开导解惑法，是医生以语言为主要手段与患者交谈，使之明了与疾病有关的道理，以及自己所能做的努力，主动消除心理障碍的一种心理治疗方法。开导解惑法作为一种基本常用的心理疗法，起源于《黄帝内经》，继之于金、元、明后世医家，在历代医家中得以发挥运用。唐代孙思邈是我国心理疗法的巨匠，他开创了与患者"共语"的方法，以提高患者的"受入性"。"共语"实际就是医患之间的对话，"受入性"乃是患者对医生心理治疗接受的能力。清代医家吴鞠通，平生最重视开导法，他在《医医病书》中说："吾谓凡治内伤者，必先祝由。详告以病所由来，使病人知之而不敢再犯，又必细体变风变雅，曲察劳人思妇之隐情，婉言以开导之，庄言以震惊之，危言以悚惧之，必使之心悦诚服，而后可以奏效如神，余一生得力于此。"

《黄帝内经》所云"告之以其败，语之以其善，导之以其所便，开之以其所苦"

中的告、语、导、开，就是运用语言，对病情加以解释，使患者知情达理，配合医生，遵从医嘱，达到提高疗效的目的。说理开导法是医生用言语对患者启发诱导，分析病情，解释、开导以解除患者内心忧烦之苦，即消除悲观情绪，动之以情，晓之以理，喻之以例，告之以法，从而达到治疗目的。《素问·移精变气论》曰："古之治病，唯其移精变气，可祝由而已。"祝由者，祝其病所由来也，即分析并告之病所来。我国古代的祝由疗法，即祝说发病的缘由，以转移患者的精神情绪，达到调整、改变患者的不良心理状态，实际上也是以言语开导为主的一种心理疗法。通过医者的说理开导，使患者了解调养治疗的具体措施，解除患者各种顾虑和消极的心理状态，增强战胜疾病的信心，加速康复的进程。

二、治疗原理

本疗法原理是说理开导、同情安慰，改变患者的病态心理环境。在一定条件下，语言对心理、生理都会产生很大的影响，通过说服、解释、鼓动、安慰、保证等方法，做到动之以情，晓之以理，明之以法，从而起到改变患者精神面貌及躯体状况的目的。如"望梅止渴"的故事，就是一个很好的例证。因此，正确运用语言工具，对患者进行启发诱导，强化心理效应，宣传疾病的预防和治疗知识，分析病因病理，解脱患者的顾虑，可以提高患者战胜疾病的信心，促进机体康复。言语疏导疗法遵从"生物—心理—社会"的新型医学模式，通过医者耐心细致的治疗，进行解析、劝说，边训练边启发患者体会治疗后的良好反应，以增加患者的信心，并积极主动要求训练，从而形成良性循环。因为良性的心理活动对机体有良好的调节作用，可以增加大脑皮质下网状结构的血流量。

语言是人们心灵的声音，是进行心理治疗的重要手段，也是医护人员文化修养素质的重要标志之一。语言的作用早已为历代医学家所重视，医圣希波克拉底曾说："医生有两种东西能治病，一是药物，二是语言。"这将语言视为与药物相同的治疗地位，所以医护人员应当十分注意语言的训练。不同的语言对同一个人在同样的情况下，可产生截然不同的生理反应。当一个人失去了正常的生活，带着病痛来到医院时，常常处于一种陌生、恐惧、抑郁、孤独、焦虑、痛苦的心理状态，对医护人员的每句话都极为敏感。医护人员简单的一句问候都会给患者带来极大安慰，使患者看到世界的光明，增强战胜疾病的勇气，能产生单纯用药物所起不到的效果。语言是心灵的体现，它好像一面镜子，反映了一个人的思想、情操、道德、文化、修养等。医护人员要在工作中正确灵活地应用语言，这就要求医护人员不但要具备渊博的专业知识和规范的护理技术，还要掌握语言学、心理学、伦理学和精神治疗学等知识,学习语言表达方式和表达技巧。俗话讲:"良言一句三冬暖,恶语伤人六月寒。"可见语言对疾病治疗起着药物不可代替的作用。中医学历来重视语言在治疗疾病过程中的作用。这种语言的作用,当然不是指对患者毫无根据地说"好话",使之盲目乐观;而是指在治疗的各个阶段,根据患者病情的实际情况,在帮助分析病情的基础上,指出其应该如何看待和对待疾病,如何配合医生治疗,从而有利于征服病魔,加快恢复的进程。

三、治疗方法

根据中医调神理论、五脏相胜法所云:"人之情,莫不恶死而乐生,告之以其败,语之以其善,导之以其所便,开之以其所苦。"(《灵枢·师传》)其中,"告、语、导、开"指的就是语言的方法,"败、善、便、苦"的意思是帮助患者分析致病的原因,以正确对待疾病,解除患者心中之苦,使之心情舒畅,树立信心。《灵枢·师传》中对"王公大人,血食之君,骄态从欲,轻人,而无能禁之,禁之则逆其志。顺之则加其病,便之奈何? 治之何先"的应答,原指对骄横妄为、轻视医生的贵族患者的先期治疗。此文也可用于心理治疗,它简要地揭示了中医认知疗法的具体内涵,成为一种相对自成体系的心理治疗方法,因其使用语言作为手段,共分为擒、纵、切入、突破四步,故可称为语言疏导四步法。

（一）擒

"告之以其败",即向患者指出所患疾病的危害,无论何种个性的患者都很重视自己的生命,恶死乐生是人之常情、人之共性,故"告之以其败"可擒住患者之心,在患者心理上产生震慑作用。至于真实病情应告知到什么程度,应视疾病的性质、患者的个性特点等而定,不可视为等同。如对那些自视高明、目空一切者,或骄蛮无礼者,"告之以其败"可抑其骄气,建立医生的威信,使之听从医嘱;对那些觉得无所谓者,"告之以其败"可引起患者对疾病的充分注意,使之认真对待;对那些敏感、心理压力极大的患者,则应指明其消极心理状态对愈病的危害;对那些通情达理者,适当的"告之以其败",可使之更能自觉配合医生的工作。

（二）纵

"语之以其善",可理解为医生对患者态度和善,也蕴含着患者只要能积极配合治疗,其病情预后就可能"善"的意思,这样做可以帮患者树立战胜疾病的信心。"告之以其败"如果造成了患者紧张的心态,那么紧接其后的"语之以其善"则可使患者心态紧中有缓,医生对患者心态一擒一纵,有利于治疗。

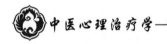

（三）切入

"导之以其所便"，利用患者的特点，以其所好为切入口，触及问题后再以有利于愈病的认识、行为加以引导。例如某肝病患者，因下岗生活困难，夫妻经常吵架，使得性情变得急躁，病情加重，肝区疼痛、口苦、咽干。在用药的同时，护理人员应及时告诉他应心平气和，气机条畅则肝病可治愈。

（四）突破

"开之以其所苦"，这是以前三种方法为基础，进一步具体帮助患者解除情绪障碍、行为障碍及与之有关的躯体障碍。排除患者的消极心理，开导患者所苦闷的问题，特别是对一些有生理缺陷或绝症的患者，要热情关心，善言开导，不要幸灾乐祸，更不能讽刺挖苦，而是要帮助他们，详细地向患者解释病情，祛除患者的疑虑，争取患者的积极配合，使他们能够正确面对疾病，坚强走出困境。

四、案例分析

案例一

《历代中医心理疗法验案类编》载叶天士治某省制军之子目疾，便使用了语言疏导四步法。首先，"告之以其败"以擒其心："某公子目忽红肿，痛不可忍，延天士诊之。天士曰：'目疾不足虑，当自愈。愈后七日内，足心必生痛毒，一发则不可治。'……公子闻是言，不觉悲求救。"医生这番话便擒住了个性骄妄的患者之心。患者听后感到悲伤，此时叶天士"语之以其善"，并顺势利导，给出一方以开其苦。叶让患者"息心坐，以左手擦右足心三十六遍，以右手擦左足心三十六遍，每日如是七次，候七日后，再来诊治，如法至七日"，患者目疾愈。因叶"告之以其败"用的是佯告法使患者存疑，故叶最后解释治疗机制以善其后："前者发痛者，妄也。因公子为富贵中人，事事如意，所惧者，死耳。惟以死动之，则他念俱绝，一心注足，手擦足则心火下行，目疾自愈。"

分析此医案，虽治躯体疾病，但用的是心理疗法，医生为有效地实现移念，用语言疏导对患者心理逐步深入，其步骤清楚，而且注意了善后。

案例二

《名医类案·卷三·厥》记载："子和治西华季政之病寒厥，其妻病热厥，前后十余年，其妻服逍遥散十余剂不效，二人脉皆浮大而无力，政之曰：吾手足之寒，时时渍以热汤，寒不能止。吾妇手足之热，终日沃以冷水而不能已。何也。子和曰：寒热之厥也，此皆得之贪饮食，纵嗜欲，遂出《内经》厥论证之。政之喜曰:《内经》真圣书也。十余年之疑,今而释然,纵不服药,愈过半矣。"

张子和通过"告、语、导、开"使患者十余年的疾病不用服药,病愈大半,可见语言疏导法在临床中治疗作用的巨大意义。正如现实生活中如患者被确诊为恶性肿瘤,必然会引起恐慌、惧怕,出现情绪低落,甚至拒绝治疗的现象。此时应向患者讲解一定的医学知识,使患者知道疾病的发生、发展,病情的深浅轻重及其治疗效果,并告诉患者所要采取的具体治疗措施,使患者减轻紧张、恐惧和消极心理,引起其对疾病的注意和重视,积极配合治疗。医生可多讲一些治疗成功获得长期生存的病例,增强患者精神上战胜疾病的信心;要耐心地听取患者的叙述,启发、诱导患者倾吐内心的痛苦、忧郁和真情,帮助患者去掉思想顾虑。言语开导一定要取得患者的信任,在融洽的气氛中进行,语词要适当慎重,要注意替患者保密。医生应根据患者的个性和实际情况,交谈要做到有的放矢,细致入微。

五、评价

开导解惑在中医临床治疗疾病的运用由来久远。古代的祝由疗法,实际上也是以言语开导为主的心理疗法。它运用医学理论和缜密的分析推理以及言语技巧,在取得患者信任的基础上,"移易精神,变化脏气",改变患者的性情,调动机体正气,从而战胜疾病。因此,开导解惑的方法充分体现了中医学辨证唯物的形神一体观,以及心身并治的治疗学思想。正如《素问·汤液醪醴论》指出:"精神不进、志意不治,故病不可愈。"此方法的运用关键在于改变患者的病态心理环境,正确运用语言工具,对患者进行启发诱导,强化心理效应。可见以上四个步骤环环相扣,第一、第二步在于达成适于治疗的医患关系,调动患者的能动性;第三步是接触、切入问题,前三步层层深入,为第四步深入问题展开治疗奠定了基础。只有在前三步打好基础的前提下,医生的外加作用才能与患者的内在能动作用结合,使语言疏导发挥作用。

第七章　中医行为疗法

现代医学认为,行为治疗是以行为主义心理学派有关的学习过程和实践为基础,指导当事人克服不适应的行为习惯的治疗方法,包括脱敏疗法、厌恶疗法等。中医虽无行为疗法一词,但在广博的中医古籍中,与其类似的内容颇多。中医学把各种心理疾病看成是异常行为,认为可以通过学习来调整和改造,建立新的健康行为,治愈心理疾患。其行为疗法主要有厌恶疗法、见习见闻法、行为满足法、冲击疗法、音乐疗法、气功疗法等,其中音乐疗法、气功疗法不在本章节学习,将在其他章节单独介绍。

第一节　厌恶疗法

一、概说

中国古代心理治疗方法中,虽然没有厌恶疗法这一术语,却有不少这方面的理论与实践。我国厌恶疗法的使用很普遍,如民间母亲在乳房上抹上苦味剂或难看的颜色使婴儿不敢吮乳,以达到断乳的目的。

二、治疗原理

中医心理治疗的厌恶疗法,是指把可以使患者产生厌恶情绪的感觉刺激与需要消除的行为和症状紧密结合起来,建立厌恶条件反射,使患者产生强烈的躲避倾向及明显的身体不适的感觉,从而矫正其病态行为的方法。

三、治疗方法

其主要有三种方法:第一种是将求治者习惯性的不良行为反应与某种刺激

（如产生疼痛等不愉快的感觉）连在一起，一旦这一行为反应在想象中出现就予以刺激，反复多次。治疗的具体方法和刺激强度应征得求治者的同意。第二种是药物厌恶疗法，即在求治者出现贪恋的刺激时，让其服用呕吐药，产生呕吐反应，从而使该行为反应逐渐消失，多用于矫治与吃有关的行为障碍，如酗酒、饮食过度等，其缺点是耗时太长，且易弄脏环境。第三种是想象厌恶疗法，即将施治者口头描述的某些厌恶情境与求治者想象中的刺激联系在一起，从而产生厌恶反应，以达到治疗目的。此法操作简便，适应性广，对各种行为障碍疗效较好。

四、案例分析

案例一

元代危亦林的《世医得效方·卷第十大方脉杂医科·怪病》记载："男子自幼喜饮酒，至成丁后，日饮一二斗不醉，片时无酒，叫呼不绝，全不进食，日就羸弱。令其父用手巾缚住其手足，不令动摇，但扶少立，却取生辣酒一坛，就于其子口边打开，其酒气冲入口中，病者必欲取饮，坚不与之，须臾口中忽吐物一块，直下坛中，即用纸封裹坛口，用猛火烧滚。约酒干一半，却开视之，其一块如猪肝样，约三两重，周回有小孔如针眼，不可数计。弃之于江，饮食复旧，虽滴酒不能饮矣。"

本案例中，家人先用酒来引诱他，但又不让他喝酒，让他垂涎欲滴，口中吐出脏的东西，让嗜酒者产生对酒厌恶的条件反射，最后达到戒酒的目的。

案例二

《奇症汇·口》记载："镇阳有士人嗜酒，日当数斗，至午夜饮兴一发，则不可遏，一夕大醉，呕出一物如舌，视无痕窍，至欲饮时，眼偏其上，蠢然而起，家人沃之以酒立尽，至常日所饮之数而止，士人由是恶酒。"

此案例与《世医得效方》中的案例类似。在 20 世纪 40 年代，临床医师使用厌恶疗法治疗酒精依赖。先让患者服吐酒药，或注射阿扑吗啡，在即将出现恶心、呕吐时，即让患者饮酒。如此每天 1 次，重复 7～10 次，直到患者单独饮酒也出现恶心、呕吐，对酒产生了厌恶情绪，而自动停止酗酒。

案例三

《吴鞠通医案·癫狂》记载："章氏，四十二岁，先是二月间病，神识恍惚，误服肉桂、熟地等补药，因而大狂，余于三月间用极苦以折其上盛之威，间服芳香开心包，治三十日而愈。但脉仍洪数，余嘱其戒酒肉，服专翕大生膏，补阴配阳，彼不惟不服丸药,至午节大开酒肉,于是狂不可当,足臭至邻,不时脱净衣裤,上大街,一二男子不能搏之使回。五月十四日,又延余视,余再用前法随效,二三日仍然如故,盖少阳相火极,挟制君主行令,药随暂开其闭,暂折其威,相火一动,而仍然如故。延至六月十六日,午刻复自撕其裤,人不防而出大门矣。余坐视不忍,复自渐无术以已其病,因谓其胞弟曰:'此症非打之极痛,令其自着衣裤也不可。盖羞恶之心,亦统于仁,能仁则不忍,忍则不仁,不仁之至,羞恶全丧,打之极痛,则不能忍,不忍而仁心复,仁心复而羞恶之心亦复矣,此古圣王扑作教刑之义也。'伊芳弟见其乃姊如是景况,羞而成怒,以保父母体面为义,于是以小竹板责其腿,令着裤,彼知痛而后自作衣着衣稍明。"

此案例临床医师使用竹板打其体肤,造成疼痛,"使之思痛而失欲也",即以痛苦的刺激矫正变态行为。有时责打之后,还可以辅以奖励,以强化良好行为。

五、评价

中医行为疗法的厌恶疗法在治疗原理上与现代行为疗法的厌恶疗法相同,都是把可以令患者产生厌恶情绪的感觉刺激与其病态行为紧密结合起来以矫正其病态行为的方法。案例三中既是将章姓患者"不时脱尽衣裤上大街"的行为与疼痛紧密联系起来,以促使其改正这一病态习惯。现代行为疗法在选用厌恶刺激时更为慎重,充分考虑患者的生理健康和心理承受能力,并制定了现代临床心理学从业人员伦理守则以规范治疗行为。

第二节　习见习闻法

一、概说

中医行为疗法中的习见习闻法是指通过反复练习,使受惊敏感的患者对刺激习惯而恢复常态的心理疗法。习见习闻法类似于现代行为治疗中的系统脱敏法。

二、原理

《素问·至真要大论》中提到"惊者平之",从"惊"变为"平"即是脱敏。

三、治疗方法

在心理治疗时应从能引起个体较低程度的焦虑或恐怖反应的刺激物开始进行治疗。一旦某个刺激不会再引起求治者焦虑和恐怖反应时,施治者便可向处于放松状态的求治者呈现另一个略强一点的刺激。如果一个刺激所引起的焦虑或恐怖状态在求治者所能忍受的范围之内,经过多次反复的呈现,他便不再会对该刺激感到焦虑和恐怖,治疗目标也就达到了。

采用系统脱敏疗法进行治疗应包括三个步骤:一是建立恐怖或焦虑的等级层次,这是进行系统脱敏疗法的依据和主攻方向;二是进行放松训练;三是要求求治者在放松的情况下,按某一恐怖或焦虑的等级层次进行脱敏治疗。

四、案例分析

案例

《儒门事亲·内伤形》记载:"卫德新之妻,旅中宿于楼上,夜值盗窃人烧舍,惊堕床下,自后,每闻有响,则惊倒不知人。家人辈蹑足而行,莫敢冒触有声,岁余不瘥。诸医作心病治之,人参、珍珠及定志丸皆无效。张见而断之曰:惊者为阳,从外入也;恐者为阴,从内出。惊者为自不知故也,恐者自知也。足少阳胆经属肝木,胆者敢也。惊怕则伤矣。乃命二侍女执其两手按高椅之上,当面前下置一小几。戴人曰:娘子当视此。一木猛击之,其妇大惊。戴人曰:我以木击几,何以惊乎?伺少定,击之,惊少缓。又斯须续击三五次,又以杖击门,又暗遣人画背后之窗,徐徐惊定。而笑曰:是何治法?张曰:《内经》云惊者平之。平者常也。平常见之,必无惊。是夜使人击其门窗,自夕达曙。夫惊者神上越也,从下击几,使之下视,所以收神也。一二日,虽闻雷亦不惊。"

此案例是张从正使用习见习疗法治疗受惊患者的典型例子。这个案例中的卫德新的妻子,在旅途中宿于客栈的楼上,夜盗贼放火抢劫,受到惊吓,从此只要听到一点声音,便会惊倒,不省人事,乃因精神骤遭刺激所致,许多医生当作心病治疗,用人参、珍珠及定志丸之类均没有效果。

张从正诊断后说:惊属性为阳,是从外入的;恐属性为阴,从内生的。惊是自己不知道的,忽然发生的,恐是自知的。足少阳胆经属肝木,胆与果敢有关,惊恐害怕可以伤胆。于是让两个侍女抓住她的手,按高椅之上,当面前下置一小茶几。戴人说:"娘子看这里。"使用木块猛击茶几,其妇大惊。戴人忙解释说:"我以木击几,有什么可以惊慌的呢?"等待她稍稍平静一会,又击一次,引起

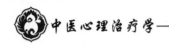

的惊慌就减轻了许多。再等一会又连续击三五次,又以杖击门,又暗遣人画背后之窗,患者逐渐安定下来,不仅不惊恐,而且笑了起来。戴人用"惊者平之",徐徐惊定对患者进行了从弱到强、循序渐进的一系列的刺激,使患者达到脱敏效果。患者从开始时"大惊"到习惯了不再对木棒猛击茶几的声音感到恐惧,就是让这个刺激不再引起患者焦虑,使患者逐步适应了原来可引起极大焦虑的刺激。

五、评价

系统脱敏疗法是由美国学者沃尔帕创立和发展的。沃尔帕认为,人和动物的肌肉放松状态与焦虑情绪状态,是一种对抗过程,一种状态的出现必然会对另一种状态起抑制作用。例如,在全身肌肉放松状态下的肌体,呼吸、心率、血压、肌电、皮电等生理反应指标,都会表现出同焦虑状态下完全相反的变化,这就是交互抑制作用。而且,能够与焦虑状态有交互抑制作用的反应不仅是肌肉放松,即使进食活动也能抑制焦虑反应。

中医行为疗法的习见习闻法在治疗原理上与现代行为疗法的系统脱敏法相同,只是操作程序不够具体,刺激等级的划分和步骤的施行没有形成固定的模式和方法。中医行为治疗实践者运用习见习闻法成功治愈患者,这是在个人实践经验基础上的创新和开拓。

第三节　模仿疗法

一、概说

中医心理治疗中的模仿法是指通过旁人有意示范,来培养患者的正常行为,与现代行为疗法中的模仿法基本相同。

二、原理

人类的大多数行为都是通过观察学会的。中医行为疗法的模仿法是指通过他人的特定行为有意对患者施加影响,使患者也趋向于采取同样的行为方式而放弃先前的不良行为方式,与现代行为疗法的模仿法治疗原理相同。

三、治疗方法

模仿疗法一般分为三种方式:看电影或电视录像,听录音,由医者做示范。

四、案例分析

案例

《儒门事亲·内伤形》记载："项关令之妻,病怒,不欲食。常好叫呼怒骂,欲杀左右,恶言不辍。众医皆处药,几半载尚尔。其夫命戴人视之,戴人曰:此难以药治。……其旁常以两个能食之妇,夸其食美,其妇亦索其食,而为一尝之。不数日,怒减食增,不药而瘥。"

此案例中张子和采用模仿法治疗因过分生气发怒而导致不欲饮食的患者,让两个食量大、胃口好的妇女在一旁边吃边夸食物的可口,对患者施加影响,使这位"病怒不食"的患者胃口好转而开始进食。

五、评价

模仿法,又称示范法,是向求助者呈现某种行为榜样,让其观察示范者的行为和他们的行为得到的后果,以引起他从事相似行为的治疗方法。示范者的表现是治疗成败的关键,通常情况下,示范者感染力越强,模仿者的动机也就越强,效果越好。另外,示范者与模仿者的共同之处越多,模仿的信心越足,效果越好。同时,应当适时和恰当地对正确模仿行为进行强化。目前临床上对此法应用不多,但在厌食症等心理问题的治疗中,可借鉴此法。

第四节　冲击疗法

一、概说

冲击疗法是指让患者一下子面对大量的恐惧,使个体的恐惧反应逐渐减轻,甚至最终消失。它的基本原则与系统脱敏法相反,不是使患者按轻重程度逐渐面对所惧怕的情况。

二、原理

此法采用消退原理,把危害最大的刺激情境放在第一位,尽可能迅速地使患者置身于最为痛苦的情境之中,尽可能迅猛地引起患者最强烈的恐惧或焦虑反应,并对这些焦虑或恐惧反应不进行任何强化,任其自然发展,迫使导致强烈情绪反应的内部动因逐渐减弱甚至消失,从而使情绪的反应也自行减轻或者

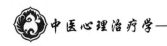

消失。

三、治疗方法

第一,确立主要治疗目标。要认真找出引起求治者恐怖焦虑的事物、人物或场景,以便安排系统的主攻方向。

第二,向求治者讲明治疗的意义、目的、方法和注意事项,要求其高度配合,树立坚强的信心和决心。尤其要求求治者暴露在恐惧情景中不能有丝毫回避意向和行为,且最好取得家属配合。

第三,治疗期间应不断训练,巩固治疗效果。

第四,施治者可采用示范法,必要时随求治者共同进行治疗训练,鼓励求治者建立自信,大胆治疗,促进暴露。

四、案例分析

案例一

《续名医类案·惊悸》记载:"卢不远治沈君鱼,终日畏死,龟卜筮数无不叩,名医之门无不造。一日就诊,卢为之立方用药,导谕千万言,略觉释然。次日侵晨又就诊,以卜当十日死。卢留宿斋中,大壮其胆,指菁山叩问谷禅师授参究法。参百日,念头始定而全安矣。"

案例中的这个患者多疑畏死,用开导劝慰法只能"略觉释然",于是医生诈称"卜当十日死",使患者一下子面对最难以接受的刺激,患者反而放得开不再"终日畏死"了。患者接着参禅百日,提高对生命本源的认识而得以痊愈。这个案例采用了多种心理治疗方法,冲击疗法是其中一种,对治疗起了关键性作用。

案例二

《古今图书集成·医部全录·医术名流列传》记载:"一女患痘眼白色,面红如酒脂,涵玉曰:'内溃证也'。取纸炮一,令其父然(通燃)女耳畔,如雷,大警(应为惊),面部痘尽起,数剂差。众其问之,曰:'内溃以通窍为主,警则心窍开,痘不内伏,何足异?'其治法多类此。"

此案记一女孩患水痘,内闭不能外发,石涵玉没直接用药,而采取心理治疗,嘱其父在女孩耳边燃爆纸炮,造成突然惊吓,激使痘疹透出,顺势服药而愈。据载,此法已用过多次。

五、评价

中医行为疗法中没有冲击疗法这个名词。中医采用冲击疗法可能更多地源于对"物极必反"这一哲学观点的认同,并认为该观点同样适用于人的心理治疗。从中我们可以看出,中西医虽然在治疗理论的建构程度和理论取向(是否偏向哲学)上不同,但都使用冲击疗法来治疗恐惧症,有殊途同归之处。

第五节　行为满足法

一、概说

行为满足是指尽量使患者的心理需要得到满足,缓解其心理压力,从而达到治愈其心理疾患目的的一种心理治疗方法。

二、治疗原理

人的内在需求获得医生或患者家属的充分理解和接纳,以一种有效的方式满足患者自我内在的心理需求,这就是行为满足法所追求的目标。

三、治疗方法

从物质和心理上满足患者的心理需求。

四、案例分析

案例一

《续名医类案·惊悸》记载"李王公主患喉痛数日,肿痛,饮食不下。才召到医官,言须针刀开口,方得溃破。公主闻用针刀,哭不肯治,痛逼水谷不入。忽有一草泽医曰:'某不使刀针,只用笔头蘸药痛上,霎时便溃。'公主喜,遂令召之。方两次上药,遂溃出脓血一盏余,便觉痛减,两日疮无事。今传其方:医云乃以针系笔心中,轻轻画破肿处,乃溃散耳。"

这位草泽医生之所以能够顺利地治愈公主的喉痛,很重要的一个方面是他善于顺从公主的心理需求。根据公主怕痛的心理,就不提动刀动枪之字,而是在毛笔尖中暗夹尖针,以抹药为名,轻轻地扎破痛处,把肿脓排除。这就叫体会人情,消除恐惧,在不知不觉中"针到病除"。

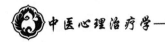

案例二

《续名医类案·郁症》记载:"一官素谨言,一日,会堂属官筵中,有萝卜颇大,客美之。主曰:尚有大如人者,客皆笑以为无。主则悔恨自咎曰:人不见如此大者,而吾以是语之,宜以吾言为妄且笑也。因而致病,药不应。其子读书达事,思其父素不轻言,因愧报成病,必须实所言,庶可解释。遂遣人至家取萝卜如人大者至官所,复会堂属,强父扶病而陪。陪至数巡,以车载萝卜至席前,客皆惊讶,其父大喜,厥旦疾愈。"

请医生、开处方吃药都治疗不好州官的病,这是因为州官患的是心病。州官的心病起因是在酒席上说了大话,讲自己看见过人一样大的萝卜,结果被人嘲笑,觉得失了面子,忧郁成疾。所以想要治疗好州官的病,还必须用心药。州官的儿子知道,最有效的心药就是找一个像人一样大的萝卜。当找到一个像人一样大的萝卜,满足了州官的心理需求,他的心病自然也就痊愈了。

五、评价

人存在着不同层次的需求,当他的某种需求得不到满足时便会出现情绪的不稳定甚至生病。站在医者的角度,只有了解和掌握患者的心理状态和需求,并积极创造条件去满足这种需求,有目的地引导需求,才能达到调动患者积极性的目的。

第六节　交往活动疗法

一、概说

此疗法在古医籍中虽记载较少,但它所反映的心理治疗意义却不容忽视,与人接触和交往是人类基本的社会需求。积极与人交往,共同从事某种有意义的活动(包括工作、学习、劳动和娱乐等),作为一种治疗手段,对于那些离群索居、忧郁少年之人具有改善惰性、陶冶情趣、增进心身平衡的积极作用。

二、治疗原理

人际交往是保证心理健康的一项重要内容。人的社会性决定了人都具有合群性,人与人之间通过彼此间的往来,情感交流等,培养相互之间的感情,让彼此关系更加亲密,互相之间产生依恋感,这也是人们认同的人际交往的心理需求。与别人有较多的往来关系，并能与他人建立良好人际关系的人，比没有人际交往的人要少许多的悲伤和寂寞感，能体验到更多的幸福，身体也更加健康，也就是说善于与人结交者比喜欢独来独往的人在精神状态上要欢快得多。

三、治疗方法

广义的交往既包括人与自然之间的交往，又包括人与人的社会交往；狭义的交往仅指人与人的相互作用。通过让患者尝试多与自然、社会接触和增加与人交往，或参加有医疗意义的工作和劳动，来调整其心理状态，这一点对于抑郁症、社交障碍等患者的治疗尤其重要。

四、案例分析

案例一

《四川医林人物》记载："肖文鉴，南充人。一室女患郁症，形消骨立，鉴嘱女结伴锄莱园蔓草，日刈草二背。女初不耐，久习为常。如是一百日，体渐强壮，面生华泽。"

患忧郁症的人情绪低落，兴趣减低，活动减少，不愿与人交往。治疗抑郁症可以根据患者实际情况安排患者多与人交流，适度的劳动可以作为交流的载体，循序渐进来改善心情。本例中患者是个与外人接触较少的"室女"，所以医生采用结伴割草来治疗抑郁症。然而，采用此疗法时应注意及时正确地从心理上诱导患者，所从事的劳作也须避免复杂或劳神太过，并要因人而异地控制劳作的强度和时间。

案例二

明代高濂的《遵生八笺》记载："昔士之闲居野处者，必有同道同志之士，相与往来，故有以自乐。"他自己"少婴羸疾，复苦瞆眼"，故"癖喜谈医"，又广交结友，访方寻药施治。及后，羸疾复壮，瞆疾复明。遂编成是书。于书中专列有"宾朋交接条"。

《遵生八笺》是一部养生学专著，内容广博，影响深远。作者高濂"能度曲，每开樽宴客，按拍高歌以为娱乐""又尝聚邻人为说宋江故事"，可见其为交游广泛之人。他隐居西湖，与友人徜徉山水之间，可谓善交往、懂养生。

案例三

《针灸大成》中记载："同寅谢公治妇人丧妹，甚悲思不能进食，针药用之无功，即以亲家之女日夜与之陪欢，转移其思念故人之意，佐以解郁之品，逐渐恢

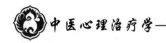

复如常。"

　　"悲思不能进食,针药用之无功"之疾,初用药物无效,需首先使人陪伴,不觉孤单,转移想念故人的注意力,然后"解郁之品"之类的药物才能起效。

　　案例四

　　《续名医类案·相思》记载:"万密斋治疗一半岁小儿,忽日惨然不乐,昏睡不乳。万曰:'形色无病,将谓外感,则无风寒之症,将谓内伤,则无乳食之症。此儿莫有所思,思则伤脾,乃昏睡不乳也。'其父母悟云:'有一小厮相伴者,吾使他往,今三日矣。'乳母亦云:'自小厮去后,便不欣喜,不吃乳。'父急命呼之归,儿见其童嬉笑。父曰:'非翁妙术,不能知也。'"

　　本案例形象地说明了即便是孩童,人际交往也是十分重要的。此外,交往同时敦促患者参与某些活动还能收到转移其注意力的效果。

五、评价

　　与人接触和交往是人类基本的社会需求。人离不开社会交往,就像离不开阳光和水,离开了社会交往,就会丧失健康,失去工作效率和能力,也失去了生活的乐趣。动物的"社会剥夺"实验表明,被隔绝交往的猴子远比正常交往情况下的猴子有更为强烈的恐惧反应,它们在情绪和行为上多有损伤,精神上也是不完善的。对人的研究同样发现这种结果,尤其是当人处于危急、孤独、焦虑的情况下,特别需要与人交往。因此,满足这种需求,或作为一种治疗方法有意识地迫使患者进行与人交往,常能健全患者的自我意识,体现自我价值,增强自信心,从而提高或改善心理素质。这对于处在某种特殊情境下的患者,意义尤为重要。

第八章　移精变气疗法

一、概说

移精变气疗法是指通过各种方法转移和分散患者精神意念活动的指向,即通过排遣情思,改变心志,以缓解或消除由情志因素所引起疾病的一种心理疗法。

"移精变气"一语出自《素问·移精变气论》:"古之治病,唯其移精变气。"唐代王冰认为:"移谓移易,变谓变改,皆使邪不伤正,精神复强而内守也。"明代吴崑撰《素问注》注曰:"移易精神,变化脏气。"即转移患者精神,改变患者脏气紊乱的状况。由此可见古代医家是以移易、变更其精神意念活动的方式,促使患者精神康复,以此来达到治疗的目的。清代高士宗则从"导引谓之移振作谓之变"的角度说明了可采用情志导引、振奋精神等方法改易心志,排遣情思。

二、治疗原理

"移精变气"作为中医心理治疗的主要内容之一,是在中医"形神合一"思想的指导下,通过"治神以动其形"而产生积极的心理治疗效应。因此,凡能移情易性的各种方法都可根据患者病情和心理变化而灵活运用。

心身疾病病理过程中一些导致或影响疾病的境遇和情感因素,常成为影响患者心身功能稳定的刺激灶。患者往往将注意力集中在疾病上面,它反复地作用于心身功能,使之日趋紊乱,而这种紊乱又强化了刺激作用,使患者陷入苦闷、烦恼和忧愁之中,甚至紧张、恐惧、惶惶不可终日。有的患者甚至夜间不能入睡,以致形成恶性循环,使病症迁延难愈。对此,可借助移情易性转移注意疗法,移植入新的观念,有意识地转移患者的病理性注意中心,将原先未有的观念作为一种新思想、新的认知内容,植入原有认知结构,并予以强化,使其对固着性观念形成制约,代替原有的病理性注意中心,以此治疗情志障碍。对于新观念的选用,只要具有治疗情志障碍作用,并适合于患者,皆可选择。悟性较高的患者,对新观念常无须过度强化;悟性较低或有轻度心理阻抗者,可加强语气、反复强调,或以夸张重复患者的话等方式予以强化,以达到"投其所好而移之,则病自愈"的目的。

三、治疗方法

古代医家十分重视"移精变气"的治疗方法。《续名医类案》曰:"失志不遂之病,非排遣性情不可。""虑投其所好以移之,病则自愈。"《北史·崔光传》曰:"取乐琴书,颐养神性。"吴师机《理瀹骈文》也指出:"七情之病者,看书解闷,听曲消愁,有胜于服药者矣。"

心理转移法分为被动转移法和主动转移法。

（一）被动转移法

发生不良情绪时,经别人劝说后离开引起不良情绪反应的直接场所,暂时避免与该事端及其相关的人员、环境、物品等接触,以达到精神转移的效果,这种方法称被动转移法。譬如发生了工伤、失恋或发生了激烈争吵等事件时,悲伤、愤怒、苦恼等可能会使事端进一步扩大。正确的做法应该是将产生不良情绪反应的有关人员劝离发生事件的现场,避免环境、物品对他们继续产生不良刺激,如劝阻工伤事故受害者的亲属离开事故现场,失恋者暂时避免重游与恋人相聚的旧地,暂时避免争吵及双方的接触等。这些都是能缓解矛盾,理顺情绪,并有助于问题顺利解决的转移方法。

（二）主动转移法

这种方法是主动设法使自己的情感和注意力从引起情绪剧烈变化的事件中转移出来,投入新的更有意义的工作中去。在现实生活中,对自己产生强烈情感刺激的事件,通常都是与自身利益密切有关,仅靠消极的躲避是不够的,只有主动地转移情感,寻找新的精神依托,才能慢慢地淡化不良情感的刺激。一般情况下,主动转移的方式是通过相互替代来实现的。例如工作中出了不愉快的事,可用生活中的乐趣来缓解;而生活中的不幸,可用工作中的成就和事业的成功来弥补。此外,还可以通过与知心朋友的畅谈、与同行探讨工作、外出旅游和阅读书籍等各种方式来达到改善或调节情绪的目的。只要获取了新的乐趣或新的收益,那么,过去的苦闷和失落感就会很快被新的希望和感受所替代了。

四、案例分析

历代医家诸多采用移精变气的心理治疗手段治疗心身疾病的案例,充分说明了移精变气作为中医意疗在临床上使用是非常有效的。

案例一

《名医类案·目》记载:"杨贲亨治一贵人,患内障(眼疾),性暴躁,时时持镜自照,计日责效,数医不愈。召杨诊,曰:'公目疾可自愈。第服药过多,毒已流入左股,旦夕间当发毒,窃为公忧之。'既去,贵人日夕视左股抚摩,惟恐其发也。久之目渐愈而毒不作。贵人以杨言不验,召诘之。对曰:'医者意也。公性躁欲速,每持镜自照,心之所属,无时不在于目,则火上炎,目何由愈。故诡言令公凝神于足,则火自降,目自愈矣。'"

杨贲亨,明代医生,临床善于使用心理疗法治疗疾病。本案例"内障"患者,性情暴躁多怒,患病后更是急躁,每日自己总是拿镜子照视双目,对疗效不满,屡次更医仍不能治愈,后来延请杨贲亨诊治。贲亨诊后对患者说:"你的目疾本来是可以自愈的,但因你服用的药物太多了,现在药毒已经下注于左腿,近日将要暴发,我对此为你深感忧虑。"患者得知这一情况后悲忧不已,每日都抚摩其腿,观察毒发与否。久而久之,不知不觉间目疾渐渐好了,而左腿的药毒也未暴发。患者认为杨贲亨所言不验,遂召之而责问。于是贲亨对其道之原委说:"医者意也。你性情暴躁多怒,怒为肝之所属,每持镜自照,欲求速效,神无时不注于目,则肝火上炎,目疾何以得愈?故而我诡言之让你凝神悲其足,则火自降,目疾得以自愈。"

这则医案中,患者急躁焦虑,治疗者用巧妙的暗示,将其对目疾的病理性过分关注转移到其他部位,促进了目疾的痊愈。对患者过度性生理性的焦虑反应采用反应预防法(心理转移法)是比较有效的心理治疗方法。

案例二

《南郡县志·人物志·李建昂医事》记载:"青龙桥王某,患病喜独居暗室,不近灯火,偶出则病愈甚,遍延名医皆不能治,乃延建昂诊。诊毕,并不处方,索取王所著文章,乱其句读,朗声而诵。王叱问为谁声,李则声益高。王忿然夺其文曰:'客非此道中人,不解句读,何其狂妄。因就灯而坐,顿忘畏明之习。'后李释曰:"此病郁也,得怒则郁解,故有此为。"

王某患病喜独居暗室,不敢接近灯光,偶尔外出病情就会加重,四处请名医都没能治愈,于是请来建昂。李建昂为王某诊病后,知其是心理原因导致的郁证,并未为其开药物,而是采用让他生气发怒的治疗方法以解除其郁证。于是索取王某写的文章,乱断标点,大声朗读。王某大声呵斥道:"是谁在外面乱读我的文章?"李建昂不理会他,且声音变得更大了。王某十分生气地夺回他的文章说:"你不是同道人,不理解断句,为什么还如此狂妄呢?"于是他在灯光下坐下,顿时忘记自己害怕灯光的习惯了。后来李建昂解释说:"这个病是郁证。发怒后才能解除,所以我才像那样做的。"

案例三

《何仪民民证笔记》记载:"一妇人,与夫相爱甚笃。夫无辜死于非命,妇悲痛不欲生。终日凝视居室中夫之遗像,抱夫之灰盒而哭泣。常彻夜不眠,饮食不进,进而呼心胸闷痛,历两月余,骨瘦如柴,慰劝开导无效,药进数十剂惘功。遂劝其子强持母亲去乡下老家居住一段时间,好生侍候,设法分心怡情,并将灰盒移葬,家中摆设都重新作一调整。乡下居住月余后,情绪稍稳,接回家中,初有嗔怪之治,不久便习惯如常,绝少再有悲哭不止、彻夜难眠之事,也很少提及亡夫。佐用药物调治。一段时间后恢复如初。"

医案中妇人的丈夫突然死亡,妇人悲痛不欲生,整天凝视居室中夫之遗像,抱着丈夫的骨灰盒而哭泣。经常失眠,彻夜不能睡觉,不思饮食,进而呼心胸闷痛,历两个多月,患者骨瘦如柴,慰劝开导无效,药进数十剂也没有起色。后来患者去乡下老家居住一段时间,设法分心怡情,并将骨灰盒移葬,家中摆设都重新作一调整,之后情绪稳定,逐步转好。有时通过移精变气的方法治疗患者,不仅仅从思想上转移患者的注意力,还要配合周围生活环境的改变。因此,此例中为避免患者睹物思人,劝其换个居住环境,再配合药物治疗,就可以慢慢痊愈了。

案例四

《儒门事亲·九气感疾更相为治疗》记载:"昔闻山东杨先生治府主洞泄不已,杨初未对病人施方药,与众人谈日月星辰缠度,风云雷雨之变,自辰时至未,听着从之,而忘其围。杨尝曰:'治洞泄不已之人,先问其所好之事,好棋者与之棋;好乐者与之笙笛,勿辍。'"

患者洞泻不止,杨先生治病时不说病情,而是迎和患者的兴趣,和他大谈日月星辰,风雷云雨等自然现象,患者听见杨先生口若悬河,滔滔不绝,便入了迷,一谈就连续七八个小时未停止,连上厕所都忘记掉了,从此病就好了。杨先生说:"治洞泄不已之人,先问其所好之事。"他喜欢什么,就和他谈论什么,关键是要吸引住他不要中断。如果以现在的观点看,患者患有胃肠功能紊乱,而杨先生采用了一种行为治疗成功地治愈了他。

五、评价

移精变气疗法是通过有意识地转移患者的病理性注意中心,以消除或减弱它的劣性刺激作用。在治疗原理上与现代行为疗法的反应预防法相同,都是通过改变患者心理活动的指向性,使其注意焦点从病所转移到他处的心理疗法。可以看出,中医在治疗心理疾病时能够根据病情和情境灵活运用心理转移法。

金元四大家之一的张子和在治疗某些心身疾病时擅长以音乐、歌舞乃至于戏谑等形式分散和转移患者的注意力。他治疗悲伤过度的患者,常在运用药物治疗的同时,找来一些巫医、艺人,在一旁载歌载舞;或者在运用针灸治疗时,找一些擅于声乐的人吹笛鼓琴,杂以歌唱,以转移患者的注意力,每每都收到良效。

第九章 暗示疗法

一、概说

暗示疗法是指医生采用含蓄、间接的方式,对患者的心理状态产生影响,以诱导患者"无形中"接受医生的治疗性意见,或通过语言等方式,剖析本质、真情,以解除患者的疑惑,从而达到治疗由情志因素所引起的疾病的心理疗法。此法主要适用于由疑心、猜测所导致的幻觉、抑郁等病症。

早在《黄帝内经》时代,暗示疗法就已经作为一种独特的治疗方法而流行于当世。它是古代"毒药未兴,针石未起"时,对于某些心理性疾病求助于神灵的一种方法。虽然这种治疗方法明显地带有神秘的色彩,但其实质是一种典型的暗示疗法治疗手段,即使从现代医学角度来分析判断,它仍然充满着科学的内涵。甚至有观点认为,一切现代心理治疗方法中都有心理暗示,治疗者使用言语、表情和行为引起被治疗者明显的生理和心理变化,从而起到治疗作用。每个人接受暗示的能力不同,因此治疗效果也就不同。

暗示对人体生理活动、心理及行为状态,都会发生深刻的影响。当个体接受暗示后,不但可以改变随意肌的活动状态,而且也可以影响不随意肌的功能。由于这个原因,消极的暗示能够使人患病,积极的暗示能够使个体的心理、行为及生理机能得到改善,从而增强其患者对疾病的痊愈和康复的信心,达到治疗的目的,从而成为一种治疗方法。

二、原理

暗示对个体产生影响的事实,很早就为人们所注目。目前认为,暗示是个体无意中接受了人(包括自己)或环境以非常自然的方式向其发出的信息后,做出相应反应的一种特殊心理现象。暗示的实现总是存在着实施暗示与接受暗示这两个方面。之所以说它是特殊的心理现象，因为从暗示的实施一方来说，不是说理论证，而是动机的直接"移植"；从接受暗示的一方来讲，对施暗示者的观念也不是通过分析、判断、综合思考而接受，而是无意识地按所接受的信息，不加批判地遵照行动。

中医认为，暗示治疗发挥奇特治疗作用的关键动力是调动了人的自我精神活动。《黄帝内经》理论认为人体的精神活动是在全部生命机能基础上产生出来的，精神活动的异常对形体的健康会产生重要的影响。因此，治病必须把患者的社会生活和精神因素加以分析与思辨，这是暗示产生作用的主要机理。如《素问·疏五过论》云："医工诊病，不在脏腑，不变躯形，诊之而疑，不知病名。身体日减，气虚无精，病深无气，洒洒然时惊，病深者，以其外耗于卫，内夺于荣，良工所失，不知病情。此亦治之一过也。"这种病不是起于脏腑，形体躯干表面也没什么大的变化，关键是在人的思想中产生的情绪变化。如果不针对病的实质，不从治疗患者的思想入手，又如何能将其病治愈呢？因此，如《素问·五脏别论》中说："病不许治者，病必不治，治之无功矣。"《灵枢·师传》又说："人之情，莫不恶死而乐生。告之以其败，语之以其善，导之以其所便，开之以其所苦，虽有无道之人，恶有听者乎！"这里的意思就说，消除患者的思想顾虑而积极愉快地配合治疗，强调重视患者的主观能动性，调动其精神力量，就会取得事半功倍的效果，这正是暗示疗法充分发挥独特治疗作用的实质。

三、治疗方法

根据患者接受暗示时所处的状态，暗示疗法可分为觉醒状态下的暗示疗法和非觉醒状态下的暗示疗法两类。觉醒状态下的暗示疗法又有直接暗示疗法和间接暗示疗法之分。前者是指医生对静坐的患者，用事先编好的暗示性语言进行治疗；后者则是借助于某种刺激或仪器的配合，并用语言暗示的强化来实施的治疗。非觉醒状态下的暗示疗法是医生使患者进入催眠状态后施行的暗示治疗方法。由于各种信息都能起到暗示作用，因此语言、文字、表情、手势等均可作为暗示手段，这样就使暗示的方式多种多样，临床上常用的有语言暗示、药物暗示、手术暗示、情境暗示、榜样暗示等。不论采用何种暗示疗法，其治疗效果与个体对暗示的易感性有密切关系，同时医生的权威性也对其有重要的影响。

暗示诱导的主要方法有语言暗示和借物暗示。语言暗示包括词句语言和肢体语言，如治疗者的动作、表情、神态等的暗示诱导作用。语言有着惊人的力量,"望梅止渴"的典故说的就是曹操借梅林之暗示,行驶军途中燥渴的将士得以暂时口生唾液而缓解口渴。借物暗示指借助于一定的药物或物品,暗示出某些现象或事物,以解除患者心理症结的方法。应当注意的是,医生必须具备一定的权威性和影响力,具有较强的分析推理能力,掌握丰富的社会学和生理知识,运用时应该谨慎从事,切不可令患者看出任何破绽,否则难以取效。对患者也应做出选择,对那些文化水准偏低、易受暗示的患者,运用此法往往疗效更佳。

四、案例分析

案例一

《北梦琐言》记载:"唐时京城医生吴元帧治一妇人,从夫南京还,曾误食一虫,常疑之,由是致疾。频治不减。请吴医之。吴揣知所患,乃择主人姨奶中谨密一人,预戒之曰:今以药探吐,以盆盂盛之。当吐时但言有一小蛤蟆吐出且遁去。然切不可令病人知之。是诳给也,此疾顿除。"

该妇人"误食一虫"便觉不适而致病,解除其不正确的想法即可不药而愈。家属和医生配合,暗示误食的异物已经吐出,故"此疾顿除"。

案例二

《名医类案·诸虫》载:"一人在姻家过饮,醉甚,送宿花轩。夜半酒渴,欲水不得,遂口吸石槽中水碗许。天明视之,槽中俱是小红虫,心陡然而惊,郁郁不散,心中如有蛆物,胃脘便觉闭塞,日想月疑,渐成瘘隔,遍医不愈。吴球往视之,知其病生于疑也。用结线红色者,分开剪断如蛆状,用巴豆二粒,同饭捣烂,入红线九十数丸,令病人暗室内服之,置宿盆内放水,须臾欲泻,令病人坐盆,泻出前物,荡漾如明,然后开窗,令亲视之。其病从此解,调理半月而愈。"

患者醉甚口渴,而饮石槽水,但天明视之,槽中俱是小红虫,疑心顿起,郁郁不散,心中如有蛆物,"思则气乱",胃脘便觉闭塞,脾失健远,渐成瘘隔。情疑而病,向来以药治之,皆无验也。吴球用药催泻,并让患者用红线丸,使排泄物中可见红线如虫,从而使患者产生虫去病将安的信念,"其病从此解,调理半月而愈",可见暗示疗法确是心因性疾病的上佳治法。但暗示具有双向性,它既能使病情好转,也可使病情恶化,因此从医学心理学角度来看,医生应利用积极的暗示作用,多鼓励患者,使之树立战胜疾病的信心,以利病情痊愈,病体康复。

案例三

《续名医类案·厥》记载:"孙兆、杜壬同诊仁宗最宠贵妃,一日食次息扑倒,遍身卒冷,急奏上。上乃急召孙、杜。既至,奏曰:'不妨,此乃气厥尔,少倾吐即复苏也。'御坐良久,果吐而生。上问:'因何得知?'二人并奏曰:'此贵妃方因忧怨气逆,与食相并,故如此。吐即气透,故复苏也。'上问妃有何事如此? 妃对曰:'陛下无嗣,臣妾不能为陛下生皇嗣,所以自怨,气息上逆,至惊动圣驾。'上曰:'朕亦自责,乃劳汝致病耶。'因嘉奖孙、杜之能,良久曰:'二卿今之非良医也耶。'"

此案记1425年明仁宗的爱妃忧怨气逆,逆气与饮食相结,气机不通畅而致病。医生掌握了病情与心理因素的关系,分析病机,不用针药,断定患者将自吐,气机转畅病愈。这种心病在如此场合下,将恐怨不能生子的郁气外泄表达出来,又得到众人的赞扬,皇帝的体谅,也利于疾病的暂时好转。

五、评价

心理学上的暗示标准是指接受示意方的心理、生理、行为在自身不明白的情况下,受语言、动作、意念或情境的影响而发生改变。例如我们常说的"近朱者赤,近墨者黑",就是指人在不知不觉中被潜移默化,受到改造。在暗示现象中,发生示意方可以是无意、含蓄的表示,如古帝王看见日食就认为是上天示警,往往减刑罚、省徭役,日食对接受暗示方就是无意、含蓄的现象。发出暗示方也可以是有意明确的指示,如在催眠疗法中,催眠师让患者醒后去做某事,患者醒后会去照办,这就是明确的指示。但无论发生暗示方是有意、无意,还是明确、含蓄,对接受暗示方的显性意识来说都是不明确的。古帝王自以为明白了上天的警示,其实上天何尝有减刑、省役之意,究其原因应是他们潜意识中的畏惧感。

暗示诱导不仅运用于临床心理治疗中,同时还广泛运用在应用心理学的各个方面。暗示既可以开发个人的潜能,又可以改变人们的思想,影响人生道路,移易社会风气,甚至影响国家民族命运。宋代苏淘27岁还游荡不思学,一次到长安,见人中了状元,披红挂彩、打马游街,于是想,他能如此,我为何不能如此?偶然的暗示改变了苏淘的人生道路,他从此发奋学习,成为一代文豪。孟母三迁教子,则是避开了坏暗示,利用好暗示,把孟子培养成一代圣哲。

第十章　祝由疗法

祝由是《黄帝内经》提出的有专门名称的心理治疗法。尽管历代医家没有统一操作模式,但在以患者认知心理为操作对象这一点上是一致的。符咒式祝由是在患者非理性观念层面上进行操作,而祝说病由则以理性观念替代患者的非理性观念。

一、概说

"祝,告也。由,病之所以出也"(清代吴鞠通《增订医医病书·治内伤须祝由论》),可见祝由是直接采用语言解释说理,改变患者错误认知的方法。

"祝由"的原意是"祷祝"鬼神,请告说事之"缘由",故称"祝由"。远古时代的"祝由"活动,不光是针对患者,对战争的胜负、自然灾害、种族的兴衰等,也都会进行"祝由"活动,所以"祝由术"实质上就是我国古代人类和自然界之间的一种精神沟通法,是最早的、群体的心理安慰和心理疏导方法。通过"祝由"治病,只是"祝由术"的一个方面,古医籍中有许多使用"祝由"治病的记录。《说苑》载有:"吾闻上古之为医者曰苗父,苗父之为医也,以菅为席,以刍为狗,北面而祝,发十言耳,诸扶而来者,皆平复如故。"即通过席地而坐,以草扎狗畜替病驱邪,北面祈祷,做十字术,念咒语等方式,治众人的疾病,不论是扶来看病的还是走来看病的,都很快恢复如好人一般。

大约在春秋战国至秦汉之际,我国进入了医巫分道、医学获得长足进步的重要时期。此期的马王堆帛书堪称我国现存最早的祝由符咒专门文献,如"婴儿瘛:'祝之曰:……取若门左,斩若门右,如若不已,磔薄若市。'若指引起婴儿瘛病的鬼神"。在普遍迷信鬼神的古代,以符咒形式存在的祝由法治疗鬼神(心生之鬼神)为病,确有其存在的理由。《黄帝内经》有多处论及鬼神为病,《素问·遗篇刺法论》提到"人虚即神游失守位,使鬼神外干,是致夭亡"。祝由之术到了东汉称为"解除",表现形式是镇墓文。魏晋以后,原始的祝由方法与道教结合起来。隋太医署始设祝禁博士二人,专设祝禁科。自唐以后,祝由被列为国家医学校的专业科目之一。在唐代的"太医署"中"祝由科"是四大科之一,只不过名字叫作"咒禁",更加强调其"祝祷"的内涵以及祷词的"咒语"性质,并设有咒禁博士、咒禁师等医疗官职。如果把咒禁科看成最早的心理治疗科,那么咒禁博士、咒禁师可谓最早的"心理医生"。唐代的"太医署"既是医学教育机构,又是医疗单位,在编制上分为医科、针科、按摩科和咒禁科四科。明代的最高医疗管理和教育机构是"太医院"。太医院中设有十三科,祝由科已经是十三科之一了,因此有"祝由十三科"之称。到了清初,太医院的科别设置减为十一科,祝由科被排斥出了太医院。

在祝由沿袭原式同时,其方法也在逐渐发生改变。唐代王冰将祝由解释为"祝说病由",而在清代吴鞠通《增订医医病书·治内伤须祝由论》中祝由发生了质的变化,其文中说"祝,告也。由,病之所以出也",祝由在这里已是"告之而非咒"了。仅一字之别,祝由的符咒成分便被扬弃,而代之以"祝说病由"。

二、治疗原理

祝由治疗疾病的原理是什么呢?张介宾《类经·论治·祝由》认为"祝,咒同。由,病所从生也。故曰祝由。……祝说病由,不劳针石而已。""咒"乃巫术中用以"除灾"或"降妖驱鬼"的口诀;"由"乃病由,即心生之鬼神。由此可知,祝由原本是以"咒"的语言形式,针对心生之鬼神为病的"祝由鬼神之道",其治病原理是"言其致病之由,而释去其心中之鬼"。

《素问·移精变气论》有"古之治病,惟其移精变气,可祝由而已。……往古人居禽兽之间,动作以避寒,阴居以避暑,内无眷慕之累,外无伸宦之形,此恬淡之世,邪不能深入也。故毒药不能治其内,针石不能治其外,故可移精祝由而已。当今之世不然,忧患缘其内,苦形伤其外,又失四时之从,逆寒暑之宜,贼风数至,虚邪朝夕,内至五脏骨髓,外伤空窍肌肤,所以小病必甚,大病必死,故祝由不能已也。"此处以古今比较方法,对祝由评价极为客观。由此看,祝由治疗对象为"毒药不能治其内,针石不能治其外"的"心病"、轻浅的内伤疾病。祝由为何有效?该篇认为与患者生活方式简单,少人事烦恼,病邪不能深入,病情轻浅有关。如果结合实践理解,有两方面值得注意:一是轻浅疾病有自愈倾向;二是病症的心理反应可加重病症体验,祝由消除了心理反应,患者对疾病的自我感觉便减轻。论中涉及祝由的局限性,即对重病力所不及,这是因重病多与复

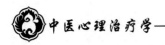

杂的情志内伤及违背养生的生活方式有关,诸因素综合作用致使患者伤形又伤脏。

《灵枢·贼风》有"因鬼神"而卒发病者,治以祝由:"黄帝曰:'今夫子之所言者,皆病人所自知也。其毋所遇邪气,又毋怵惕之所志,卒然而病者,其故何也?惟有因鬼神之事乎?'岐伯曰:'此亦有故邪留而未发,因而志有所恶,及有所慕、血气内乱,两气相搏。其所从来者微,视之不见,听而不闻,故似鬼神。'黄帝曰:'其祝而已者,其故何也?'岐伯曰:先巫者,因知百病之胜,先知其病之所从生者,可祝而已也。"张介宾《类经》认为此"故邪"即平素"志有所恶,心有所慕"的心生之"鬼"。《黄帝内经》不信鬼神,《素问·五脏别论》说:"拘于鬼神者,不可与言至德。"这是《黄帝内经》朴素唯物论的基本立场。但《黄帝内经》也是辩证的,辩证地对待"拘于鬼神"现象,并以治疗为目的灵活利用"拘于鬼神"心理。经文指出了鬼神为病的特点、机理及祝由治疗的原因。

清代吴鞠通《增订医医病书·治内伤须祝由论》中说:"吾谓凡治内伤者,必先祝由。盖详告以病所由来,使病人知之而勿敢犯,又必须细体变风变雅,曲察劳人思妇之隐情,婉言以开导之,壮言以振惊之,危言以悚惧之,必使之心悦诚服,而后可以奏效如神。"内伤病因多与情志有关,细察病因无外乎情志隐情,祝说病所由来,也无外乎与情志隐情有关,这就不限于鬼神为病了。"详告以病所由来",即解释病因,由此推断患者存在需要解释的疾病认知障碍。吴鞠通以"婉言""壮言""危言"等不同方式,引发患者不同的心理效应,从而获得疗效。

总之,《素问·移精变气论》《灵枢·贼风》《增订医医病书·治内伤须祝由论》皆提到祝由,前者表明祝由可治疗轻浅的内伤病,后两者则用于为心生之鬼神所拘之病。之所以可用祝由治疗,是因为前者疾病轻浅,后两者"知百病之胜,先知其病之所从生"。

三、治疗方法

归纳以上,可知祝由有符咒祝由与情志病祝由两种基本形式。符咒祝由实是利用患者的暗示心理,以顺势利导;情志病祝由则是进行理性分析。两类祝由适应证皆与认知障碍有关。前者患者认知已由心中之鬼神把持,头脑中充满与鬼神有关的观念,呈现一种不由自主的非理性的鬼神控制态;后者的情志隐情中也必然存在认知障碍。

吴鞠通不以符咒而以情志病祝由说法,其原理相当于"见事明理",自有其合理性,古代医案也可见。《续名医类案》载卢不远治沈君鱼终日畏死医案,患者恐死,加之性格多疑善虑,更增恐惧,医者先"导喻万言",让其明理,初见疗效,继之给予心理支持,又参禅以明了生命之理,整个心理治疗过程都是针对患者恐死之由的认知调整。《名医类案》载孙景祥治李长沙学士多食不化而节食,后几乎废食,为其祝说病由为"病在心火,得木而解"(春天病可缓解),且病得之于忧郁之事,悲怆过伤,积久成病。医者"祝说"的病由,使患者心悦诚服,"悉听孙言",并配合药物治疗,取得良好疗效。

　　符咒祝由的合理内核为顺势利导,利用暗示改变患者为心中之鬼神所拘态。鬼神迷信者思维范围狭窄,之所以"拘于鬼神者,不可与言至德",不在于医生不救,而在于患者除鬼神之外,排斥一切,医生即使用科学的、客观的、非鬼神的道理予以解救,也难为患者接受。顺势利导,即治疗者顺其所慕、所恶,因其所胜所从之势而导之,如张介宾所说:"所恶所慕者,言鬼生于心也。曰知其胜、知其所从生,可祝而已者,言求其致病之由,而释去心中之鬼也。……既得其本,则治有其法,故察其恶,察其慕,察其胜,察其所生,则祝无不效矣。"可见祝由本义是从认知着手实现对患者情志、行为的调整。其有效不在于给患者一种科学的理性观念,而是因势利导,在其不合理观念之中进行调整,即以一种新的非理性观念替代了原有非理性观念,进而平息其情志障碍。

　　由此看来,祝由疗法是一种语言疏导的归因(病因)治疗。现代认知疗法把心理障碍的原因归为错误认知,其治疗是针对错误认知的归因治疗。作为归因治疗,二者有相似之处。

四、案例分析

案例一

《类经·祝由》所载:"韩世良治一女,母子甚是相爱。既嫁母丧,女遂思母成疾,精神短少,倦怠思卧,诸药无效。韩曰:'此病得之于思,药不易愈,当以术治之。'乃赂一巫妇,授以密语。一日夫谓其妻曰:汝之念母如此,不识彼在地下,亦念汝否?吾当他往,汝盍求巫妇卜之。妻忻诺,遂招巫至,焚香礼拜而母灵降矣。一言一默,宛然其母之生前也。女遂大泣。母斥之曰:'勿泣!汝之生命克我,我遂蚤亡,我之死,皆汝之故。今在阴司,欲报汝仇,汝病慊惬,实我所为。我生则与尔母子,死则与尔寇仇矣。'言讫,女改容大怒曰:'我因母病,母反害我,我何乐而思之!'自是而病愈矣。此去其所慕之谓也。"

　　患者过度思虑病死的母亲,因思虑过度而病,导致精神不佳,治疗无效。韩世良医生得知病因是思虑过度,药物不起效果,乃用祝由之术。因此请一巫妇,授以密语。因患者酷信巫神占卜,让患者的丈夫假托卜童对患者说:"你这样思念你的母亲,你的母亲反而认为她的死是由于你的命克她造成,就是在阴间也要报复你。"这些话语让患者生气,产生对母亲的不满,激怒患者以冲破郁思,使其重新改变心理状态达到治疗的目的。用现在的观点看这是荒唐之举,但患者迷信鬼神,因以愈病为目的,故可借用患者迷信心理,以顺势利导。假设通过改变其鬼神观治疗此病,恐不能如此快速取效。

案例二

《名医类案·郁》记载:"孙景祥治李长沙学士,年三十九,时患脾病。其症能食而不能化,因节不多食。渐节渐寡,几至废食。气渐蔺,形日就愈,医咸谓瘵也。以药补之,病弥剧。时岁暮。医曰:'吾技穷矣。若春木旺,则脾必伤重。'会孙来视,曰:'及春而解。'因怪问之。孙曰:'病在心火,故得木而解,彼谓脾病者,不揣其本故也,公得非有忧郁之事乎?'曰:'噫! 是也,盖是时丧妻亡弟,悲怆过伤,积久成病,非惟医莫之识,而自亦忘之矣。'于是尽弃旧药,悉听孙言,三日而一药,不过四五剂,及春果愈。"

李长沙由于忧郁、悲伤的原因,心情不畅快,积虑日久化火,导致食后不消化,几乎不能进食。孙景祥诊病得知患者因郁化火,病在心火,疏达肝气便可解,随为其"祝说"病由,使患者心悦诚服,"悉听孙言",并配合药物治疗,取得良好的疗效。正如清代温病学家吴瑭说:"吾谓凡治内伤者。必先祝由……余一生得力于此不少,有必不可治之病,如单腹胀、干血痨、噎食、反胃、癫狂之类,不可枚举。"

案例三

《二酉余谈》记载:"一士人病疟久不愈,有道士来,以枣一枚,按病人口上,咒曰:我从东方来,路逢一池水,水内一尊龙,九头十八尾,问他吃什么,专吃疟疾鬼,太上老君急急如律令敕。连咒三遍,将枣纳入口中,令嚼食之,遂愈。"

这个案例是祝由禁咒方式较典型的一例,医者是一个道士,他治病的"法宝"是九头十八尾的一条龙,专门吃疟疾鬼,明显是荒诞。但在当时的文化背景下,对相信自己的疟疾病是由于疟疾鬼作祟的患者具有心理治疗作用。根据现如今我们的了解,疟疾并非只用心理治疗方法就可以治愈,所以此记载的可信度值得怀疑。

案例四

《类经·论治类·祝由》记载:"一儒生,以伤寒后金水二脏不足,忽一日正午,对余叹曰:生平业儒,无所欺害,何有白须老者,素服持扇,守余不去者三日矣,意必宿冤所致也,奈之何哉? 余笑曰:'所持者非白纸扇耶?'生惊曰:'公亦见乎?'余曰:'非也。'因对以《刺法论》人神失守五鬼外干之义,且解之曰:'君以肺气不足,眼多白花,故见白鬼;若肾水不足者,眼多黑花,当见黑鬼矣。此皆正气不足,神魂不附于体,而外见本脏之色也,亦何冤之有哉?'生大喜曰:'有是哉,妙理也。余之床侧,尚有一黑鬼在,余心虽不惧,而甚恶之,但不堪言耳,今得教可释然矣。'遂连进金水两脏之药而愈。此知其病所从生,而微言以释之也。诸如此类,皆鬼从心生,而实非鬼神所为,故曰似鬼神也。然鬼既在心,则诚有难以药石奏效,而非祝由不可者矣。使祝由家能因岐伯之言而推广其妙,则功无不奏,术无不神,无怪其列于十三科之一,又岂近代惑世诬民者流,所可同日语哉。"

案例中书生身体虚弱,五脏亏损,产生了错觉、幻觉,疑心黑白二鬼是宿有冤孽所致。书生说:"我生平潜心于儒学,没有做过害人的事情,为何看见了身着白衣服、手持着扇子的白胡子老人,他老是纠缠着我,已经有三天了,莫非是宿有冤魂所致,我该如何办?"医生笑说:"他手上拿的一定是白纸扇。"书生惊奇道:"你看到了吗?"医生说:"没有。"于是向他讲明《素问·刺法论》中人的神气耗散而"五鬼"就趁虚干扰的道理,而且进一步解释道:"你由于肺气不足,眼睛多白花,所以就好像见到了白鬼一样;若肾水不足,就可以眼见黑花,就以为见到了黑鬼,这是正气虚弱,神魂不附于体而看见本脏器之色,有什么冤孽可言?"书生十分高兴地说:"有这样的道理太妙了,确实在我的床侧,看见黑鬼在,虽然不是很畏惧,但甚为讨厌,只是难以说出口,今天得到你的指教才明白其道理。"于是书生接连服了补益肺金和肾水两脏的药物,病就好了。诸如此类的鬼病,皆由心生,实际并没有鬼,是幻觉而已,这种病用药物确实是难以奏效的,但用祝由的方法便可治愈。假如祝由家能将古代医家岐伯的医学理论推广,疗效就能提高,医术就会高明,难怪古代将祝由科列为十三科之一,这又哪里是现在招摇撞骗的巫医可同日而语的呢?

五、评价

远古时代的人类,将患病看作神灵惩罚,恶魔作祟。因此,或是祈祷神灵的保佑、宽恕,或是采用驱鬼、避邪等手段来治疗疾病。"祝由师"就是利用了当时人类对于自然界中不可抗拒现象的恐怖、崇敬心理,把自己扮演成可以与鬼神沟通的导体,获得了患者的信任,使患者的心态高度地集中,并且处于绝对的至

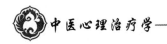

诚状态（现代医学证实，注意力的高度集中可以增强免疫力），这肯定有利于疾病的康复。同时，根据史料我们可以看出，在远古时代，由于生存条件的原因，人类的寿命很短，只有 15～30 年，而且所患的疾病，主要是因为节气变换导致的外感伤风、因为饮食不洁导致的消化不良、因为各种外伤导致的感染以及皮肤病等。这些病，在现代不会造成生命的终结，而在当时，就只能凭借患者自身的抵抗力来碰运气了。当人在有了信心并且注意力高度集中时，人体的抵抗力就会增强，红细胞、白细胞，特别是淋巴细胞会大量增多，这些细胞都可以杀死进入体内的各种细菌、病毒。"祝由"就是利用了这个原理，利用了人类对于因无法控制痛苦而产生的对自然力量的恐惧，因不知道痛苦原因而对于鬼神的崇拜心理，所诞生的最早的心理疗法。特别值得提出的是，实施"祝由术"的同时，在患者身边总是要生起一堆火的。根据当时的说法，火可以驱鬼避邪。从现代看来，不管是伤风感冒发烧，还是肚子痛，在火堆旁边烤出汗来，肯定是可以达到治疗效果的。如今医学治疗这些病时，依然没有离开"发汗"这一治疗原则，只不过是通过吃药发汗而已。其实在最早期的医疗活动中的"祝由术"，不仅蕴藏了"心理疗法"的雏形，还是"物理疗法""药物疗法"的早期探索。如果我们仅仅用"迷信落后"来否定"祝由"，就是对我们祖先当时的科学进步的否定，对于自己古老医学文化的否定。

六、注意事项

情志病祝由是在患者理性认知层面的操作，因其透明，误导所致的不良反应（俗称"走火入魔"）相对较少出现。而符咒祝由则不同，它相当于暗箱操作，即医者真实动机并不让患者知晓，故使用不当可造成弊端。

（一）躯体弊端

张介宾对此已有预见，《类经·祝由》有："《外台秘要》载祝由一科。丹溪调符水，惟隔上热痰，一呷凉水，胃热得之，岂不凉快，亦可取效；若内伤涉虚之人，及严冬天寒之时，符水下咽，胃气受伤，反致害者多矣。"

（二）精神弊端

符咒祝由可说是利用患者绝对信任鬼神心态的一种暗示法，患者可毫无抵抗地接受与己所好吻合的外来观念，如果术者动机不纯，或不能了解患者精神世界中各种角色的象征意义及其所胜、所从关系，便很易扮演错角色，使患者更加惑乱。

（三）治标不治本

以顺势利导为原理的祝由法是针对精神惑乱的紧急情况而治，之所以取用非理性方法，也全在于顺应患者所好，能为患者接受。但此法只能一时救急，却不能预防复发，因为患者的鬼神观念并未消除。欲使患者不再复发，须在其缓急之后予以科学世界观的培育。

第十一章　释梦疗法

一、概说

梦是特殊意识状态下的思维与情绪活动,所谓"特殊意识状态"就是睡眠状态。在通常情况下,人们觉得正常的意识活动是指觉醒状态,误认为睡眠与意识无关。其实,正常的意识活动被称为一般意识状态,睡眠就被称为特殊意识状态。在这种特殊意识状态下,由于意识清醒水平低,所以思维活动失去逻辑性,梦境的内容也就杂乱无章,与现实内容不相符合。但是,梦境的个别内容,如人物、地点等都是生活中经历的或特别压抑的东西。梦境中的情绪体验对临床诊断有一定的价值,弗洛伊德早期提出"情绪是梦",使"释梦"有一定的价值和意义。弗洛伊德认为梦包括两层意义:一是被称为梦的东西,即称为梦的内容或外显的梦;二是隐藏在梦背后的东西,即称为梦的思想或内隐的梦。梦的思想是被压抑的本能冲动的表现形式,反映了一个人内心深处的渴望和要求。他认为构造神经症症状的机制,也就是把内隐梦的思想转变为外显梦的机制。据此,释梦就成为心理治疗中揭示内心矛盾冲突的一个重要手段。释梦疗法就是对患者所做之梦进行解释,由此辅助治疗某些心身疾病的方法。

占梦分析在我国有着悠久的历史,《周礼·春官·宗伯》中记有古代"占梦"之官,在《诗经·小雅·正月》有"召彼故老,讯之占梦"的诗句。这些占梦之官便是专门负责对人们梦境进行解释和分析的。

二、治疗原理

梦境是通往潜意识的一条秘密途径,是对人清醒时被压抑到潜意识中的欲望的一种委婉表达。梦境分析是揭开潜意识的重要手段,通过对梦境的分析可以探究人潜意识中的欲望和冲突,窥见其内心世界。在睡眠中,由于防御机制转弱,因此被压抑在潜意识的希望、需求、惊恐和焦虑等会浮现出来,这些就是做梦的真正动机。分析师的任务就是把这些内容挖掘出来。在治疗中,当事人叙述梦境,并在分析师的鼓励下自由联想梦中的要素,回忆其中被唤醒的感觉;分析师在旁剖析,包括解释梦中要素的意义,解开遭到压抑的素材,协助当事人找到困扰自己的根本原因。

释梦的主要目的是消除患者的恐惧与疑虑,克服消极心理,调动人体的自疗能力,增强能够促进病症痊愈的各种心理因素。释梦疗法可以调整机体功能活动,增强患者的抗病能力,减轻或消除使患者痛苦的各种情绪和行为,使其恢复神情的正常活动。

中医学认为,五脏藏神,心为主宰,人的精神活动状态由五脏分属。若五脏神安,则梦象平和。若"淫泆离藏则精失,魂魄飞扬"(《灵枢·本神》),说明魂魄飞扬是五脏空虚,精气离散,正邪干扰五脏正常活动,导致神魂不藏,引发与该脏相关的梦象。古籍中记载了大量关于梦境的解释,《素问·脉要精微论》中有"阴盛则梦涉大水,恐惧;阳盛则梦火,燔灼;阴阳俱盛则梦相杀毁伤。上盛则梦飞;下盛则梦堕。甚饱则梦予;甚饥则梦取。肝气盛则梦怒;肺气盛则梦哭"的记载。金代张元素在《医学启源》中指出:"肝虚则梦花草茸茸,实则梦山林茂盛。心实则笑不休,梦火发;脾实则梦筑墙垣、盖屋;肺实则梦刀兵恐惧;肾实则梦临深渊,投水中。"

三、治疗方法

此法主要是通过医师与患者进行交谈,一般情况下不需要第三者在场,以免增加患者的顾虑和不安。交谈最好在诊疗室或特设的释梦治疗室内进行,有时为了缓和交谈时的紧张气氛,也可在医院内的花园里进行。

医生应鼓励患者充分地讲述自己的梦境,包括发病的原因,疾病的发展过程,使他苦恼的梦境,过去诊治的情况,病后的思想和情绪状态,与环境和周围人的联系,希望医师为其解决哪些问题等。医师要耐心地听,不要打断患者的谈话,要多用启发式的提问,不要生硬地追问。医生为了表示在认真地听取患者的谈话,必要时可点头应答,但不宜过早发表意见。当有些患者谈得很浮浅,表现吞吞吐吐,流露出有顾虑或隐忧时,则应解除患者的这些顾虑,也可再次重复告诉患者谈话的提纲。个别患者对梦的原因作了自我分析,对此应采取保留的态度。患者对梦中最敏感的内容,如难于启齿的羞愧之事暂时秘而不宣,医师不应急于追问,待时机成熟时,最好启发患者自己讲出来。

当了解患者病情、病理心理状态及其与社会环境的关系后,经过分析,就应制订出进行释梦治疗的方案,有针对性地突破患者由梦境所产生的心理问题。

每次释梦治疗的时间,以半小时到一小时为宜,时间安排在白天,这样患者才不致疲劳,也能理解交谈的内容,印象深刻又不致睡前兴奋。释梦治疗时,最好边谈边讨论,也可听取患者的意见,并密切注意谈话时的情绪变化,掌握患者的心理动向。每次释梦治疗后,要和患者一起进行小结,以使患者也能明确这次释梦治疗解决了哪些问题,医师应对此做简要记录。

开始释梦治疗时,患者一般为梦和症状折磨而痛苦:究竟患的什么病,是否患了疑难怪病、不治之症,是否会疯,梦多会不会使他记忆力减退或丧失,有什么好药、好办法能很快治好,等等。因此,释梦疗法应包括帮助患者认识做梦的原因,向患者讲清楚:梦是特殊的神志活动,与脏腑气血、营卫运行密切相关。人的生理要求,本能的欲望,可以表现在梦中,如"甚饥则梦取,甚饱则梦予",因此,梦是人在睡眠过程中的一种正常的生理现象,做梦是人脑的正常活动,是人脑处于睡眠状态下,一定时间一定部位的兴奋活动。当然,人体脏腑组织的病变也可以反映在梦境之中,这就是《黄帝内经》中所论及的"淫邪发梦"。不少患者向医师诉说他们被各色各样的噩梦所困扰的苦恼,有的说,他经常做阴森可怕的梦,被一声怪叫惊醒,醒来后全身冷汗;有的说,经常做极其痛苦的梦,醒后泪痕满面;有的说,他经常做惊险的梦,醒来后心头还在突突地急剧跳动……这些患者几乎个个都能绘声绘色地描述噩梦的情景,或者梦见被恶人和鬼怪追逐,紧张万分;或者梦见自己的身体飘浮空中,上下不能,十分着急;或者梦见突然跌倒,惊吓醒来等。患者几乎都有同一种担忧:噩梦是不是预示着祸害灾难即将来临? 因此,释梦治疗,重点应放在怎样消除由于梦所产生的消极心理因素上。

四、案例分析

案例一

《晏子春秋·内篇集下》记载:"景公病水,卧十数日,夜梦与二日斗不胜。晏子朝,公曰:'夕者梦与二日斗,而寡人不胜。我其死乎?'晏子对曰:'请召占梦者。'出于闺,使人以车迎占梦者至。曰:'曷为见召?'晏子曰:'夜者公梦二日与公斗,不胜。公曰:寡人死乎?故请君占梦,是所为也。'占梦者曰:'请反其书。'晏子曰:'毋反书。公所病者,阴也;日者,阳也。一阴不胜二阳,故病将已。以是对。'占梦者入。公曰:'寡人梦与二日斗而不胜,寡人死乎?'占梦者对曰:'公之所病阴也,日者阳也。一阴不胜二阳,公病将已。'居三日,公病大愈。公且赐占梦者。占梦者曰：'此非臣之力，晏子教臣也。'公召晏子且赐之。晏子曰：'占梦以臣之言对，故有益也，使臣言之，则不信矣，此占梦之力也，臣无功焉。'公两赐之，曰：'以晏子不夺人之功，以占梦者不蔽人之能。'"

案例中齐景公肾脏有病，十几天卧床不起。这一天夜晚，他做了一个噩梦，梦见和两个太阳争斗，最后被打败了。第二天，晏子上朝，景公对他说："昨天晚上，我梦见和两个太阳争斗被打败了。这是不是预兆我要死了？"晏子想想，回答说："请召见占梦官员，为您占卜吉凶吧。"说完，晏子出宫，派人用车接来占梦人。占梦人见到晏子，问："大王有什么事召见我呢？"晏子告诉他说："昨天夜晚，大王梦见他和两个太阳争斗，不能取胜。大王说：'是不是我要死了？'所以，请您去占卜一下。"占梦人听了，不假思索地说："请反其意解释吧。"晏子却说："请不要那样做。大王所患的疾病属阴。梦中的日头，是阳。一阴不能胜二阳，所以预兆病将痊愈，请你这样回答吧。"占梦人进宫以后，景公说："我梦见和两个日头争斗而不能取胜，是不是我将要死了？"占梦人回答道："大王所患的病属阴，日头是阳。一阴不胜二阳，这是大王病将痊愈的吉兆。"过了三天，景公的病果然痊愈了。景公十分高兴，要赏赐占梦人。占梦人说："这不是我的功劳，是晏子教我这样说的。"景公听了，就召见晏子，要赏赐他。晏子道："我的话由占梦人讲，才有效果。如果我自己说，您一定不信。所以，这是占梦人的功劳，我并没有什么功劳。"景公同时赏赐了他们，并称赞说："晏子不争夺别人的功劳，占梦人不隐瞒别人的智慧。"这是阴阳理论在释梦实践上的应用。晏子约死于公元前500年，是春秋时期。可见运用阴阳、五行的生克理论解释梦，在春秋时期已经出现。这种卜卦解梦治疗与弗洛伊德的精神分析形式有些相同之处，但内容有异，他是用阴阳学说来分析，而不是用潜意识矛盾冲突来解释。此案解梦通过暗示达到治疗目的，而不是把潜意识引出通过精神疏泄来治疗疾病。

案例二

《奇症汇·心神》中载："潘温叟治贵江令王齐，夜梦与妇人讴歌饮酒，昼不能食，如是三岁。温叟治之，疾益平，则妇人色益沮，饮酒益急，而讴歌不乐，久之遂无所见。温叟曰：'疾虽衰，然未愈也，如梦男子青巾白衣者方瘥，后果梦此，能食。'"

对于这种现象，《奇症汇》作者沈源分析认为，此症属于脾，脾为坤土，坤乃阴象，因胃阳弱而坤阴用事，故每梦见妇人歌者。《黄帝内经》所云："脾主歌是也。"至所梦惟酒何故？故胃阳弱而本不思食，酒乃虚而不实之物，且又五谷所作，乃脾之所好，故梦中饮此也。温叟所治，必补中益气汤之类，使胃阳渐动，而坤阴之疾自退。即《周易》所谓坤至柔而动也刚,至柔得刚,而所梦已无,自当能食,而仍不思食何也?因坤土之气始复,犹冬至一阳内复之候,而气之根原未旺,所谓母虚子亦虚也。盖肺为脾之子,而气之源发于肺,故肺主气,脾主营运,因肺未旺而肝木未平,脾仍失健运之职,所以疾虽衰,然未愈也。乃初因病甚于坤,故但梦妇人,至坤阴之梦已退,而肺肝所患未除,故二脏之气未和,所以又当梦见青巾白衣男子。青巾,肝所属也,盖肝属木,其色青,故梦见青色之物。肺属金,其色白,故所梦白人。然必是梦亦无,方得病瘁而食也。或问五内有病,何故每见于梦?予曰:人当寐时,则神归肝肾之所。如一脏有病,则一脏之气不和,不和则神不安,不安则多梦。如肝肾有病,即梦见肝肾所属之物,即如前症;脾病,则梦脾脏所属;肺肝病,则梦肺肝所属。然梦妇人而又讴歌饮酒,梦男子而乃青巾白衣。青巾,乃肝脏所属之物,而以冠白人之首,此中之奇特,皆脏气所为,盖气之变化,诚难测之。

通过释梦来测疾病预后,这里也有暗示作用。当然,实际复杂的梦境不是五行能够完全解释得清楚的,我们可应用更广泛的知识来解梦以达到调理心身的目的。

五、评价

自远古时期,释梦就是人类自我探索的一个方面,长期以来对自己的命运没有主动权,出于个体的保护和种族延续的本能,想尽一切办法去判断自己的前途和命运。那个时候除了求神问卜之外,还有一个比较简便的方法,就是对自己的梦境进行推论,判断自己生存发展过程中的凶和吉。进行推论的依据,是一种信仰,认为梦境是神对人的对话或启示,神的启示是至高无上的,所以是可信的。

梦中的事件与现实事件不同,现实事件是客观存在的,梦中的事件是人的想象,但是两者之间并不是没有联系。觉醒状态下,现实事件引起人的焦虑情绪,这种焦虑情绪立刻会被控制或化解,但并不会彻底消失;进入睡眠后,焦虑情绪再活跃起来,激活部分皮质细胞,使人想入非非,想象出不合理的逻辑,并且构成焦虑色彩的梦。这样,尽管想象出的事件与现实事件不同,但情绪性质都属于焦虑。以此类推,假如现实生活中产生的是恐惧情绪,那么想象的梦境很可能也是恐惧的梦境。因此,临床上大致都能证明,梦只能对判断情绪状态有价值,梦境与现实事件不大相符,当然有个别案例,梦境与现实有联系,就像弗洛伊德所谓的"显性梦"。梦的这种特点,使我们可以了解患者的情绪状态,通过释梦手段,可以使患者从焦虑、恐惧中释放出来。

第十二章　音乐疗法

一、概说

(一)含义

音乐能影响人的情绪,改善人的心理功能及生理活动。轻松、欢快的音乐能使大脑及整个神经功能得到改善;节奏明快的音乐能使人精神焕发,消除疲劳;旋律优美的音乐能安定情绪,增加注意力,增强患者生活情趣,有利于心身健康的恢复;节奏缓慢、优雅的音乐具有镇痛、降压、镇静及调节情绪的作用。因此,音乐治疗是使人处于特定的音乐环境,感受音乐的艺术意境,娱神悦性,宣通气血,并以此来产生养生治病效应的一种治疗方法。

古今中外,早有此类记载。国内外在 6000～8000 年前就有音乐治疗疾病的记载,并从 20 世纪以后更是风行于世界,如产妇聆听音乐有助于解除产前紧张情绪。在精神病医院,音乐可作为治疗抑郁症、躁狂症、神经症及假性痴呆等疾病的手段及促进精神康复的方法。

(二)中医音乐疗法的起源

中医音乐疗法历史悠久,从距今 7000～8000 年前的新石器时代出土文物的研究发现一些图案中已有音乐舞蹈行为,并可以意会到其中的保健治疗意义,如仰韶文化、马家窑文化、龙山文化等。《吕氏春秋·古乐篇》云:"昔陶唐之时……民气郁阏而滞着,筋骨瑟缩不达,故作舞以宣导之。"原始歌舞实际就是一种音乐运动疗法,对纾解郁气、畅达筋脉、调理心身确有好处,而且容易普及施行。

春秋战国时代,中国音乐保健治疗意识和方法也得到完善和发展,这以《乐记》音乐理论和《黄帝内经》的五音学说为集中代表,形成早期的中医音乐疗法的思想体系。《乐记》是我国最早、影响最大的音乐理论专著,为《礼记》的一个

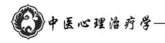

篇章,是儒家重要典籍之一。

而《黄帝内经》认为音乐与宇宙天地和人体气机是密切相通的,把五音引入医学领域,不但与人体内脏、情志、人格密切联系,还可以用来表征天地时空的变化。《灵枢·五音五味》有专章命题论述,从性质和部位上,分别说明它和脏腑阴阳经脉的密切关系,并指出在调治方面所应取的经脉。同时又列举五谷、五畜、五果和五味,配合五色、五时,对于调和五脏及经脉之气各有重要作用。

《素问·阴阳应象大论》《素问·金匮真言论》把五音阶中宫、商、角、徵、羽与人的五脏(脾、肺、肝、心、肾)和五志(思、忧、怒、喜、恐)等生理、心理内容用五行学说有机地联系在一起,详细地提出:"肝属木,在音为角,在志为怒;心属火,在音为徵,在志为喜;脾属土,在音为宫,在志为思;肺属金,在音为商,在志为忧;肾属水,在音为羽,在志为恐。"《灵枢·阴阳二十五人》中,根据五音多与少、偏与正等属性来深入辨析心身特点,是中医阴阳人格体质学说的源头,由此可见辨证配乐的思想。

中医五运六气学说,提出五音健运,太少相生。五运的十干各具阴阳,则阳干为太,阴干为少。例如,甲己土宫音,阳土甲为太宫,阴土己为少宫,太为有余,少为不足。又如甲为阳土,阳土必生阴金乙,即太宫生少商;阴金必生阳水丙,即少商生太羽;阳水必生阴木丁,即太羽生少角、阴木必生阳火戊,即少角生太徵;阳火必生阴土己,即太徵生少宫。如此太少反复相生,则阴生于阳,阳生于阴,而不断地变化发展。应用五音来表征大自然时空变化的规律,成为"天人合一"学说的重要基石。

从汉代到清代这两千多年来,中医音乐疗法由一些医家在临床医学的多个方面,开展实践运用,积累了不少经验,但就整体理论和操作方法体系而言,发展缓慢,也不系统,未得到广泛传播和应用。到了现代,随着人类医学模式的变化和对中国传统医学的再认识,中医传统音乐疗法开始受到不少国内外音乐治疗学者的积极关注,并展开了研究,逐渐成为一个新的研究领域。

二、治疗原理

(一)中和之道

《乐记·乐论篇》认为:"乐为天地之和。"中国传统音乐是表达"中和之道"的艺术,强调"中和之美",和谐、自然,不追求强烈,非常宜于治疗,平衡心身,协调人与自然的关系。所谓"滋味声色所以养人",过度则易生病,平和可养生益寿。

（二）情绪调节

古老的中国音乐表达朦胧、超越的艺术意境，与人类精神心理世界紧密相连，而其中音乐与情绪的相关性，是比较容易把握的，可以成为与现代医学和现代音乐治疗学之间沟通交流的重要衔接点之一。中医认为七情过激会引起气机的过度变化，"怒则气上，恐则气下，惊则气乱，喜则气缓，忧则气聚，悲则气消，思则气结"。情绪过激能导致体内功能失衡，是引起情志因素疾病的主要因素。

《素问·阴阳应象大论》说："怒伤肝，悲胜怒；喜伤心，恐胜喜；思伤脾，怒胜思；忧伤肺，喜胜忧；恐伤肾，思胜恐。"当某种情绪过甚而致发病时，可以用另一种"相胜"的情志来转移、制约或平衡它，从而使过度的情绪得以调和。该法的要点在于情绪转移、制约和平衡，也可配合文学、美术等其他艺术形式来更好地实现。例如，肝阳上亢类型高血压患者，容易发怒，我们给予有商调式或悲伤色彩较浓的音乐聆听，如《小胡笳》《江河水》《汉宫秋月》《双声恨》和《病中吟》等，这些乐曲以悲情见长，凄切感人，有良好的制约愤怒和稳定血压作用。

现代研究表明，各种情绪产生于大脑中枢，它们之间有相互作用的、微妙的复杂性联系。情绪心理应激导致神经-内分泌-免疫调节网络功能失调，是产生各种心身疾病的重要原因之一。与中医理论有不谋而合的相通之处，中医学早已从整体和辨证的思路认识到，人的各种情志之间不是孤立存在的，而是具有相互滋生和相互制约的动态关系，故中医情志理论的描述与人的状态相结合，更为直接和生动，并指导临床各种方法的运用。

（三）结合其他方法

1.结合物理电疗法——音乐电针

音乐电针是在电针的基础上结合音乐疗法，并吸取了电疗的特点发展起来的，具有刺激经穴和音乐治疗的双重作用。电针通过刺激穴位，可疏通经络，调和气血，补虚泻实，提高免疫功能。音乐脉冲电流不仅具有调制特点，而且是低、中频脉冲电流的集合体，其频率范围广，在 20～20000 Hz 之间。具有音乐风格和特点的同步音乐脉冲电流，刺激经络穴位，治疗效果也随之明显提高。音乐电针疗法具有舒心活血、镇静催眠、解痉止痛、抗炎消肿、蠲痹降压、预防肌肉萎缩等功效。

2.结合导引、按摩等养生方法

运用音乐辅助导引的方法，是最古老也是最容易为人所接受的方法之一。在优雅、恬静的音乐环境下，进行调心、调息、调形，通过养心安神，吐浊纳清，运

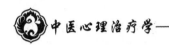

行气血精气,炼意调神,增强定力,可以治疗精神心理疾患,尤其适合精神过度紧张,心身失调诸疾患者。

一种是专门以音声导引,通经行气,祛病疗疾的治疗方法,如六字诀、念诵法、歌咏法、乐器演奏等。另一种是传统音乐与运动导引有机结合,主动运动类型如各种太极拳、易筋经、养生气功、保健功等,被动运动主要以按摩为主,在合适的音乐配合下,更容易使人放松,进入状态,提高疗效。

3.结合精神心理调节

音乐治疗以其卓著的情感及精神效应、联想效应和心身效应,是调节精神心理状态的最佳手段之一。针对患者心理,在中医理论的指导下,进行治疗的一系列方法包括顺志从欲法、精神内守法、认知引导疗法、暗示疗法等。

三、治疗方法

(一)中医的五行归类

中医的音乐疗法的五行归类,就是根据宫、商、角、徵、羽(分别对应1、2、3、5、6)这五音表现为基础,以五调式来分类,力求准确地符合五脏的生理节律和特性。结合五行对人体体质人格的分类,分别施乐,从而促进人体脏腑功能和气血循环的正常协调。

土乐以宫调为基本,风格悠扬沉静、淳厚庄重,给人有如"土"般宽厚结实的感觉。根据五音通五脏的理论。宫音入脾,对中医脾胃功能系统的作用比较明显。

金乐以商调为基本,风格高亢悲壮、铿锵雄伟、肃劲嘹亮,具有"金"之特性,根据五音通五脏的理论。商音入肺,对中医肺功能系统的作用比较明显。

木乐以角调为基本,风格悠扬,生机勃勃,生机盎然的旋律,曲调亲切爽朗,舒畅调达,具有"木"之特性。角音入肝,对中医肝功能系统的作用比较明显。

火乐以徵调为基本,旋律热烈欢快、活泼轻松,构成层次分明、情绪欢畅的感染气氛,具有"火"之特性。徵音入心,对中医心功能系统的作用比较明显。

水乐以羽调为基本,风格清纯,凄切哀怨,苍凉柔润,如天垂晶幕,行云流水,具有"水"之特性。羽音入肾,对中医肾功能系统的作用比较明显。

(二)治疗乐曲举例

近现代以来,基于五行理论的治疗音乐有了初步的发展,中国音乐学院编制的中国天韵五行音乐,是比较符合中医五行理论的一套音乐,并结合不同患者体质或证型给予安排设置。该五行音乐每行分阴阳二韵,可用于辨证施治,兹简要介绍如表12-1所示。

表 12-1　五音的五行归类与特点

理论依据	曲目	调式	意境	功效	适应证
脾属土,在音为宫,在志为思	黄庭骄阳	阳韵	骄阳似火 湿气尽消	温中健脾 升阳益气	食少腹胀,神疲忧郁。腹泻、脏器下垂等
	玉液还丹	阴韵	清泉润泽 清凉甘甜	清火和胃 清积导赤	胃脘胀痛,内火郁积
肺属金,在音为商,在志为忧	晚霞钟鼓	阳韵	晚霞满天 钟鼓振荡	补益肺气 宽胸固表	喘咳无力,自汗怕风
	秋风清露	阴韵	秋月清朗 清露寒爽	滋阴清热 润肺生津	干咳少痰,身心烦热
肝属木,在音为角,在志为怒	玄天暖风	阳韵	春风和暖 阳光明媚 万物葱荣	补益肝气 散寒解郁	眩晕耳鸣,夜寐多梦,肢体麻木
	碧叶烟云	阴韵	春风清寒 绿叶青翠	清肝泻火 平肝潜阳	头晕胀痛,烦躁易怒,面红目赤,失眠多梦
心属火,在音为徵,在志为喜	荷花映日	阳韵	夏日炎炎 荷花清香四溢	补益心阳 养心安神	心悸不安,胸闷气短,失眠多梦
	雨后彩虹	阴韵	雨后爽洁 彩虹明丽	清心降火 安神定志	心胸烦热,面红口渴
肾属水,在音为羽,在志为恐	伏阳朗照	阳韵	冬日正午 阳光温暖 寒中见暖	温补肾阳 固精益气	腰膝酸软,畏寒肢冷。滑精阳痿,宫寒带下
	冰雪寒天	阴韵	冰雪清寒 天地纯净	清心降火 滋肾定志	心烦意乱,眩晕耳鸣,梦遗闭经

四、案例分析

案例一

明代万全的《幼科发挥·慢镜有三因》记载:"汪元津幼子,七月间因伤食病疟,七日发搐。予见之,肝风虽甚,脾未至困。当泻其肝,后补其脾可也。乃以泻肝散,琥珀抱龙丸,以平其肝。喜睡,二日不能开,予思喜睡者,非脾困也,乃神昏欠惺惺也。目属肝,而胞属脾,合目不开者,非亡魂也,乃神倦也。今儿目欲开欲合可知也。只用前方。又二日,令其家中平日相与嬉戏者,取其小鼓小钹之物,在房中床前,唱舞以娱之。未半日,目开而平复也。凡十日而安。"

案例中患儿伤食、抽搐,对患儿用药之后,其仍神倦昏睡,目闭不开,万全便叫小儿平时的小伙伴们,打锣敲鼓,嬉戏玩耍,唱歌跳舞,以开小儿之心,使之恢复病前的正常行为。这样不到半天工夫,患儿眼睛睁开。如此心疗十天,疾病痊愈。

案例二

《寿亲养老新书·置琴》记载:"欧阳公示云:'予尝有幽忧之疾,退而间居,不能治也。既而学琴于孙友道滋,受宫音数引,久而乐之,不知疾之在体矣。'夫疾生乎忧者也。药之毒者,能攻其疾之聚,而不若声之至者,能和其心所不平,心而平,不和者和,则疾之忘也,宜哉。"

就其医理而言,宫音属古代五声之一,归脾,脾主思,思可解忧,故以宫音醒脾而解忧。以现代音谱标记,宫音在音阶排列为1、2、3、4、5、6中的1(DO)音,宫调式乐曲则以宫为主音,多具有深沉古朴、舒展苍茫的风格。欧阳修不仅自己深深得益于操琴玩曲,而移易性情,而且还通过其切身体会,道出了"欲平其心,以养其疾"的心得,认为抚琴可以"听之以耳,应之以手,取其和者,道(导)其湮郁,写(泻)其忧思,感人之际,亦有至者"。这是我国古代用音乐进行心理治疗的范例之一。

案例三

《辽史·耶鲁敌律传》记载,辽代契丹族医生耶鲁敌律,对宰相夫人的顽疾怪病,认为是"心有蓄热,非药石能及,当以'意疗',因其聩,聒之使狂,用泄其毒则可。于是令大击钲鼓于前,翌日果狂,叫呼怒骂,力极而止,遂愈"。

对于案例二这种蓄热,要使它发泄出来才能愈,就布置行军的钲鼓,大击大擂,造成令人难耐的噪声,激怒患者发狂,将患者推向极端,从而通过声音发泄震荡,吐出怒气。从心理动力学观点来说,使气得以发泄而治病,泄出心中蓄热,病就好了。这符合"阳极而阴"的原理,十分困倦后而休息病愈。

案例四

李玲等在《音乐疗法在心身疾病中的运用》记载:"张某,女,25岁,于2006年11月5日就诊,失眠1周,恶心呕吐,食欲不振,面色㿠白,四肢乏力,大便溏薄,小便尚可。自述半月前因失恋而导致情绪不佳,生气易怒,有时欲哭泣,舌质红,苔白腻,脉细弦滑。中医辨证属肝郁脾虚,治宜疏肝理气,健脾利湿。嘱患者在内服中药的同时,配合音乐疗法,每周3次,每次30分钟,6次为一个疗程。音乐治疗:《江河水》。一周后,患者症状好转,情绪改善,继服中药。音乐治疗:《春的冥想》。一个疗程后,患者情绪稳定,食欲好转,精神渐佳,舌、脉正常。音乐治疗:《圆舞曲》。经过两个疗程的中药治疗和音乐疗法,患者痊愈。

在本病案中,由于患者发病和心理因素有直接关系,所以将音乐治疗作为主要辅助治疗手段。初诊时患者情绪低落,忧郁不悦,不能一开始就听激昂音乐,否则反差太大心情会更加恶劣,所以先让患者听几段较为哀伤低沉的乐曲安抚情绪,如《江河水》,然后换上明快昂扬的《春的冥想》调节心情。经过一个疗程的治疗,患者情绪有所改善,为巩固疗效,故将音乐换成优美的《圆舞曲》,让患者感受到生活的美好,可防治心情沮丧、颓废,逐渐改善患者的不良情绪。通过生理和心理的治疗,疾病逐渐康复。

五、评价

中医音乐疗法是在中国传统文化体系理论指导下,辨证施用音乐,进行调理心身平衡的疗法,尤其在心身疾病治疗方面,应用潜力很大。目前国内中医领域的音乐治疗主要集中于五行音乐、音乐电疗法和音乐综合疗法等方面,应结合当前现代医学和音乐学发展的新趋势,把握音乐的精神心理效应这一核心,在继承传统音乐疗法的基础上,理解、引进与应用现代音乐治疗技术和研究方法,完善有中国特色的中医音乐治疗方法体系,开发一系列新的音乐治疗技术,满足人民的不断提高的需求,这是当前中医音乐治疗学最为重要的任务。

在临床实施音乐疗法时应注意几点:一是创造温馨的环境,室内的光线要明亮柔和,不要过于幽暗,空气要清新,最好室内有些花草植物,使环境富有生气;二是要帮助患者建立接受音乐治疗的信心,应用安慰性语言来加强患者对医生的信任;三是在选择治疗音乐时,要根据患者的兴趣爱好,并在此基础上选择适合患者病情和情绪的音乐,在欣赏过程中,让患者尽量排除一切杂念,集中精神倾听乐曲。

第十三章　气功疗法

气功疗法是传统中医学的重要组成部分,是具有东方文明和文化特色的医学保健和治疗手段,气功疗法有数千年的发展历史,至今仍用于临床实践,并越来越受到重视。

一、概说

气功,在古代叫"吐纳""导引""行气""食气""服气"等。"气功"可理解为"练气的功夫"。气,是指人体的"真气",它对人体的生命活动具有"动力"作用。气功疗法是一种运用主观意识对人体进行自我调节的心理治疗方法。

气功疗法已有数千年的历史,《庄子•刻意》中说:"吹响呼吸,吐故纳新,熊经鸟申,为寿而已矣。此道引之士,养形之人,彭祖寿考者之所好也。"可见,早在战国时代就有一派讲究气功的养生家。《黄帝内经》中有许多关于气功的论述,如《素问•上古天真论》中的记述:"恬淡虚无,真气从之,精神内守,病安从来。""提挈天地,把握阴阳,呼吸精气,独立守神,肌肉若一。"这实际上均属于气功的内容。《素问•刺法论》中说:"肾有久病者,可以寅时面向南,净神不乱思,闭气不息七遍,以引颈咽气顺之,如咽甚硬物,如此七遍后,饵舌下津令无数。"心情清净安闲,排除杂念妄想,使真气顺畅,精神守持于内,这样疾病就无从发生。若掌握了天地阴阳变化的规律,能够调节呼吸,吸收精纯的清气,超然独处,可令精神守持于内;锻炼身体,可使筋骨肌肉与整个身体达到高度的协调。久患肾病的人,可于清晨寅时(早3～5点)面朝南方,使心神安静不兴杂念,闭气不呼吸七次,随之以颈引伸向下咽气,似咽某硬物一样,如此做七遍后,可吞咽舌下的津液多次。这可能是气功疗法最早的具体记载。

中国气功流派众多,从练功的动静分为静功(如内养功、松静功、保健功等,着重身体内部精神、脏腑、气血、津液的锻炼)和动功(如太极拳、八段锦、五禽戏等,以锻炼脏腑、筋骨、肌肉为主),从练功的手段来分有侧重意念锻炼的意守功、侧重呼吸锻炼的呼吸功和侧重姿势锻炼的调身功,从练功的姿势来分有卧功、坐功、站功、活步功等。无论何种功法,其基本形式都是根据一定的固有程式长期反复锻炼,以达到自我入静和放松的目的,产生对人体心理活动的良好效应,既可以治疗疾病,又可以强壮身体。近年我国心理学者对禅密功的心理效应进行研究,发现练功后能使人的情绪稳定性、心情、自制力、脾气、动作敏捷性、注意力、观察力、意志坚强性、思维灵活性和记忆等心理活动明显改善。国外用人格测定方法研究与气功类似的沉思术,亦发现沉思锻炼对人的心理过程和性格有良好的作用。

二、原理

将气功疗法作为心理疗法之一而运用,主要是取其调心的内容,即调控意识状态的技能和技巧。它主要是通过人们的意识控制,以达到使肌肉放松、精神安宁、思想入静、呼吸深匀的目的,从而调节生理机能与心理状态,起到治疗作用。

中医强调人是一个统一的整体,人的精神意识、气息和肉体是以一个整体活动着,通过心理过程来调节生理过程,所以气功疗法属于整体疗法,旨在从整体上恢复、保持和增强人体功能状态和平衡协调。其针对性不是对某一病、一症而言,治疗范围包括许多慢性久病、精神情志方面的病症,以及各种神经症如焦虑、恐惧、强迫等。这种病症的患者保持着对疾病的自知力,自我意识完整,能够实现对于自我意识的调控,可以通过导引行气的锻炼,使患者情绪稳定,内气协调和顺,能动地调动正气达于病所,以驱邪愈病。但是重症精神疾病患者人格欠完整,意识状态的自我调控难以实现,失去应用气功疗法的内在机制,不适宜气功疗法。

三、治疗方法

气功治疗主要是调控意识状态。气功锻炼的内容主要有三种,即"调身""调息"和"调心",并使"调身""调息"的内容服务于"调心"的目的。

（一）调身

调身就是摆好姿势,这是练功的第一步。自然的、放松的姿势,是练气功的先决条件,只有身体放松,才能诱导精神放松。姿势锻炼总体分为坐、卧、站、走四类,其中坐、卧、站的应用比较普遍。

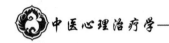

1.坐式

坐式是练功中应用最普遍的姿势,常用的有以下两种:

(1)平坐式

平坐在方凳或椅子上,自然端正,头部正直,松肩含胸,口眼轻闭,两手轻放大腿上,腰部自然伸直,腹部宜松,臀部的 1/3 或 1/2 坐在凳椅上,要平稳,凳椅高低适宜。脚平行分开,两膝相距与两肩同宽。平坐为坐式中最普遍、最常用的一种,除因极度虚弱的患者不能久坐外,一般均可采用,也可与靠坐式、卧式交替应用。

(2)靠坐式

靠坐在靠背椅或沙发上,具体姿势与平坐相仿。但背部可轻靠在椅背上,两脚可略向前伸出。本式适合老年人、体弱患者,或与平坐交替使用。

2.卧式

卧式是导引吐纳锻炼中用得比较多的姿势,其中仰卧式最普遍。常用的卧式有以下四种:

(1)仰卧式

仰卧式指全身仰卧床上,头正,枕头高低适宜,口眼轻闭,四肢自然伸直,两手分放身旁,或相叠于腹部。本式适宜于体弱患者及睡前练功用,但容易入睡,或使人昏沉。因此体力较好者,应逐步增加坐式和站式。

(2)侧卧式

侧卧式指侧身卧于床上,左右侧卧均可,但一般采用右侧卧,腰部宜稍弯,身成弓形;头略向胸收,平稳着枕,口眼轻闭,上侧的手掌自然放在髋胯部,下侧的手置于枕上,手掌自然伸开,下侧的小腿自然伸直,上侧的腿弯曲放在下侧腿上。不习惯仰卧的人可做本式,腹部较松,易形成腹式呼吸。

(3)壮式

壮式的具体要求和仰卧式基本相同,惟需将枕垫高八寸许,肩背呈坡形垫实,不可悬空,两脚并拢,两手掌心向内,紧贴于大腿两侧。

(4)半卧式

在仰卧的基础上,将上半身及头部垫高,斜靠在床上,也可在膝下垫物。本式适宜于心脏病患者、哮喘及体力极差的患者。

3.站式

站式适用于健康人,或体力较好的患者,常用的有以下三种:

（1）自然式

自然式是最基本的站式。两腿自然分开与肩同宽，两足平行踏地，两膝微屈，重心落在两脚心，上肢自然下垂于体侧，余按对各部身形的要求做，全身放松入静。

（2）三圆式

本式又称抱拱式，两脚左右分开，间隔与肩同宽，两脚尖内"八字"，形成一半圆形；两膝微屈，收胯直腰，不要挺胸，两臂抬起，两手与乳部平，作环抱树干状；两手手指均张开，弯曲如抱球状，两手掌心相对，距离 20 厘米左右，呈脚圆、手圆、臂圆状；头部正直，两眼睁开，平视前方某一目标，或向下看前方 1～2 米地面某一目标；口轻闭，舌尖抵上腭。

（3）下按式

两脚左右分开，间隔与肩同宽，两臂下垂于两侧，两手指伸直向前，掌心似按向地面，其余如三圆式。

（二）调息

调息就是调整呼吸。调息的基本原则是自然柔和，延长吸、呼气时间，要像春蚕吐丝，"绵绵若存""专气致柔"。调息主要是为调心，"息调则心定，心定则息越调""心息相依"。调整呼吸与思想入静密切相关，柔和而匀畅的呼吸，有助于精神的放松和宁静，而用意识调整呼吸的过程，就是使思想、意念单一化，排除杂念而入静的过程。基本呼吸方法有以下两种：

1.自然呼吸

自然呼吸即一般的呼吸，但要求比平时柔和，这是呼吸锻炼的开始。由于男、女性别等生理上的差异，以及人们习惯的不同，自然呼吸中可以出现三种形态：一是自然胸式呼吸，呼吸时胸部随呼吸起伏；二是自然腹式呼吸，呼吸时腹部随呼吸起伏；三是自然胸腹式呼吸，呼吸时胸腹同时随呼吸起伏。

2.腹式呼吸

腹式呼吸是从自然呼吸逐步锻炼形成的，可使内脏功能增强。练腹式呼吸，可在呼气时，轻轻用意使腹肌收缩，继而腹部内收；吸气时，腹肌放松，腹部自然隆起。经过一段时间的练习，可使腹部起伏逐渐地、自然地加大，切忌勉强使劲用力。常见的几种腹式呼吸包括：一是顺呼吸，就是一般的腹式呼吸，吸气时腹部逐渐隆起，呼气时腹部逐渐收进；二是逆呼吸，吸气时逐渐收缩腹肌，腹部凹下，呼气时腹肌自然放松，腹部逐渐隆起，是与顺呼吸相反的呼吸形态，一般认为逆呼吸更能加强肠胃的功能；三是脐呼吸，是高度轻、慢、柔和的腹式呼

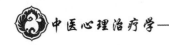

吸,腹部几乎不动,而想象脐部在呼吸,古人称此为"胎息"。

练好呼吸要注意下述几点:第一,锻炼要在自然的基础上进行,做到自然轻松;第二,进行呼吸锻炼时要循序渐进,不能急于求成;第三,呼吸锻炼也要有练有养,尤其在出现"入静"状态时,呼吸更要绵绵自然;第四,深长、细匀的呼吸是工夫的积累,不是主观地硬屏、造作出来的;第五,要注意古人的告诫:"使气则竭,屏气则伤。"

（三）调心

调心就是调整精神状态,使之入静,消除杂念。注意力集中于某一固定点叫意守,意守放置意识的具体事物被称为意守的对象。意守的对象可以分为两类:一类是身体上或身体内的,把意念、思维、想法集中于身体上或身体内的某一部位,如意守丹田、意念命门、意念涌泉等;一类是在身体外,集中于体外的某种事物,如意念景物、默念词句等,这就是"意守"。意守的目的在于排除杂念和诱导感受。排除杂念是以一念代万念,即固定于一个念头以截断纷纭的思绪;诱导感受是以意守对象的部位、性质为起因,引发相应的感性经验。排除杂念、以一念代万念的心理操作活动可以安定情绪,稳定意识状态,而由意守对象的部位、性质等特征所引导的感性经验更有直接影响人体气机运行的作用。

气功理论认为,意到气到。例如,意守丹田可以使气机下降,而意守百会则相反。又如意守远山时视野辽阔,可使人胸怀坦荡、气机宣畅;意守松树给人以挺拔肃穆的影响,使气机凝重、下沉。患者及病种不同,意守点也不一样,原则上是上虚下实、气沉丹田,气息归元、息息归根,这正是意守得以影响和调节心身状态的机制所在。意守是气功锻炼最基本的功夫,也是决定气功疗效的关键所在,因为这种意守功夫,并不是一朝一夕能够做到的。调心要注意以下几点:

一是注意身体放松,有意识地把身体摆放得安稳妥当,舒服自然,并使之放松,同时把放松的要求贯穿在整个练习过程中,以解除各方面的紧张状态。

二是注意身体某一部位,把意念集中在身体某一部位,通常称之为"意守"。常用的意守部位大都是经络上的穴位,一般以脐中或下丹田为主,其他常用的有涌泉、大敦、足三里、命门、少商、中冲等。

三是注意呼吸,在注意放松的基础上,有意识地使呼吸减慢,以利排除杂念,如采用"数息""听息""随息"等法。

四是注意默念字句,注意呼吸的同时,默念字句,如吸气时默念"静",呼气时默念"松",或类似这样的字句,给练习者一种良性的暗示。

五是注意身体外部,注意力难以集中在自体内部的人,可注意外界环境某一目标,如花朵、绿树、天空、墙壁等,通称"守外景"。当杂念纷起、心情烦躁时可采用。

总之,气功锻炼是对形体和精神同时要求的,它不仅重视形体锻炼,而且还特别重视精神锻炼,认为精神锻炼对气功效果和身体健康是极为重要的。进行气功锻炼,通过姿势调节、呼吸锻炼、心身松弛、调控意念、协调动作等方法,以调节和增强人体各部分机能,诱导和激发人的内在潜力,保健强身、防治疾病和延年益寿。这种疗法不是靠药物等外界因素来达到治疗效果的,而是充分发挥人体的内在因素,积极向疾病做斗争。

四、案例分析

案例一

彭祖精于养生,《庄子·刻意》曾把他作为导引养形之人的代表人物。所以情志导引法要"在不烦",创造良好的心境是有其道理的。坐功分为内外两部分,先是外功,步骤依次是肢节按压、呼吸吐纳、手部动作,头部按摩;内功,禅坐静观,运气从外到内,从上到下,又从下到上,再从头透过膻中、丹田直达脚底。意专思注,身有意控时,称为一通,从一通深入积累数通工夫,则"身体悦泽",耳目聪明。静功达到调养心神的目的,关键在于"意专思存"。《备急千金要方》中就提到以下内容:

彭祖曰:"道不在烦,但能不思饮食,不思声色,不思胜负,不思曲直,不思得失,不思荣辱,心无烦,形无极,而兼以导引,行气不已,亦可得长年,千岁不死。凡人不可无思,当以渐遣除之。"

彭祖曰:"和神导气之道,当得密室,避户安床暖席,枕高二寸半,正身偃卧,瞑目,闭气于胸中,以鸿毛著鼻上而不动,经三百息,耳无所闻,目无所见,心无所思,如此则寒暑不能侵,蜂虿不能毒,寿三百六十岁,此邻于真人也。每旦夕面向午,展两手于脚膝上,徐徐按捺肢节,口吐浊气,鼻引清气,良久,乃以手左托右托、上托下托、前托后托,瞑目张口,叩齿摩眼,押头拔耳,挽发放腰。咳嗽发,阳振动也。双作只作,反手为之,然后擎足仰振,数八十九十而止。仰下徐徐定心,作禅观之法,闭目存思,想见空中太和元气,如紫云成盖,五色分明,下入毛际,渐渐入顶,如雨初晴云入山,透皮入肉,至骨至脑,渐渐下入腹中,四肢五脏皆受其润,如水渗入地若彻,则觉腹中有声汨汨然,意专思存,不得外缘,斯须即觉元气达于气海,须史则自达于涌泉,则觉身体振动,两脚踡曲,亦令床坐有声拉拉然,则名一通。一通二通,乃至日别得三通五通,则身体悦泽,面色光辉,鬓毛润泽,耳目清明,令人食美,气力强健,百病皆去。五年十岁长存不忘,得满千万通则去仙不远矣。"

彭祖养生之道的大体意思是这样的。彭祖说:"养生之道,并不烦劳。只要能够不考究饮食,不追求声乐女色,不焦虑胜负,不计较委曲,不患得患失,不求虚荣,不惧诽谤。心中无烦扰,形体不受终极的拘束,并兼作导引活动筋骨、四肢,使血气流畅,也可以获得长寿,甚至千年不死。当然人不可能没有烦扰思虑,只是应当逐渐排遣不良情绪。"

彭祖又说:"和畅神情,导引气化的具体做法是应当有一间安静的居室,在不当门窗的地方安设床铺,垫得暖和点,枕头高约二寸半,平直仰卧,合眼,屏住呼吸,将气蓄积在胸中,要求宁静到以羽毛放在鼻上,不见其动。经过三百次呼吸,做到息耳不听,息目不视,息心不思。这样坐下来,可以防御寒暑之病,抵抗蜂蝎之类的毒害,寿命可达三百六十岁,这就接近真人了。还有一种方法是每天早晚面向南方,展开两手放在脚膝上,徐徐按摩肢体关节,口吐浊气,鼻吸清气。过一阵后,又以手分别向左右、上下、前后做推托运动,并且睁眼、张口,并叩打牙齿,揉摩眼睛,按压头部,拨动耳郭,放松腰部肌肉,发出咳嗽声,这就可振动阳气。再做双手上起、单手上起,反手操作,然后引足上振,数到八十或九十次停止。由上向下时,徐徐定志安心,作坐禅内视之法:闭着眼睛,运用思维想象看见空中阴阳二气冲和,有如紫云覆盖于上,五色分明,透入皮肤,下至阴部,逐渐到达颈后,这时好像雨过初晴,云入山中,元气更透肉进骨至脑,然后又渐下注于腹中,四肢五脏均受其润泽,如水渗入地中被澄清一样,可觉腹中有水流涌波之声。这时必须意念高度专注,摒除身外事物影响。一会儿就觉得元气透达气海,不久就达到足底的涌泉穴,这时身体振动,两脚蹉曲,会使坐床发出拉拉的声音,功夫到此名为'一通'。由一通到二通乃至三通五通,出现身体爽朗,情怀畅快,面色光彩,鬓发润泽,耳目清明,饮食添香,体质强健,百病可去,还有益于记忆,五年十年的事情可长期不忘。功夫到千万通,就离神仙不远了。"

案例二

明代李君的《紫桃轩杂缀》记载:"西华山窑陈晦南,年六十二,髭鬓皓然。遇异人授以养气之术,精心习之,不三四年,颜貌日少,须发如漆。"

此案例中陈姓老人,62岁,头发胡须全白,在不寻常的机会遇见"异人"得到气功的真传。他专心一致,持之以恒,数年之后有返老还童之征兆。花甲老人练功后颜色光彩,显得年轻,这是有可能的,至于白发转漆黑则有夸张的嫌疑。

案例三

《台仙馆笔记》记载："王之闲中年后即多病，夜不能睡，昼不能食，一日不药即病，不能兴。有熊君授以静坐，每次以一炷香为度。王从其说，一月后，偶于夜间如法静坐，忽不自知，意得一窍，安睡而觉，有饥意，食后复睡。至明日，日加晨始觉，觉则大饥。"

中年为盛阳，中年以后人生过半，渐有衰象，而进入衰阳——老年期，这本是正常的身心发展现象。案中王之闲中年以后，既不能吃又不能睡，人失其后天的充养，又伤其正常昼夜节律，自然重病缠身，以至于一日不可离开药物。正巧有熊君授以静坐气功，每次锻炼一炷香的时间，一个月后食欲大增，睡眠香甜，能食能睡，诸病自愈。

案例四

《东昌府志》记载："堂邑李通政久病，众医以为不治，东辉诊曰：'病得之心火郁积，勿药，第屏念，三十日而愈。'后如所言。"

李通政因心火郁结，久病不起，药物疗效不佳，病拖复杂。东辉指导他在幽静的环境中平心静坐，屏气调息，呼吸吐纳，心火得自养而自平，郁积随气舒而渐消，自然心疗胜过药疗。

五、评价

气功疗法属于整体疗法，主要是通过导引行气的锻炼，能动地调动正气达于病所，以驱邪愈病，但也不是能够对所有的疾病都有明显的疗效。因此对气功治疗疾病应有正确的认识，结合不同的疾病，选取不同的功法。

练习气功应注意以下问题：首先要选择适宜的练功场所，最好能选择树林、草坪、花圃等空气新鲜的地方，在室内练功，也应保持空气流通。其次，练功前要摆脱烦恼，保持心情愉快。在练功前20分钟即应停止较剧烈的体力和脑力活动，以保证练功时全身肌肉放松、心情平静，有益于调整呼吸和意守入静。最后，还要注意练功的次数和时间。初学者每天宜练一次，练习10~15分钟即可；练功熟练者，可增加一次练功时间，每次延长到20~30分钟。在练功期间，生活要有规律，饮食上可适当增加营养，戒掉烟酒嗜好，同时要注意避免七情干扰，保持情绪稳定，出现发热、腹泻、重感冒或身体过度疲劳等现象时，均应暂停练功。

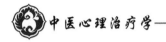

六、选功、教功与查功

选功、教功和查功是应用气功疗法治疗心神疾病的基本步骤,是治疗家的实际工作过程。

（一）选功

选功是气功治疗的首要环节,常用两种方式,一种是从已有的功法中选择,另一种是自行设计功法。前者是从流行的、治疗家所熟悉的功法中选择一两种切合患者病情的功法直接应用;后者则是针对患者的病情,按照"三调"组合的规律灵活编排功法。显然,前种方式较为方便,而后种方式有更强的针对性。在实际临床治疗中,两种方式可配合使用。例如,可选一种适合患者的流行功法作为基础,而后在"三调"的具体操作上做些更切合病情的变动,或自行编排一种直接针对病情的功法,但以某种流行的功法为蓝本,以利于患者学练。

另外,为遵循练功过程中阴阳平衡、动静结合的原则,在选定了主要功法之后,可再选配一种辅助功法,主要功法是动功者,辅助功法选静功,反之则选动功。这样搭配对于提高疗效、防止偏差和增强练功的趣味性都有积极意义。

（二）教功

教患者学练选定的功法是气功治疗的中心环节。教功的方式往往因治疗者的个性而多种多样,但讲授、演示、带练、正误等均是教功过程中必不可少的组成部分。讲授是讲解功法的历史源流、治疗效果和操作要领等内容,以简洁为要,重点讲操作要领。演示是做出示范动作,除治疗者亲自进行外,还可配合图片、模型、幻灯片、录像等以增强效果。带练是带领患者练功,只有通过带练,才能营造适当的气氛,使患者进入练功境界。正误是纠正患者练功时的错误,保证患者正确地学会所教授的功法。

教功以集体教为好,气氛活跃,又可互相启发,但人数不宜太多,一二十人为宜,过多则难以照顾周全,影响教学效果。带练是教功的关键,治疗期间经常带领患者集体练功是提高疗效、避免偏差和增强练功持续性的必要手段。

（三）查功

查功是使气功治疗按预期方向进行的保证性环节。它包括两个部分,一是查看练功是否规范,二是查看病情的变化状况。查功不仅是督促患者加强练功的有效步骤,而且是检验治疗家所选择的功法是否正确和准确的过程。如果患者认真坚持练功,病情逐渐向康复的方向发展,说明功法的选择是正确的;如果患者练功不错,但病情却未向好的方向发展,那就需要全面考虑原因,其中包括检讨功法的选择是否妥当。

查功可以安排患者自查,例如由治疗家设计适当的表格交患者填写。气功疗法的特点是其主动性,要注意时时引导和调动患者的主动意识以增进疗效。

七、常用功法简介

(一)内养功

内养功是静功的一种功法,在练功中强调腹式呼吸,呼吸停顿,舌体起落,意守丹田,配合默念字句等内容。

内养功有静心宁神、培补元气、调和气血、协调内脏等作用。

1.姿势

一般先由卧式开始,关于仰卧和侧卧的选择,可根据病情和个人习惯而定。胃张力低下、蠕动力较弱及排空迟缓者,宜选用右侧卧位。壮式用于练卧式后期,作为增强体力锻炼之用。练卧式10日左右,当体力有所恢复时,可增添坐式。增添坐式之初,仍以卧式为主,而逐日延长坐式时间,最后达到以坐式为主,或单做坐式。在坐卧交替时期,一般先坐后卧,如在饭后也可先卧后坐。

2.呼吸

内养功呼吸较复杂,它要求呼吸、停顿、舌动、默念四种动作相结合,常用的呼吸方法有三种。

第一种呼吸法,轻合口唇,以鼻呼吸,先行吸气,同时用意引达小腹,停顿片刻,然后把气徐徐呼出。此法的基本呼吸形式为吸——停——呼。呼吸时要与默念字句相配合,一般先由三个字开始,可逐渐增加字数,但不超过九个字,如"自己静""自己静身体好""大脑静脏腑动""自己静坐身体能健康"等。默念字句要和呼吸、舌动密切结合。以默念"自己静"三字为例,吸气时默念"自"字,舌尖抵上腭;停顿时默念"己"字,舌尖仍抵上腭不动;呼气时默念"静"字,舌尖随之落下,如此周而复始。

第二种呼吸法以鼻呼吸或口鼻兼用,先吸气,随之徐徐呼出,呼毕即停顿。此法的基本呼吸形式为吸——呼——停,默念字句的内容同第一种呼吸法。默念字句、呼吸和舌动的配合为吸气时默念第一个字,舌尖抵上腭;呼气时默念第二个字,舌尖落下;停顿时默念其余的字,舌不动,如此周而复始。

第三种呼吸法以鼻呼吸,一般只默念三个字,先吸气少许,即停顿,随着吸气舌尖抵上腭,默念第一个字;停顿时,舌尖抵上腭不动,默念第二个字;再行较多量吸气,用意引入小腹,默念第三个字;吸气毕,即徐徐呼出,随之落舌尖,如此

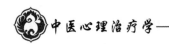

周而复始进行。此法的基本呼吸形式为吸——停——吸——呼。

内养功呼吸法的选择,多采用第一、二种,第三种少用。一般来说,第一种呼吸法较难掌握,易出现头、胸、腹不适。第二种呼吸法与平日的呼吸形式变化不大,故易于掌握,且稳妥省力。这两种呼吸法的选择,应根据病情或患者习惯而定。凡精神紧张、胃肠功能低下者,宜采用第一种呼吸法;凡练功昏沉、胃肠功能亢进者,可采用第二种呼吸法。内养功呼吸法在腹式呼吸的同时,尚需配合默念、舌动等诸项动作。配合默念字句具有安定情绪、排除杂念的作用。选用字句时,要根据情绪和病情而异,词义以静松、美好、健康的内容为主。如精神紧张者,宜选用"我松静"或"自己静"两字句;脾失健运者,宜选用"大脑静、脏腑动"等,默念的字数,开始要少,以后可增加。

3.意守

内养功常用的意守部位有下丹田、膻中、脚趾等,一般意守下丹田(脐下 1.5 寸处,位于气海穴)较为稳妥。如遇患者血压低、月经量过多时,可守中丹田膻中或两眉间的上丹田;患高血压、头痛或杂念较显著者,可意守足趾。不论意守何处,都应在自然的基础上轻轻进行,做到似守非守,意识不过于集中。

4.注意事项

练习前 5 分钟,在室内收心散步,并饮少量白开水,咽下汩汩有声并入丹田,此有助于平心静气。操作中遇有心烦意乱,可暂停散步饮水,数分钟后再练习。要遵循"任其自然,循序渐进"的原则,练习完毕,宜依次进行搓面、揉腹、搓腰等活动。基于内养功的特点,空腹不宜练功。

(二)保健功

保健功是治疗心身疾病的重要功法之一。保健功包括对头、颈、躯干、四肢适度的自我按摩和全身各部的伸屈旋转。其动作缓和柔韧,男女老少皆宜,练习时动作要由轻至重,活动幅度由小到大,以做后觉得舒适、轻快为度。

1.静坐

盘腿坐于床上,两眼轻闭,舌抵上腭,头微前倾,颈肌放松,含胸直腰,松肩垂肘,两手四指轻握大拇指,置于两侧大腿上,心情平静,意守丹田,以鼻呼吸 50 次。初练者可采取自然呼吸,以后逐渐加深。通过静坐可以安定情绪,排除杂念,全身放松,平静呼吸,为练习以下各节做准备。

2.耳功

耳功古称"鸣天鼓",先用两手按摩耳轮各 18 次,然后用两手鱼际处压迫耳屏,堵塞耳道,手指放在后脑部,用第二指压中指并滑下轻弹后脑部 24 次,可以听到"咚咚"声响。

3.叩齿

思想集中,上下牙齿轻叩 36 次,其力由小到大,以轻轻作响为度。

4.舌功

舌功古称"赤龙搅海"。用舌在口腔内上下牙齿外运转,左右各 18 次,产生唾液暂不咽下,接着漱津。

5.漱津

闭嘴,将舌功所生津液鼓漱 36 次,然后分 3 次咽下,咽时用意念诱导津液慢慢到达下丹田。

6.擦鼻

用两手大拇指指背轻擦鼻翼两侧,以迎香穴为中心,计 18 次。

7.目功

轻闭两眼,拇指微屈,用两侧拇指关节处,轻擦两眼皮各 18 次,再轻擦眼眉各 18 次,接着轻闭两眼,眼球左右旋转各 18 次,然后双眼由近向远眺望。

8.擦面

将两手掌互相摩擦至热后,按在前额,经鼻两侧往下擦,直至下颌;再由下颌反向上至前额,如此反复进行,一上一下,共 36 次。

9.项功

两手十指互相交叉抱后枕部,两手与颈争力,3～9 次。

10.揉肩

以左手掌揉右肩 18 次,再以右手掌揉左肩 18 次,揉时以肩关节为中心做旋转运动。

11.夹脊功

两手轻握拳,两上肢弯曲,肘关节呈 90°,前后交替摆动各 18 次。

12.腰搓

腰搓原称"搓内肾",先将两手互相搓热,再以两手搓腰部各 18 次。

13.搓尾阁

用两手的食指和中指,搓尾骨部两侧各 36 次。

14.擦丹间

这是指擦小腹,将两手搓热,先用左手手掌,顺时针方向绕脐做圆圈运动,即由右下腹至右上腹、左上腹、左下腹而返下腹,如此周而复始 100 次,再以右手搓丹田 100 次,方向同前。

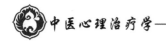

15.揉膝

用两手掌揉两膝关节,同时进行各 100 次。

16.擦涌泉

用左手中、食指擦右足心 100 次,再用右手中、食指擦左足心 100 次。

17.织布式

坐位,两腿伸直并拢,足尖向上,手掌向外,两手向足部做推的姿势,同时躯干前俯,并配以呼气。推尽即返回,此时手掌向里,配以吸气,如此往返 36 次。

18.和带脉

自然盘坐,两手相握,上身旋转,自左而右转 16 次,再自右而左转 16 次;仰时吸气,俯时呼气。

(三)五禽戏

五禽戏是中国民间广为流传的,也是流传时间最长的健身方法之一。据说五禽戏是汉代名医华佗发明的,但也有人认为华佗是五禽戏的整理改编者,在汉代以前已经有许多类似的健身法。最早记载五禽戏名目的是南北朝陶弘景的《养性延命录》。1982 年 6 月 28 日,中华人民共和国卫生部、教育部和国家体委发出通知,把五禽戏等中国传统健身法作为在医学类大学中推广的"保健体育课"的内容之一。2003 年,国家体育总局把重新编排后的五禽戏等健身法作为"健身气功"的内容向全国推广。

五禽戏,分别是虎戏、鹿戏、熊戏、猿戏和鸟戏,每种动作都是模仿了相应的动物动作。传统的五禽戏,又称华佗五禽之戏,五戏共有动作 54 个;由国家体育总局新编的简化五禽戏,每戏分两个动作,分别为虎举、虎扑,鹿抵、鹿奔,熊运、熊晃,猿提、猿摘,鸟伸、鸟飞。每种动作都是左右对称地各做一次,并配合气息调理。

1.虎戏

脚后跟靠拢成立正姿势,两臂自然下垂,两眼平视前方。

左式:①两腿屈膝下蹲,重心移至右腿,左脚虚步,脚掌点地、靠于右脚内踝处,同时两掌握拳提至腰两侧,拳心向上,眼看左前方。②左脚向左前方斜进一步,右脚随之跟进半步,重心坐于右腿,左脚掌虚步点地,同时两拳沿胸部上抬,拳心向后,抬至口前两拳相对翻转变掌向前按出,高与胸齐,掌心向前,两掌虎口相对,眼看左手。

右式:①左脚向前迈出半步,右脚随之跟至左脚内踝处,重心坐于左腿,右脚掌虚步点地,两腿屈膝,同时两掌变拳撤至腰两侧,拳心向上,眼看右前方。

②与左式②同,唯左右相反。

如此反复左右虎扑,次数不限。

2.鹿戏

身体自然直立,两臂自然下垂,两眼平视前方。

左式:①右腿屈膝,身体后坐,左腿前伸,左膝微屈,左脚虚踏;左手前伸,左臂微屈,左手掌心向右,右手置于左肘内侧,右手掌心向左。②两臂在身前同时逆时针方向旋转,左手绕环较右手大些,同时要注意腰胯、尾骶部的逆时针方向旋转,久而久之,过渡到以腰胯、尾骶部的旋转带动两臂的旋转。

右式:动作与左式相同,唯方向左右相反,绕环旋转方向亦有顺逆不同。

3.熊戏

身体自然站立,两脚平行分开与肩同宽,双臂自然下垂,两眼平视前方。先右腿屈膝,身体微向右转,同时右肩向前下晃动,右臂亦随之下沉,左肩则向外舒展,左臂微屈上提。然后左腿屈膝,其余动作与上左右相反。如此反复晃动,次数不限。

4.猿戏

脚跟靠拢成立正姿势,两臂自然下垂,两眼平视前方。

左式:①两腿屈膝,左脚向前轻灵迈出,同时左手沿胸前至口平处向前如取物样探出,将达终点时,手掌撮拢成钩手,手腕自然下垂。②右脚向前轻灵迈出,左脚随至右脚内踝处,脚掌虚步点地,同时右手沿胸前至口平处时向前如取物样探出,将达终点时,手掌撮拢成钩手,左手同时收至左肋下。③左脚向后退步,右脚随之退至左脚内踝处,脚掌虚步点地,同时左手沿胸前至口平处向前如取物样探出,最终成为钩手,右手同时收回至右肋下。

右式:动作与左式相同,唯左右相反。

5.鸟戏

两脚平行站立,两臂自然下垂,两眼平视前方。

左式:①左脚向前迈进一步,右脚随之跟进半步,脚尖虚点地,同时两臂慢慢从身前抬起,掌心向上,与肩平时两臂向左右侧方举起,随之深吸气。②右脚前进与左脚相并,两臂自侧方下落,掌心向下,同时下蹲,两臂在膝下相交,掌心向上,随之深呼气。

右式:同左式,唯左右相反。

五禽戏锻炼要做到全身放松,意守丹田,呼吸均匀,形神合一。练熊戏时要在沉稳之中寓有轻灵,将其剽悍之性表现出来;练虎戏时要表现出威武勇猛的

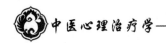

神态,柔中有刚,刚中有柔;练猿戏时要仿效猿敏捷灵活之性;练鹿戏时要体现其静谧恬然之态;练鸟戏时要表现其展翅凌云之势,方可融形神为一体。常练五禽之戏,可活动腰肢关节,壮腰健肾,疏肝健脾,补益心肺,从而达到祛病延年的目的。

(四)八段锦

八段锦是一种在中国古代发明的健身方法,由八种肢体动作组成,内容包括肢体运动和气息调理。1982 年 6 月 28 日,中华人民共和国卫生部、教育部和当时的国家体育委员会发出通知,把八段锦等中国传统健身法作为在医学类大学中推广的"保健体育课"的内容之一。2003 年,国家体育总局把重新编排后的八段锦等健身法作为"健身气功"的内容向全国推广。"八段锦"这个名字,一般认为有两层意思:一是表示这是一种集锦多种练习方法的功法;二是源自一种名为"八段锦"的织锦,表示练习时动作连续。

传说中八段锦是由岳飞创造的,也有传说八段锦是由汉代的钟离权创造的,但这些说法并不十分可信。在魏晋许逊的《灵剑子引导子午记》中,有关于八段锦形式锻炼方法的记载,但最早出现"八段锦"名目的是宋代洪迈所著的《夷坚志》一书。在宋代的道教养身书也记载有相类似的健身方法,如曾慥辑的《道枢》等,所以大多数人认为八段锦是在宋朝创制的。现在流传的站式八段锦,一般是来源于清代梁世昌所编《易筋经图说》的附录《八段锦》,但作者不详。

练习八段锦应注意以下问题:先学动作,次加呼吸,后加意念。意念活动不是守一,而是意想动作过程,以达到动作、呼吸、意念协调一致。八段锦的体势有坐式和站式两种。坐势练法恬静,运动量小,适于起床前或睡觉前穿内衣锻炼;站势运动量大,适于各种年龄、各种身体状况的人锻炼。

1.坐式八段锦练法

宁神静坐:采用盘膝坐式,正头竖颈,两目平视,松肩虚腋,腰脊正直,两手轻握,置于小腹前的大腿根部,要求静坐 3～5 分钟。

手抱昆仑:牙齿轻叩二三十下,口水增多时即咽下,谓之"吞津"。随后将两手交叉,自身体前方缓缓上起,经头顶上方将两手掌心紧贴在枕骨处,手抱枕骨向前用力,同时枕骨后用力,使后头部肌肉产生一张一弛的运动,如此行十数次呼吸。

指敲玉枕:接上式,以两手掩位双耳,两手的食指相对,贴于两侧的玉枕穴上,随即将食指搭于中指的指背上,然后将食指滑下,以食指的弹力缓缓地叩击玉枕穴,使两耳有"咚咚"之声,如此指敲玉枕穴十数次。

微摆天柱:头部略低,使头部肌肉保持相对紧张,以左右"头角"的颈,将头向左右频频转动,如此一左一右地缓缓摆撼天柱穴 20 次左右。

手摩精门:做自然深呼吸数次后,闭息片刻,随后将两手搓热,以双手掌推摩两侧肾俞穴 20 次左右。

左右辘轳:接上式,两手自腰部顺势移向前方,两脚平伸,手指分开,稍作屈曲,双手自胁部向上划弧如车轮形,像摇辘轳那样自后向前做数次运动,随后再按相反的方向自前向后做数次环形运动。

托按攀足:接上式,双手十指交叉,掌心向上,双手作上托劲;稍停片刻,翻转掌心朝前,双手作向前按推劲;稍做停顿,即松开交叉的双手,顺势攀足的动作,用双手攀两足的涌泉穴,两膝关节不要弯曲,如此锻炼数次。

任督运转:正身端坐,鼓漱吞津,意守丹田,以意引导内气自中丹田沿任脉下行至会阴穴接督脉沿脊柱上行,至督脉终结处再循任脉下行。

2.站式八段锦练法

双手托天理三焦:自然站立,两足平开,与肩同宽,含胸收腹,腰脊放松。正头平视,口齿轻闭,宁神调息,气沉丹田。双手自体侧缓缓举至头顶,转掌心向上,用力向上托举,足跟亦随双手的托举而起落。托举数次后,双手转掌心朝下,沿体前缓缓按至小腹,还原。

左右开弓似射雕:自然站立,左脚向左侧横开一步,身体下蹲成骑马步,双手虚握于两髋之外侧,随后自胸前向上划弧提于与乳平高处。右手向右拉至与右乳平高,与乳距约两拳许,意如拉紧弓弦,开弓如满月;左手捏剑诀,向左侧伸出,顺势转头向左,视线通过左手食指凝视远方,意如弓箭在手,等机而射。稍做停顿后,随即将身体上起,顺势将两手向下划弧收回胸前,并同时收回左腿,还原成自然站立。此为左式,右式反之,左右调换练习十数次。

调理脾胃须单举:自然站立,左手缓缓自体侧上举至头,翻转掌心向上,并向左外方用力举托,同时右手下按附应;举按数次后,左手沿体前缓缓下落,还原至体侧。右手举按动作同左手,惟方向相反。

五劳七伤往后瞧:自然站立,双脚与肩同宽,双手自然下垂,宁神调息,气沉丹田。头部微微向左转动,两眼目视左后方,稍停顿后,缓缓转正,再缓缓转向右侧,目视右后方稍停顿,转正,如此十数次,任督通,病不生。

摇头摆尾去心火:两足横开,双膝下蹲,呈"骑马步"。上体正下,稍向前探,两目平视,双手反按在膝盖上,双肘外撑。以腰为轴,头脊要正,将躯干划弧摇转至左前方,左臂弯曲,右臂绷直,肘臂外撑,头与左膝呈一垂线,臀部向右下方

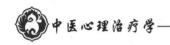

撑劲,目视右足尖;稍停顿后,随即向相反方向,划弧摇至右前方,如此反复十数次。

两手攀足固肾腰:松静站立,两足平开,与肩同宽。两臂平举自体侧缓缓抬起至头顶上方转掌心朝上,向上做托举劲。稍停顿,两腿绷直,以腰为轴,身体前俯,双手顺势攀足,稍做停顿,将身体缓缓直起,双手右势起于头顶之上,两臂伸直,掌心向前,再自身体两侧缓缓下落于体侧。

攒拳怒目增力气:两足横开,两膝下蹲,呈"骑刀步"。双手握拳,拳眼向下,左拳向前方击出,顺势头稍向左转,两眼通过左拳凝视远方,右拳同时后拉,与左拳出击形成一种"争力"。随后,收回左拳,击出右拳,要领同前,如此反复十数次。

背后七颠把病消:两足并拢,两腿直立、身体放松,两手臂自然下垂,手指并拢,掌指向前。随后双手平掌下按,顺势将两脚跟向上提起,稍做停顿,将两脚跟下落着地。反复练习十数次,血脉通畅,气血充足。

(五)太极拳

太极拳早期曾称为"长拳""绵拳""十三势""软手",至明清年间,方确定了太极拳的名称。"太极"一词源出《周易·系辞》"易有太极,是生两仪",含有至高、至极、绝对、唯一之意。

关于太极拳的起源与创始人,众说纷纭,大致有唐朝许宣平、宋朝张三峰、明朝张三丰、清朝陈王廷和王宗岳五种不同的说法。总体来说,太极拳的来源是综合吸收了明代各家拳法,特别是吸取了戚继光的三十二式长拳,并结合了古代导引、吐纳气功之术和中医经络学说,以及古代朴素辩证唯物主义的阴阳五行学说,并以道教、太极八卦等理论为太极拳哲学基础,蕴含着丰富的中国传统文化和传统哲学思想。1956年,国家体委组织部分专家在传统太极拳的基础上,按由简入繁、循序渐进、易学易记的原则,去其繁难和重复动作,选取了二十四式,编成简化太极拳;1979年,国家体委又编创四十八式太极拳,是简化太极拳的继续和提高。简化太极拳的动作及口诀如下:

起势:两脚开立,两臂前举,屈膝按掌。

野马分鬃:收脚抱球,左转出步,弓步分手;后坐撇脚,跟步抱球,右转出步,弓步分手;后坐撇脚,跟步抱球,左转出步,弓步分手。

白鹤亮翅:跟半步胸前抱球,后坐举臂,虚步分手。

搂膝拗步:左转落手,右转收脚举臂,出步屈肘,弓步搂推;后坐撇脚,跟步举臂,出步屈肘,弓步搂推;后坐撇脚,跟步举臂,出步屈肘,弓步搂推。

手挥琵琶：跟步展手，后坐挑掌，虚步合臂。

倒卷肱：两手展开，提膝屈肘，撤步错手，后坐推掌。（重复三次）

左揽雀尾：右转收脚抱球，左转出步，弓步棚臂，左转随臂展掌，后坐右转下捋，左转出步搭腕，弓步前挤，后坐分手屈肘收掌，弓步按掌。

右揽雀尾：后坐扣脚、右转分手，回体重收脚抱球，右转出步，弓步棚臂，右转随臂展掌，后坐左转下捋，右转出步搭手，弓步前挤，后坐分手屈肘收掌，弓步推掌。

单鞭：左转扣脚，右转收脚展臂，出步勾手，弓步推举。

云手：右转落手，左转云手，并步按掌，右转云手，出步按掌，（重复两次）

单鞭：斜落步右转举臂，出步勾手，弓步按掌。

高探马：跟步后坐展手，虚步推掌。

右蹬脚：收脚收手，左转出步，弓步划弧，合抱提膝，分手蹬脚。

双峰贯耳：收脚落手，出步收手，弓步贯拳。

转身左蹬脚：后坐扣脚，左转展于，回体重合抱提膝，分手蹬脚。

左下势独立：收脚勾手，蹲身仆步，穿掌下势，撤脚弓腿，扣脚转身，提膝挑掌。

右下势独立：落脚左转勾手，蹲身仆步，穿掌下势，撤脚弓腿，扣脚转身，提膝挑掌。

右玉女穿梭：落步落手，跟步抱球，右转出步，弓步推架。

左玉女穿梭：后坐落手，跟步抱球，左转出步，弓步推架。

海底针：跟步落手，后坐提手，虚步插掌。

闪通臂：收脚举臂，出步翻掌，弓步推架。

搬拦捶：后坐扣脚右转摆掌，收脚握拳，垫步搬捶，跟步旋臂，出步裹拳拦掌，弓步打拳。

如封似闭：穿臂翻掌，后坐收掌，弓步推掌。

十字手、收势：后坐扣脚，右转撤脚分手，移重心扣脚划弧，收脚合抱，旋臂分手，下落收势。

太极拳的练习强调内气周流全身，注重身心、意气的修炼。意念可以关注内气沉于丹田，也可以体会动作的连贯，每个动作的目的，同时还要用心意指导动作。

第十四章　针灸方药在心理治疗中的应用

中医在针灸、方药等各种临床治疗方法中,十分重视各种心理因素的作用。通过辨明患者的心身特点,提高针灸、方药等疗效,甚至可以使医生决定采用何种治疗手段。《素问·血气形志篇》说:"形乐志苦,病生于脉,治之以灸刺;形乐志乐,病生于肉,治之以针石;形苦志乐,病生于筋,治之以熨引;形苦志苦,病生于咽嗌,治之以百药;形数惊恐,经络不通,病生于不仁,治之以按摩醪药。是谓五形志也。"所谓苦,是指形体方面的身形劳苦,精神方面的忧虑苦闷、情志不畅。所谓乐,一方面指精神愉快,劳逸适度;另一方面指形体过于安逸,缺少运动,情志过度亢奋,喜乐失宜。对所述五种不同的心身失调引起的疾病,应重视个性心理因素,采取不同的治疗手段。

第一节　针灸在心理治疗中的应用

一、概说

针灸治疗疾病比药物疗法更加源远流长,在《黄帝内经》中针灸治疗疾病的论述也远较药物丰富。《黄帝内经》论述针灸可以调整情志失常;书中认为人的心理活动和生理活动是正常生活中的一对主要矛盾运动,它们互为条件,相互影响。心理活动是在人体全身正常生理活动的基础上产生的一种生命现象,同时心理活动的产生,反过来影响人体的各项生理活动。正是基于这个辨证关系,针灸可以通过调节人的生理活动,从而对人的各种病理心理过程发生影响。

中医学中治神思想是重要的学术内容之一。《素问·调经论》写道"神有余则笑不休,神不足则悲","神有余,则泻其小络之血出血,勿之深斥,无中其大经,神气乃平;神不足者,视其虚络,按而致之,刺而利之,无出其血,无泄其气,以通其经,神气乃平","志有余则泻然筋血者,不足则补其复溜"。其提出神志过度亢奋则用泻法,可使其出血;神志过度抑郁则用补法,不能泄其气血。这也是中医治则学中"实则泻之,虚则补之"的理论。

二、针灸治病的心理效应

针灸疗法是运用针刺和艾灸作用于患者身体而达到治愈病痛的一种疗法。《素问·五脏别论》说:"凡恶于针石者,不可与言至巧。"可见古代医家很早就意识到,心理因素在针灸治疗中具有不可忽视的重要作用。现代中医师在运用针灸疗法治病的过程中,更重视心理因素在治疗上的重要作用。临床运用中应注意:一是医者自身必须治神,针刺时精力集中,专注意念;二是患者也必须神以应之,二者密切配合,才能"气至而有效"。

(一)治神三步骤——"察神""守神"与"治神"

神是人体生命活动的总称。神不能脱离形体而单独存在,而应"形神合一""形与神俱"。《素问·宝命全形论》指出:"凡刺之真,必先治神。"《灵枢·九针十二原》曰:"粗守形,上守神。"说明"治神""守神"是针灸临床所接受和遵循的重要法则,也强调了针灸医生在治疗中居于主导地位。医者在操作过程中要求"必正其神,欲瞻其目,制其神,令气易行也。"张景岳注:"目者,神之窍,欲正病者之神,必瞻其目,制彼精神,令无散越,则气为神使,脉道易行也。"这样令患者深刻感受医者对自身病情的高度重视,自然而然接纳信任医生,才能有效地配合治疗。

1.察神

"形与神俱",神在于形,几乎体现在全身各个部位。医生一旦接触患者,除了通过诊察手段作出诊断外,还必须用"察神"获得的印象与病种相参照,拟定治疗方案。因而古代医家告诫:"故善用针艾者,视人五态乃治之。"临床上应根据患者的言谈举止,神态的变化,辨证论治,对症施术。患者在接受治疗时,神情安详,面色如常,示针刺顺利,脉气调顺;若患者显示痛苦之状,或出汗、心慌、头晕,大多属于晕针,应去针、平卧、保暖。施针已毕,还要通过察神,了解患者的情绪及心理状态,根据不同的情况嘱"慎勿大喜""慎勿大怒",心情平静、怡情养气,这样有利于维持疗效。

2.守神

守神有三个方面:一守医生之神,《灵枢·九针十二原》云:"方刺之时,心在悬阳以及两卫,神属勿去,知病存亡。"医生针刺时要聚精会神,静心凝志,观察患者鼻与两眉之间的神态与色泽，从而测知疾病的虚实，正气的盛衰。二守患者之神，要取得理想的疗效，还必须诱导患者与医者构成守神的统一体，令患者志在针下，根据医生的治疗意图，意念随着针刺得气的走向与输布而行，调动患者自身的抗病潜能，使其处于一种有利于机体康复的最佳生理状态。三守经脉气血虚实往来顺逆，《灵枢·小针解》云："上守神者，守人之血气有余不足，可补泻也。"高明的医生，知道并谨守人体气血的往来盛衰，在补泻时懂得把握气机变化规律，一旦针下得气，就注意气之来往，抓住补泻时机。

3.治神

治神的具体方法多种多样，凡从心理上对患者进行疏导的治法皆属此类。《素问·宝命全形论》说："凡刺之真，必先治神。"例如，古代医家将某些针刺手法、针灸腧穴，根据其治疗效能，冠以相应的名称，如烧山火、透天凉、睛明、光明、水道、复溜、神门、命门、四神聪、牵正等。这对患有相关病症的患者来说，常可起到一种心理上的暗示作用，使其增强对针灸手法和腧穴治疗作用的信任心理而利于收效。对求治的患者，《灵枢·终始》说："乘车来者，卧而休之，如食顷，乃刺之；出行来者，坐而休之，如行十里顷，乃刺之。"其目的仍在于令患者心神安定，方施其针，亦属治神之类。总之"神"字贯穿于针刺诊治疾病的全过程，是针刺治病的精华所在。

（二）提高医生的责任来治神

针灸治疗过程中，医者应态度端正，对患者病情关注，在治疗中运针调气，把握住心，使神不外驰，《素问·宝命全形论》说："深浅在志，远近若一，如临深渊，手如握虎，神无营与众物"。针灸医生应当在临床中与患者有效地沟通，包括对病因的阐释和对病势的预言，了解患者对针灸的认识程度，创造和谐的医疗氛围，建立与患者的亲和力，这在很大程度上可影响其治疗结果。医生应以其端庄的仪表、良好的医德修养、独特的人格魅力，去感染患者，并且注重自身言语分寸、行为技巧，宣传普及基本的医学知识，提高患者对针灸治疗的认识，增强患者战胜疾病的信心。

针灸操作完毕后，医生常需对患者进行一些必要的解释，如针刺后对能出现的机体反应，针刺后遗憾、灸疮的处理，拔罐所致瘀血现象等，都需向患者说明，以避免患者心中产生疑虑，甚至引起误会，在心理上促进治疗作用的发挥。《素问·刺法论》指出"其刺如毕，慎其大喜欲情于中""慎勿大怒""勿大醉歌乐""勿大悲伤"等，告诫人们针刺后须注意心理卫生，否则将使"真气却散"，影响疗效，不能取得心理与生理的双重治疗效果。

（三）调动患者主观能动性来治神

针灸疗效与患者的精神状态密切相关,患者从心理上主动参与治疗的效果要好于被动接受治疗,因此需要调动患者的主观能动性。针灸理论中有一种呼吸补泻法,要求患者在医者针刺前进行深而徐缓地呼吸调息,医者在其呼气时将针刺入,继而在其呼气时行针以加强针感,留针一段时间后,在患者吸气时起针,此为补法,泻法正好相反,以此来提高针灸效果。现代研究表明,通过调节呼吸,使呼吸加深,节律减慢,可影响自主神经的紧张性,表现为迷走神经紧张性发放呈现更明显的与呼吸节律同步的周期性,交感神经系统的紧张性下降,从而显著提高循经感传率。所以,引导患者在针灸之前精神专一,情绪稳定,入静,进行有意识的深长呼吸,意守病所。《标幽赋》说:"凡刺者,使本神朝而后入,既刺也,使本神定,而气随。神不朝而无刺,神已定而可施。"这说明神志安定才能施针,入静可使针刺时的循经感传出现率明显提高。同时,针灸医者自己也要调整呼吸,集中思想,"语徐而安静,手巧而心审谛",配合患者的呼吸操作,对提高针灸疗效有一定积极作用。

三、针灸治疗的心理禁忌

《黄帝内经》中有很多关于针刺禁忌的理论论述,其内容涉及禁刺部位、针刺手法、慎刺疾病等,其中心理禁忌是重要的一部分。

《黄帝内经·刺禁论》曰:"无刺大醉,令人气乱,无刺大怒,令人气逆。无刺大劳人,无刺新饱人,无刺大饥人,无刺大渴人,无刺大惊人。"大醉之人,气血紊乱,轻者脉滑数,重者脉散乱,甚者神志不清,故不宜针刺;大怒之人,气逆而上,如逆气上头,可头胀头痛,头晕目眩,此时人体上盛而下虚,气血逆乱,故不宜针刺,特别不宜头部针刺;大惊之人,恐则气下,神魂失落,精神不能内守,气血散乱不收,故不宜针刺。此外,饮食劳倦也是针刺需要考虑的重要因素,如劳累过度则气血损伤,气虚血少,正气内虚,不宜针刺。新饱之人,中焦处于壅滞状态,气机上下运行不畅,气血大量流注胃肠以加强消化,而使经络脑髓气血运行相对不足,故不宜针刺。饥渴之人,气血无以化源,经络之内气血空虚,也不宜针刺。精神对气血的运行起着重要的引导作用,也与疗效的获取密切相关,气乱则不宜调气,气下则不宜泄气,气虚则不宜得气,皆须气定方可刺之。

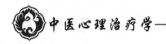

第二节　方药在心理治疗中的应用

运用中药治病,除方药本身具有以偏纠偏、调理气血阴阳的药理作用外,其疗效的发挥还与患者的心理因素密切相关。

一、药物治疗的心理效应

(一)方药命名的心理治疗意义

方药施之于人体,患者对方药的信任程度直接影响着疗效的发挥。许多方剂、药物根据其功能、主治等方面的特点,均巧妙地冠以美名,甚至托以神授、名曰神功、假称圣药等,这对患者心理上将是一种良好的刺激。在方剂方面,如一抹金、二妙散、三子养亲汤、四妙勇安汤、五子衍宗丸、六君子汤、七宝美髯丹、八仙长寿九、九仙散、十全大补汤、天王补心丹、孔圣枕中丹、安神定志丸等;在药物方面,如威灵仙、千里光、千年健、益智仁、合欢花、夜交藤、金不换等。给予方剂、药物以美妙动听的名称,对患者心理是一种除病解难的鼓励,在一定程度上可提高患者对方药的信赖感,增加治愈疾病的信心,在药疗的同时也进行了心疗。

再者,有的药物形态不美、外貌不扬,甚至肮脏不洁,或使人望而生畏,为了避免给患者带来不利的心理影响,前人设法给这些药物取了生动形象的名称,将蛆称为"五谷虫",将尿垢称为"人中白",将蚯蚓称为"地龙",灶心土称为"伏龙肝"。这不仅避开了不雅的名称,并且使患者觉得神奇新颖,因而乐于服用,而有益于心身。如果直书其名,患者可能会产生厌恶、畏惧感,有的甚至会拒绝或不敢使用,皆不利于治疗。

(二)方药使用的心理治疗意义

历代医家非常重视方药使用上的心理作用。明代李中梓在《医宗必读·不失人情论》谓:"有参术沾唇惧补,心先痞塞;硝黄入口畏攻,神即飘扬,此戒心之为害也。"这指出了病者对药物往往存在心理上的成见,故高明的医家都极其注意给药的方式。如清代陆以湉的《冷庐医话》记述:"吴人畏服重药,马元仪预用麻黄浸豆发蘗,凡遇应用麻黄者,方书'大黄豆卷',俾病家无所疑惧。"

(三)医嘱的心理治疗意义

医者常对患者进行一些与服药治疗有关的针对性解说、开导。例如,患者多认为补药于身体利多弊少,而补药又多昂贵,故希望医生能为其处以补养之剂、贵重之方。如清代徐大椿的《医学源流·人参论》所述："益愚人之心，皆以价贵为良药，价贱为劣药；而常人之情，无不好补而恶攻。故服参而死，即使明知其误，然以为服人参而死，则医者之力已竭，而人子之心已尽，此命数使然，可以无恨矣；若服攻削之药而死，即使用药不误，病实难治，而医者之罪，已不可胜诛矣。"若顺应患者"好补而恶攻"的不良心理，滥用补益方药，补之不当，犹攻之不当，可能导致邪气内滞，诸症蜂起，必给患者身体带来危害，甚或贻误性命。而医生掌握了患者的这种用药心理，处方用药时，应予以适当的解释，则多能收到事半功倍的效果。否则，患者不明医者用药目的，心存芥蒂，则可能降低药物的治疗效果。

临床上，患者往往十分注意服药后机体变化。故医者处方开出后，常需向患者交代一些必要的注意事项及服药后可能出现的现象，如服红花会出现尿黄，服当归、桃仁会出现便溏等。这些都是细小的问题，但若不向他们说明，就可能在患者心中产生疑问，造成心理负担，不利于治疗。临床经常会有患者再次就诊时汇报服药后出现了某些症状，剩下的药物就没敢继续服用，其实可能都是正常的服药反应。

案例

近代名医蒲辅周留治一反胃者，患者闻药味即呕。蒲老予以小半夏汤加红糖，却佯称是姜糖水，并谓服后两脚心当发烧，烧则即愈。病者服汤后专注于脚心，故服药末呕，病遂之而愈。

反胃虽为形体病变，但闻药味即呕，显然已有心理因素在起作用。蒲老采用心身并治的方法，既以半夏、生姜温胃降逆止呕，又假借饮姜糖水解除患者恶闻药味之心理，并令神气下注，分散其注意力，终于药到病除。这是药疗与心疗并施取效的典型范例。

二、具有治疗心神病变功效的方药

就药物而言，对心神病变有明显治疗作用的中药很多。例如我国最早的一部药物学著作《神农本草经》记载牛黄能主治"惊痫寒热，热盛狂痉"，茯苓"主胸胁逆气，忧恚惊邪惊恐悸……久服安魂养神"，丹砂可"养精神，安魂魄"。再如李时珍在《本草纲目》指出郁金可以治"失心癫狂"，柏子仁有"养心气……安魂定魄，益智宁神"之功。

就方剂而言，如张仲景的《金匮要略》以百合地黄汤为主方治疗"意欲食复不能食，常默默，欲卧不能卧，欲行不能行"之精神恍惚的"百合病"；以甘麦大枣

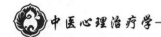

汤治疗"喜悲伤欲哭,象如神灵所作,数欠伸"的"妇人脏躁"病;再如唐代孙思邈《备急千金要方》的温胆汤、宋代《和剂局方》的逍遥散、宋代严用和《济生方》的归脾汤、元代朱丹溪《丹溪心法》的越鞠丸等,都是治疗心神失常之名方。

在临床治疗心身疾病的过程中,关键还是要辨证施治。

第十五章　中医心理养生

　　"心理养生",又称"心理调摄"和"心理卫生"等,是指遵循和运用心理学的原理和技术,保护和增强人的心身健康的方法。中医心理养生是中医学的重要组成部分,是在中医基础理论的指导下,以天人合一、形神统一、调神摄生为宗旨,强调养神与强身的统一,主张强身先调神、护形先安神等方法,促进人类心身健康。

　　中医心理养生历史悠久、源远流长、内容丰富,上可追溯到数千年前的三皇五帝至夏商周时代,即中医心理养生思想的萌芽阶段。《黄帝内经》对心理养生进行了精辟的概括:"故智者养生也,必顺四时而适寒暑,和喜怒而安居处,节阴阳而调柔刚。如是则避邪不至,长生久视。"《素问·上古天真论》进行了论述:"上古之人,其知道者,法于阴阳,和于术数,食饮有节,起居有常,不妄作劳,故能形与神俱,而尽终其天年,度百岁乃去。"

　　心理养生的目标有三:一是保养正气,二是防御邪气,三是促进心身健康。保养正气可以维护生理健康,防御外邪可以预防疾病,促进心身健康可以延年益寿,因此心理养生是中医学一大特色。

第一节　中医心理养生的原则

　　《灵枢·本神》对心理养生提出三条原则:首先是天人合一,主动地遵循四时变化规律,适应自然环境的变迁,即"顺四时而适寒暑";其次是人与社会文化的统一,人必须主动地接受社会人文环境中的一切习俗、规范、伦理、道德等,因为人类赖以生存的社会文化环境是人类的归属需求,然而社会文化又是人类共同的行为准则,个人必须接受和遵循人类的共同行为准则,做到"和喜怒而安居处";最后是协调个人需求与自然、社会资源短缺之间的矛盾,人的需求、欲望、

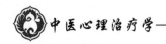

动机是无限的,自然、社会所能提供的资源永远是有限的,无限的需求与有限的资源之间的矛盾是人类心理冲突的根本原因。人类只能主动地约束、调节自身的需求,缓解个人需求与自然、社会资源之间的对立,从而来维持心身健康。

一、顺应自然

人类心理与行为是在与其生活环境的相互作用过程中,经过长期历史发展形成的。它必然受到社会结构、社会类型及其变动的影响,并随之发生变化。每个人都在这个"生物—心理—环境"的复杂大环境里动态地发挥作用,处理所遇到的各种情形、挫折和应激,以达到生存、适应和发展的目的。研究环境因素对人类心理及其健康的影响,探明环境与健康和疾病的关系及其原理,对于维护和促进人类心理健康,具有十分重要的意义。中医的整体观念思想,集中地体现了这一精神。

人与自然环境的协调关系,中医称为"天人相应""天人合一"等。天人相应,就是指人体的阴阳与自然界的阴阳相呼应,自然界的阴阳无时无刻不在影响着人体,人体的阴阳必须适应自然界,才能保证心理、生理健康。人类生活在自然界中,自然界存在着人类赖以生存的必要条件。大自然存在的阳光、空气、水、温度、磁场、引力、生物圈等,构成了人类赖以生存、繁衍的最佳环境。同时,自然环境的变化又可直接或间接地影响人体的生命活动。

人类是宇宙万物之一,与天地万物有着共同的生成本原。中国古代哲学家认为,宇宙万物是由"道""太极"或"气"产生的。以"气"作为宇宙万物初始本原的思想,即是"气一元论"。气分阴阳,以成天地,天地阴阳二气交感,万物化生,如《周易·系辞上》认为"天地氤氲,万物化醇"。《素问·宝命全形论》认为"天地合气,命之曰人","人以天地之气生,四时之法成"。人体的生命过程,必然受到大自然的影响,故《灵枢·邪客》说:"人与天地相应也。"

（一）自然环境对人体生理的影响

自然环境主要包括自然气候和地理环境,古人以"天地"名之。天地阴阳二气处于不断的运动变化之中,故人体的生理活动必受天地之气的影响而有相应的变化。

气候是由自然界阴阳二气的运动变化而产生的阶段性天气征象。一年间气候变化的规律一般是春温、夏热、秋凉、冬寒。自然界的生物在这种规律性气候变化的影响下,出现春生、夏长、秋收、冬藏等相应的适应性变化,而人体生理也随季节气候的规律性变化而出现相应的适应性调节。如《灵枢·五癃津液别》说:"天暑衣厚则腠理开,故汗出……天寒则腠理闭,气湿不行,水下留于膀胱,则为溺与气。"同样,气血的运行,在不同季节气候的影响下也有相应的适应性改变。人体的脉象可随季节气候的变化而有相应的春弦、夏洪、秋毛、冬石的规律性变化,如《素问·脉要精微论》说:"四变之动,脉与之上下。""春日浮,如鱼之游在波;夏日在肤,泛泛乎万物有余;秋日下肤,蛰虫将去;冬日在骨,蛰虫周密。"明代李时珍的《濒湖脉学》也指出了四时脉象的规律性变化:"春弦夏洪,秋毛冬石,四季和缓,谓之平脉。"这表明人体的生理机能随季节气候的变化自有相应的适应性调节。另外,人体经络气血的运行还受风雨晦明的影响。据《素问·八正神明论》所言:天温日明,阳盛阴衰,人体阳气也随之充盛,故气血无凝滞而易运行;天寒日阴,阴盛阳衰,人体阳气亦弱,故气血凝涩而难行。

不仅四季气候变化对人体生理活动有影响,一日之内的昼夜晨昏变化对人体生理也有不同影响,而人体也要与之相适应。《素问·生气通天论》说:"故阳气者,一日而主外,平旦人气生,日中而阳气隆,日西而阳气已虚,气门乃闭。"这种人体阳气白天趋于体表,夜间潜于内里的运动趋向,反映了人体随昼夜阴阳二气的盛衰变化而出现的适应性调节。

地域环境是人类生存环境的要素之一,主要指地势的高低、地域性气候、水土、物产及人文地理、风俗习惯等。地域气候的差异,地理环境和生活习惯的不同,在一定程度上也影响着人体的生理活动和脏腑机能,进而影响体质的形成。如江南多湿热,人体腠理多稀疏;北方多燥寒,人体腠理多致密。长期居住某地的人,一旦迁居异地,常感到不适应,或生皮疹,或生腹泻,习惯上称为"水土不服"。这是由于地域环境的改变,机体暂时不能适应之故。但经过一段时间后,也就逐渐适应了。这说明地域环境对人体生理确有一定影响,而人体的脏腑也具有适应自然环境的能力。

(二)自然环境对人体病理的影响

人类适应自然环境的能力是有限的,如果气候变化过于剧烈或急骤,超越了人体的适应能力,或机体的调节机能失常,不能对自然环境的变化进行适应性调节时,就会导致疾病的发生。因此,疾病的发生关系到人体正气的适应、调节、抗邪等能力与自然界邪气的致病能力两个方面。若人体正气充沛,适应、调节及抗病能力强,能抵御邪气的侵袭,一般不会发病;若气候特别恶劣,而人体正气相对不足,抵御病邪的能力相对减退,病邪就会乘虚侵入而致病。

在四时气候的异常变化中,每一季节都有其不同特点。因此,除一般性疾病外,常可发生一些季节性多发病或时令性流行病,如《素问·金匮真言论》说:

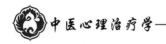

"长夏善洞泄寒中,秋善病风疟。"

在疾病发展过程中,或某些慢性病恢复期中,也往往由于气候剧变或季节交替而使病情加重、恶化或旧病复作。如关节疼痛的病症,常在寒冷或阴雨天气时加重。也有一些疾病,由于症状加重而能预感到天气即将发生变化或季节要交替等情况,如《素问·风论》指出头风病"先风一日则病甚"。

昼夜的变化,对疾病也有一定影响。《灵枢·顺气一日分为四时》说:"夫百病者,多以旦慧、昼安、夕加、夜甚……朝则人气始生,病气衰,故旦慧;日中人气长,长则胜邪,故安;夕则人气始衰,邪气始生,故加;夜半人气入藏,邪气独居于身,故甚也。"中午之前,人身阳气随自然界阳气的渐生而渐旺,故病较轻;午后至夜晚,人身阳气又随自然界阳气的渐退而渐衰,故病较重。

地域环境的不同,对疾病也有一定的影响。某些地方性疾病的发生,与地域环境的差异密切相关,如《素问·异法方宜论》指出东方傍海而居之人易得痈疡,南方阳热潮湿之地易生挛痹。地域环境不同,人们易得的疾病也不一样。隋代巢元方《诸病源候论·瘿候》指出瘿病的发生与"饮沙水"有关,已认识到此病与地域水质的密切关系。

(三)自然环境与养生的关系

由于自然环境的变化时刻影响着人的生命活动和病理变化,因而在疾病的防治过程中,必须重视外在自然环境与人体的关系,在养生防病中顺应自然规律,在治疗过程中遵循因时因地制宜的原则。《素问·阴阳应象大论》说:"故治不法天之纪,不用地之理,则灾害至矣。"

气候变化影响着人体的生理、心理和病理变化,故在养生防病中,要顺应四时气候变化的规律,"法于四时";"四气调神";"春夏养阳,秋冬养阴",与自然环境保持协调统一,使精神内守,形体强壮。在气候变化剧烈或急骤时,要"虚邪贼风,避之有时",防止病邪侵犯人体而发病。

人体的生理病理变化还受地域环境的影响,故在养生防病中,要选择适宜的地理环境,充分利用大自然所提供的各种条件,并积极主动地适应和改造自然环境,以提高健康水平,预防疾病的发生。

二、形神兼养

形神合一是中医心理学的理论基础,也是中医养生的指导原则,因此在养生过程中的一条重要法则就是强调形神兼养。

"形乃神之宅",对形体的摄养,主要指脏腑、形体、气血、筋骨等。脏腑是形体功能活动的核心,因此养生以协调脏腑为主,正如《素问·灵兰秘典论》所说"凡此十二官者,不得相失也。故主明则下安,以此养生则寿,殁世不殆,以为天下则大昌。主不明则十二官危,使道闭塞而不通,形乃大伤,以此养生则殃,以为天下者,其宗大危,戒之戒之!"这段论述着重提出了两个问题:一是养生必须做到十二脏腑的功能不得有所失职,必须协调统一;二是强调心的主宰作用,指出"心主"不明,则其他脏腑功能就要受到影响,如使血脉不通,则整个机体就会发生危险。此外,《素问·八正神明论》也说:"故养神者,必知形之肥瘦,荣卫血气之盛衰。血气者,人之神,不可不谨养。"这强调了对气血、形体、筋骨的摄养。

(一)养性调神

调神,是养生的一个重要方面。传统气功中的炼意调神内容,即含此原理。除此之外,通过养性调神,还可改善气质,优化性格,增强自身的心理调摄能力,起到预防疾病,健康长寿的功用。要做好养性调神,一是要注意避免来自内外环境的不良刺激,二是要提高人体自身心理的调摄能力。

(二)保精养形

1.护肾保精

中医历来强调肾精对人体生命活动的重要性,因精能化气,气能生神,神能御气、御形,故精是形气神的基础。体现在养生上,即有护肾保精的主张。《金匮要略·脏腑经络先后病脉证》谈到养生时说"房室勿令竭乏",即是说性生活要有节制,不可纵欲无度以耗竭其精。男女间正常的性生活,是生理所需,对身体是无害的。若性生活得不到满足,每易形成气机郁滞之证。但性生活要消耗肾精肾气,而肾精肾气,关系到人体的生长、发育、生殖等功能及机体阴阳平衡的调节,性生活过度,必致肾精肾气亏损而使人易于衰老或患病,故中医学将房劳过度看作疾病的主要病因之一。护肾保精之法除房室有节外,尚有运动保健、按摩固肾、食疗保肾、针灸药物调治等,从而使人体精充气足、形健神旺,达到预防疾病、健康长寿的目的。

2.体魄锻炼

古人养生,注重"形神合一""形动神静"。"形动",即加强形体的锻炼。《吕氏春秋·达郁》以"流水不腐,户枢不蠹,动也"为例,阐释了"形气亦然,形不动则精不流,精不流则气郁"的道理。中医学将此理引入养生保健之中,认为锻炼形体可以促进气血流畅,使人体肌肉筋骨强健,脏腑功能旺盛,并可藉形动以济神静,从而使身体健康,益寿延年,同时也能预防疾病。传统的健身术如太极拳、易筋经、八段锦以及一些偏于健身的武术等,即具此特色。

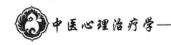

形体锻炼的要点有三：一是运动量要适度，要因人而异，做到"形劳而不倦"；二是要循序渐进，运动量由小到大；三是要持之以恒，方能收效。

3.调摄饮食

调摄饮食主要包括注意饮食宜忌及药膳保健两个方面。

一方面，注意饮食宜忌：一是提倡饮食的定时定量，不可过饥过饱。二是注意饮食卫生，不吃不洁、腐败变质的食物或自死、疫死的家畜，防止得肠胃疾病、寄生虫病或食物中毒。三是克服饮食偏嗜，如五味要搭配适合，不可偏嗜某味，以防某脏之精气偏盛。食物与药性一样，也有寒温之分，故食性最好是寒温适宜，或据体质而调配，如体质偏热之人，宜食寒凉而忌温热之品，体质偏寒之人则反之，又各种食物含不同的养分，故要调配适宜，不可偏食。正如《素问·藏气法时论》说："五谷为养，五果为助，五畜为益，五菜为充。气味合而服之，以补益精气。"从预防的角度看，某些易使旧病复发或加重的"发物"亦不宜食。

另一方面是药膳保健：药膳是在中医学理论指导下，将食物与中药，以及食物的辅料、调料等相配合，通过加工调制而成的膳食。这种食品具有防治疾病和保健强身的作用。药膳常用的中药如人参、枸杞子、黄芪、黄精、何首乌、桑葚子、莲子、百合、薏米、芡实、菊花等，药性多平和，所以可以长期服用，适应面较广。正确的食用方法还应做到因时制宜，药食结合，辨证施膳等。药膳兼有药、食二者之长，这是中医养生颇具特色的一种方法。

4.针灸、推拿、药物调养

药物调养是长期服食一些对身体有益的药物以扶助正气，平调体内阴阳，从而达到健身防病益寿的目的。其对象多为体质偏差较大或体弱多病者，前者则应根据患者的阴阳气血的偏颇而选用有针对性的药物，后者则以补益脾胃、肝肾为主。药物调养，往往长期服食才能见效。

推拿是通过各种手法，作用于体表的特定部位，以调节机体生理病理状况，达到治疗效果和保健强身的一种方法。其原理有三：一是纠正解剖位置异常，二是调整体内生物信息，三是改变系统功能。

针灸包括针法和灸法，即通过针刺手法或艾灸的物理热效应及艾绒的药性对穴位的特异刺激作用，通过经络系统的感应传导及调节机能，使人身气血阴阳得到调整而恢复平衡，从而发挥其治疗保健及防病效能。

三、动静合一

动与静，是物质运动的两个方面或两种不同表现形式。人体生命运动始终保持着动静和谐的状态,维持着动静对立统一的整体性,从而保证了人体正常的生理活动功能。因此,保持人体形与神的协调、神气动与静的统一,是中医心理养生的重要原则。

古代养生家对于神气的保养主张以"静"为主。《灵枢·本神》中说:"所以任物者谓之心。"人体的一切生命活动均由心神所主宰,心神日理万机,常常处于动而难静的状态。如果心神过于躁动,神不内守,必然扰乱脏腑,耗气伤精,容易招致疾病,甚至促人衰老,减短寿命。因此,养神之道,贵在于静。故《素问·痹论》中说:"静则神藏,躁则消亡。"神气只有保持清静的状态,才易于内守而不致耗散,从而充分发挥其主宰生命活动的功能,使精气充盛,形体健壮,真气和顺,邪不可侵。也正如《素问·上古天真论》所说:"恬淡虚无,真气从之,精神内守,病安从来?"清静养神,既可防病,又可抗衰而延年,陶弘景在《养性延命录·教诫篇》中谈:"静者寿,躁者夭。"因此,清代养生家曹庭栋在《老老恒言·燕居》中也强调:"养静为摄生首务。"

但是,强调静以养神,并非是指绝对的神静不用。彭祖有言:"凡人不能无思。"曹庭栋亦说:"心不可无所用。"即言人必有思,神岂能不用?用进废退是自然界的普遍规律,人之元神,亦非例外。倘若绝对地静神不用,则心神必然衰退。只有在用神之中,心神才能生机勃勃。司马迁就说过:"精神不用则废,用之则振,振则生,生则足。"明代高濂也在《遵生八笺》中指出:"精神不运则愚,血脉不运则病。"医学研究证明,人勤于用脑可以刺激脑细胞再生,增强大脑各种神经细胞之间的联系,从而延缓衰老。唐代著名医药学家孙思邈曾撰写医学巨著《备急千金要方》,其一生勤奋,至百岁高龄仍能神清智聪,思维敏捷。

因此,中医学认为,神气的保养应当动静合一,既要清静以养神,又要用神以振神,而其中的关键又在于心神专一而不杂乱。《庄子·刻意》中说:"水之性,不杂则清,莫动则平;郁闭而不流,亦不能清,天德之象也。故曰:纯粹而不杂,静一而不变,淡而无为,动而以天行,此养神之道也。"这就是说,没有杂物污染,水才能清净,不受躁动,水才能平静而不起波澜,但死水一潭,不能流动,仍然不能清净。同样的道理,要想保养精神,完全不动神是不行的,只要排除事累,心神专一不杂,就能做到神静不躁,即所谓神虽动而犹静也。

四、审因制宜

中医学强调,养生要根据自然环境、社会环境、时间、季节、人的体质、人格、年龄、性别等不同的因素来对具体情况进行具体分析,以制订出适宜的养生方

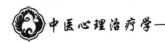

法。这也是心理养生必须遵循的基本原则。

影响心理健康的因素十分复杂。首先,人是自然界的产物,人的心理变化必然受着季节、气候、地域等环境因素的影响。因此,心理养生必须做到因时、因地制宜。如《素问·四气调神大论》中指出在万物始生的春季,精神调摄要相应于万物蓬勃的生机,"生而勿杀,予而勿夺,赏而勿罚"。其次,还要因人事制宜。人亦是社会的组成部分,诸如经济状况、社会地位、生活方式、文化程度、人生境遇等不同社会条件及变化,也会对人的心理产生一定的影响,这就要求根据不同的情况进行心理调摄。如东汉末年,战乱频发,社会动乱,人民群众生活在水深火热之中,因饥饿、劳役、流行病暴发等,出现了"家家有僵尸之痛,室室有号泣之哀"(《伤寒论》自序)的悲惨景象,如此不安定的社会环境,给人们的身心带来了极大的创伤,人们始终生活在恐慌、焦虑、悲伤等不良情绪之中。《证类本草·序例上》也记述:"世有童男室女,积想在心,思虑过当,多致劳损。男则神色先散,女则月水先闭。何以致然? 盖忧愁思虑则伤心,心伤则血逆竭,血逆竭故神色失散而月水先闭也……若或自能改易心志,用药扶接,如此则可得九死一生。"这是说少男少女因恋慕未遂,忧虑过度而耗伤心神,并导致脏腑气血功能障碍,除了以疏肝解郁的药剂治疗以外,主要还应"改易心志"以慰情怀。此外,个体的性别、年龄、体质、种族、信仰等差异,也是其心理特点形成和变化过程中的重要影响因素。因此,心理养生还应"因人制宜",如古人极重视对孕妇的胎养,要求孕妇加强思想品德的修养,培养高尚的情操和美好的心灵,做到"坐无邪席,立无偏倚,行无邪径,目无邪视,口无邪言"(《诸病源候论·妇人妊娠病诸候》),如此,才有助于胎儿形成良好的气质与性格特征。又如《养性延命录》中提出中年人处于"壮不竞时"的生理状态,故心理养生要求"静神灭想",不要为琐事过分劳神等。

第二节　中医心理养生的常用方法

一、宁神静志

宁神静志疗法,就是通过静坐、静卧或静立以及自我控制调节等,达到"内无思想之患,外不劳形于事",抛弃一切恩怨慕恋,以一念代万念。它在医疗实践中有两种作用:二是强壮正气,防病保健;一是增强抗病能力,祛病除疾。所谓"静则神藏,躁则消亡",意思是说一个人的神志保持安宁,就能少生疾病,健康长寿,即使患病,亦易治疗,恢复健康也比较容易,这是神能收藏的缘故。反之,如果躁动不安,就容易得病,而且疾病也不易治愈。《素问·上古天真论》中指出:"恬淡虚无,真气从之,精神内守,病安从来?"强调了心神清静的重要性。静则神安不乱,神气守持而自然旺盛不耗,人之活动力与抗病力就强,脏腑阴阳亦自然协调平和,人之心身则得以健康而延年益寿。

后世医家在继承前人思想理论的基础上,通过临床实践,将宁神静志的治疗方法在养生和防治疾病中的积极作用进一步发扬光大。南北朝医家陶弘景《养性延命录》即指出静志安神必须提倡十二少,戒除十二多,即"少思,少念,少欲,少事,少语,少笑,少愁,少乐,少喜,少怒,少好,少恶。行此十二少,乃养生之都契也。多思则神殆,多念则志散,多欲则损志,多事则形疲,多语则气争,多笑则伤脏,多愁则心摄,多乐则意溢,多喜则忘错昏乱,多怒则百脉不定,多好则专迷不治,多恶则憔煎无欢,此十二多不除,丧生之本也"。

孙思邈在临床治疗中,特别重视和强调宁神静志的心理疗法。他在《千金要方》中即指出:"养心有五难,名利不去为一难,喜怒不除为二难,声色不去为三难,滋味不绝为四难,神虑精散为五难",并指出"凡人不可无思",但"当以渐遣除之",只有逐步做到不过分思虑饮食、声色、胜负、曲直、得失和荣辱,达到静志宁神和心理上的自我控制,进入恬淡虚无的境界,才能使人健康长寿。清代养生家曹庭栋《老老恒言》中也提出"养静为摄生首务"。

案例一

《杏轩医案》记载:"周司马痹风病后足膝软弱。前患痹风,调治小愈。案牍劳形,元虚未复,腰脊虽能转侧,足膝尚觉软弱,肝肾真元下亏,八脉不司约束。参归地,仅可益其气血,未能通及八脉。古人治奇经精髓之伤,金用血肉有情,岂诸草木根荄,可同日而语。推之腰为肾府,膝为筋府,转摇不能,行则振掉,不求自强功夫,恐难弥缝其阙。恬澹虚无,御神持满。庶几松柏之姿,老而益劲也。"

周司马患痹风病后,经过医生的调治疾病好转,但是由于劳心过度,心损及身,元气未复,腰部虽能够转侧,但仍有足膝软弱。程杏轩治疗此书生足膝软弱证,说了三层道理:第一层用人参、黄芪、当归、熟地等草木药物补益气血;第二层用血肉有情之品的动物药物,治疗阴精亏损;第三层用调神养心为其最根本的治疗方法。所以医生强调"自强工夫"要"恬澹虚无,御神持满",否则病本难以治疗。最后落实到精神调理,其重要性不言而喻。

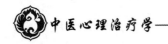

案例二

《格致余论·乳硬论》记载:"若夫不得于夫,不得于舅姑,忧怒郁闷,昕夕积累,脾气消阻,肝气横逆,遂成隐核,如大棋子,不痛不痒,数年后,方为疮陷,名曰奶岩……若于始生之际,便能消释病根,使心清神安,然后施之以治法,亦有可安之理。"

中医多认为本病发病机制主要为忧思恼怒,日久不解,伤及肝脾,肝伤失于条达则气火内盛,脾伤运化失常则痰浊内生,无形之气郁与有形之痰浊,相互交凝,经络痞涩,结滞于乳乃成乳岩。在治疗上朱丹溪认为在疾病初始静心养神,使之有平和心态,然后再施之药物,疾病就能消除。

二、养性调神

中医养神,一直提倡道德修养,《黄帝内经》提倡"淳德全道"。孔子说:"仁者寿。""有大德必得其寿。"明代养生家吕坤对孔子思想进行发挥:"仁可长寿,德可延年,养德尤养生之第一要也。"唐代孙思邈提倡重视德行,所谓"德行",就是道德行为。他在《备急千金要方》中写道:"德行不允,纵服玉液金丹,未能延年。""道德日全,不祈善而有福,不求寿而自延。此养生之大旨也。"所以说,调摄情志,修养德行是保健养生统摄全局的重要方法。这种心理养生可以说是深层次的养生修炼方法。

关于养性的具体方法,陶弘景在《养生延寿录》中提出:"养性之道,莫大忧愁大哀思,此所谓能中和,能中和者必久寿也。"人要善于调节情志,心情平静中和才能长寿。

孔子认为,人在不同的年龄阶段,修身养性的重点有所不同:"君子有三戒:少之时,血气未定,戒之在色;及其壮也,血气方刚,戒之在斗;及其老也,血气既衰,戒之在得。"即年轻时候要注意节制情欲,壮年之时,注意不要争强好胜,年龄大了,不要太在乎物资利益。

在现实生活中,如果心地善良、宽容忍让,自然心清神健,万事无忧。心地善良,就会以他人之乐为乐,乐于扶贫帮困,心中就常有欣慰之感;心地善良,就会与人为善,乐于友好相处,心中就常有愉悦之感;心地善良,就会光明磊落,乐于对人敞开心扉,心中就常有轻松之感。总之,心存善良的人,会始终保持泰然自若的心理状态,这种心理状态能把血液的流量和神经细胞的兴奋度调至最佳状态,从而提高了机体的抗病能力。宽容可以看作心理养生的调节阀。人在社会交往中,吃亏、被误解、受委屈的事总是不可避免地要发生。面对这些刺激,最明智的选择是学会宽容。宽容是一种良好的心理品质,它不仅包含着理解和原谅,更显示着气度和胸襟、坚强和力量。一个不会宽容,只知苛求别人的人,其心理往往处于紧张状态,从而导致神经兴奋、血管收缩、血压升高,使心理、生理进入恶性循环。学会宽容就会严于律己、宽以待人,没有竞争焦虑和心理负担。所以,善于养性,即如《素问·上古天真论》所言之"以恬愉为务,以自得为功,形体不敝,精神不散,亦可以百数"。

案例

《名医类案·癫狂心疾》记载:"邝子元由翰林补外十余年矣,不得赐还,常侘傺无聊,遂成心疾。每疾作,辄昏瞶如梦,或发谵语。有时不作,无异平时。或曰:'真空寺有老僧,不用符药,能治心疾。'往叩之,老僧曰:'相公贵恙,起于烦恼,生于妄想,夫妄想之来,其几有三:或追忆数十年前荣辱恩仇,悲欢离合,及种种闲情,此是过去妄想也。或事到跟前,可以顺应,即乃畏首畏尾,三番四复,犹豫不决,此是现在妄想也。或期望日后富贵荣华,皆如所愿;或期望功成名遂,告老归田;或期望子孙登庸,以继书香,与夫子不可必成,不可必得之事,此是未来妄想也。三者妄想,忽然而生,忽然而灭,禅家谓之幻心。能照见其妄,而斩断念头,禅家谓之觉心。故曰:'不患念起,惟患觉迟,此心若同太虚,烦恼何处安脚。'又曰:'贵恙亦原于水火不交,凡溺爱冶容(女色)而作色荒,禅家谓之外感之欲;夜深枕上,思得冶容,或成宵寐之变,禅家谓之内生之欲。二者之欲,绸缪染著,消耗元精。若能离之,则肾水自然滋生,可以上交于心。至若思索文字,忘其寝食,禅家谓之理障;经纶职业,不告劬(劳累)劳,禅家谓之事障。二者虽非人欲,亦损性灵。若能遣之,则火不致上炎,可以下交于肾。故曰:尘不相缘,根无所偶,返流全一,六用不行。'又曰:'苦海无边,回头是岸。'子元如其言,乃独处一室,扫空万缘,坐静月余,心疾如失。"

患者心疾起因于失宠朝廷,无聊之至,日久成心疾。老僧用禅家义理分析了过去、现在、将来三种妄念(认知障碍),劝他离开苦海,抛弃"幻心""斩断念头",澄心静志以形成"觉心",则心疾可愈。患者接受规劝,同时按老僧所嘱:戒除溺爱女色美貌外感之欲、枕上思虑女色内生之欲的"二者之欲",可以减少消耗体内真阴元精,肾精滋生;戒除过于思考文字理障、忙碌劳累事障的"二者之障",可使心火不上炎,下交于肾;同时注意戒除一色欲,二是形貌欲,三威仪姿态欲,四言语声音欲,五细滑欲,六人想欲六欲。邝子元接受规劝,独处一室,静坐月余,养性调神,经此调理,心疾得愈。此案患者能除烦恼妄念,也在于接受了老僧的观念,心境安和,不咎既往,使人重新调理生活,对人体健康十分有利。

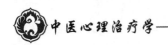

三、动静怡神

动静结合符合人体生理活动的客观规律。"动"与"静"是宇宙间事物运动中矛盾统一的两个方面,宇宙的一切事物都是运动的,"静"是相对的,它只是运动的另一种形式。人体的生命活动,动态平衡的维持,包括复杂的生理协调过程,如果活动不协调,失去相对平衡,则往往导致各种病理状态。通过主动性的自我调整,促进生理活动的协调稳定,对防治疾病、强健身体,起着积极的作用。

中医养生在强调动的同时,并不忽视静的一面,主张动静结合。《一览延龄》中说:"动中思静,静中思动,皆人之情也。更如静中亦动观书,动中亦静垂钓,无论动静,总归于自然。心情开旷,则谓之养生……最静之人,食后亦直散步,以舒调气血。好动之人,亦宜静坐片时,以凝形神。"把动与静的结合从辩证观的角度剖析得十分透彻,一动一静,一张一弛,一文一武,一阴一阳,既对立,又统一,符合自然之道。事实证明,许多职业运动员并不是长寿者。所以延寿不但需要动,而且也需要静。动中求静,静中求动,动静结合是科学、合理的健康长寿之道。

《黄帝内经》形神兼养理论既重视"养形",又强调"养神",二者不可偏废。形即形体,养形是通过保养精气而实现的。神即精神,包括五志、七情等心理活动。养生必养神,只有养神,才能达到神与形俱;只有养神,才能全形。

养神的方法主要有二:一是心态须保持恬淡虚无,清静愉悦。《素问·上古天真论》曰:"恬淡虚无,真气从之,精神内守,病安从来?"《黄帝内经》认为,人的精神、意识和思维活动由心所主宰。《素问·灵兰秘典论》曰:"心者,君主之官,神明出焉。"故养神即养心,心神健旺,则五脏六腑及所有的组织、器官才能进行正常的生理活动,身体才能健康,寿限才能延长。二是需善于调节情志,适当疏泄,精神调摄,强调要恬淡虚无,少思寡欲,但是若要保持健康无病,人的思维情志活动还必须在一定的范围内进行,且须遵循适度的原则而有所节制。调节情志,即《灵枢》所说"和喜怒"。七情既然是人体正常的情绪活动,就应该顺其自然,既不可过度,也不可压抑,可通过适当的疏泄来发泄心中的情绪。

案例一

《晋书·范宁传》记载:"初,宁尝患目痛,就中书侍郎张湛求方。湛因嘲之曰:……得此方云:用损读书一,减思虑二,专内视三,减外观四,旦晚起五,夜早眠六。凡六物,熬以神火,下以气簁,蕴于胸中七日,然后纳诸方寸。修之一时,近能数其目睫,远视尺捶之余。长服不已,洞见墙壁之外。非但明目,乃亦延年。"

读书的确是很辛苦的,容易耗散肝血而使视力受到损害。晋代范宁就因此而得了眼病,病后向张湛求治。张湛风趣地说:"……第一应当减少读书,第二减少思虑烦恼,第三要专心内省,第四要减少视力的负担,第五要早晨晚起床,第六要早睡觉。以上六点,如果比喻成六味中药,煎药的火就是精神的专注认真,以气为筛子蔽除杂念,积累气于胸中,七天后纳入心中,静心息养一年,这样近处能够数清眼睫毛,远处能够看清一尺长鞭子的尖梢,长期坚持还能透过墙壁看到墙壁外的东西。这个方法不仅可以明目,而且可以延年益寿,审慎地这样调理虽然并非一本正经地处方用药,但是对于此病却是一种奇效良方。"本案例不仅风趣地列出了益血镇肝明目的六味"药",即读书保健的六个方面,更强调了闭目聚神养心的方法。

案例二

《杏轩医案》记载:"恙经半载,脉证合参,究属质亏烦劳,以致坎离不交,水火失济,五液内涸,虚阳不藏。误服苦寒,重伐胃气,诸证蜂生,纠缠不已。按之古训,以虚能受补者可治,虚火可补,参芪之类,实火可泻,芩连之类。劳伤之火,虚乎实乎,泻之可乎。赵氏谓阴虚之火,如盏中油干,灯焰自炽,须以膏油养之,专主补阴。其说是已。然阴生于阳,血生于气,顾此食少欲呕,脘闷不快,又难强投滋腻。反复推详,计惟培养脾胃,默运坤元,以为先着,脾为土母,安谷则昌。《金匮》治虚劳,首用建中。越人言损其脾者,调其饮食。脾元日健,饮食日增,变化精微,滋荣脏腑,不治火而火自熄,不润燥而燥自濡,充肤热肉之功,可渐见矣。然内伤之病,宜内观静养,所谓大病须服大药。大药者,天时春夏,吾心寂然秋冬也。参透此关,以佐草木之不逮,为妙。"

程杏轩将心身调理称之为"大药"。一定条件下"大药"强于草木药石、针刺艾灸之功,可以达到"有形"治疗手段不能达到的深度和广度。本案例通过病机分析,首先指出患者杂病属于心肾不交,阴液亏损,虚阳不藏,理当补之,但是误服苦寒药物,严重损伤胃气,导致诸证蜂生。揣测古训,虚证能够受补以药物者可以治疗,阴亏虚火可用人参、黄芪之类药物治疗,阳亢实火可用黄芩、黄连之类药物泻火。阴虚之火,如灯中油干,需要补充灯油,通过滋补阴液治疗。但是患者虚不胜补,乃求于脾胃,脾胃为后天之本,脾属中焦,介于肾水与心火之间,为升降之枢纽,故从脾胃论治,程氏旁征博引,层层剖析,引人入胜。本案例最后治疗归宿于"内观静养",是为"大药"。程氏阐发到天人一体,注意人与自然的协调,并以秋冬之静属于阴比喻为水,以春夏之动属于阳比喻为火,而澄心静

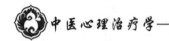

默原理则是以静制动,以水克火,以阴涵阳,言简意赅,有画龙点睛之妙,透彻此案对今天治疗许多慢性疾病具有现实意义。

四、节欲守神

欲有广狭之别,广义指人的各种需求,如耳之欲声、目之欲色、口之欲味等,故广义的节欲涉及衣、食、住、行各方面,包括节制一切声名物欲。狭义之欲则专指性欲,而狭义的节欲则指性欲的节制。总之,神以精血为本,贵在内守,过欲则势必耗精伤神、散神,精神伤散而诸病由生。

《黄帝内经》认为,阴精是构成人体生命和维持人体正常生理活动以及防病康复的基础物质,所谓"人始生,先成精""精者,身之本也"。肾主藏精,主生殖,肾精所化之肾气关系到人的生长发育和衰老,故《素问·上古天真论》指出:"女子七岁,肾气盛,齿更发长;二七而天癸至,任脉通,太冲脉盛,月事以时下,故有子;三七,肾气平均……七七,任脉虚,太冲脉衰少,天癸竭,地道不通,故形坏而无子也。丈夫八岁,肾气实,发长齿更;二八,肾气盛,天癸至,精气溢泻,阴阳和,故能有子,三八,肾气平均……七八,肝气衰,筋不能动,天癸竭,精少,肾藏衰,形体皆极。"不论男女,其发育期、成熟期、衰老期,都分别以肾气盛、肾气平均、肾气衰来说明。肾气在生命活动中由始至终,犹如纵轴贯穿于各个阶段,其盛衰直接关系到人的生长、发育和衰老。因此,《黄帝内经》强烈反对"以酒为浆,以妄为常,醉以入房,以欲竭其精"的行为,并明确指出了过欲不节的危害,如"今时之人不然也,以酒为浆,以妄为常,醉以入房,以欲竭其精,以耗散其真,不知持满,不时御神,务快其心,逆于生乐,起居无节,故半百而衰也"。同时,又提出了节欲的内容和意义为"食饮有节,起居有常,不妄作劳""恬淡虚无""志闲而少欲,心安而不惧,形劳而不倦""美其食,任其服,乐其俗,高下不相慕,其民故曰朴。是以嗜欲不能劳其目,淫邪不能惑其心,愚智贤不肖,不惧于物,故合于道,所以能年皆度百岁而动作不衰者,以其德全不危也"。当然,纵欲危害健康,而过分抑欲也不利健康,应贵在适度。如《抱朴子·内篇》说:"人复不可都绝阴阳,阴阳不交,则坐致壅阏之病,故幽闭怨旷,多病而不寿也。任情肆意,又损年命。唯有得其节宣之和,可以不损。"

案例一

《丹溪治法心要·梦遗》记载:"蒋右丞子,每夜有梦,招予视之,连二日诊脉,观其动止,终不举头,但俯视不正当人,此盖阴邪相感。叩之,不肯言其所交之鬼状,因问随出入之仆,乃言:一日至庙中,见一塑侍女,以手于其身摩之,三五日遂闻其病此。于是即令人入庙,毁其像,小腹中泥土皆湿,其病即安。"

本案例的发病机制主要是因为患者在庙中见到一尊侍女像后,产生杂念妄想,用心过度,所欲不遂,导致君火偏亢,相火妄动,而发生梦遗。朱丹溪在治疗上是通过令人毁掉庙中侍女像的手段,来消除患者的内心所恋之物,也就是消除了患者内心的杂念,从而治愈疾病。

案例二

《齐症汇·头》记载:"一小儿年十四岁,而近女色,发热吐痰。至有室,两目羞明,头觉胀大,仍不断欲,其头渐大,囟门忽开。用地黄丸、益气汤之类,断色欲,年余而愈。"

薛己治疗一个十四岁的少年,因贪图女色,耗散阴精,生痰发热,视物不清,身体消瘦,由于不绝欲病情呈进行性加重。为了彻底根除此病,在用药物治疗的时候,令患者必须断绝色欲,才能恢复其精气,患者遵言果得其效。绝欲保精在中医养生中占有十分重要的地位。本案因患者消瘦可觉得"头"大,尚可理解,但是囟门忽开是不可能的,存疑。

五、怡情畅神

情是神活动的具体体现,培养或发展患者的多种情趣爱好,调养性情,七情调和则精神畅快,七情不调则可生百病。古代医家归纳出读义理书,学法贴字,澄心静坐,与良朋益友交谈,看山水花木,浇花种竹,听琴玩鹤,登城观山,寓意弈棋等都有助于移易惰性,修养心身。《理瀹骈文》更指出:"七情之病也,看花解闷,听曲消愁,有胜于服药者矣。"《证治百问》中说:"人之性情最善畅快,形神最宜焕发,如此刻刻有长春之性,时时有长生之情,不惟却病,可以永年。"

《素问·上古天真论》中就有使情怡神畅的养生要求,如首先要"无恚嗔之心",也即要消除恼怒、忿恨等不良情绪,遇到不顺心事应善于排解、自释。其次要"无思想之患",亦即不求虚荣权势,不逐名利地位,放下思想包袱,减轻精神负担等。再就是要"以恬愉为务,以自得为功",保持心境的恬静、愉快,时时乐观,知足不奢,所谓"知足者常乐"即是。清代石成金的《长生秘诀》中说到人生八乐:"静坐之乐,读书之乐,赏花之乐,玩月之乐,观画之乐,听鸟之乐,狂歌之乐,高卧之乐。"《类修要诀》则曰:"笑一笑,少一少;恼一恼,老一老;斗一斗,瘦一瘦;让一让,胖一胖。"以上乐法都说明一个道理,即愉快的情绪,可使人心情开朗,满面春风,福寿俱增。不良的刺激,会使人抑郁,积久而成疾。然而,欲达乐生怡神的目的,必须领悟乐的含义,必须明辨乐中有忧和善用情志制胜的道

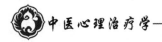
理,只有这样,才能做到会乐和常乐。

和愉快、乐观联系密切的是,人容易产生消极、悲观的情绪。乐观是心理养生的不老丹,乐观是一种积极向上的性格和心境。它可以激发人的活力和潜力,解决矛盾,逾越困难。而悲观则是一种消极颓废的性格和心境,它使人悲伤、烦恼、痛苦,在困难面前一筹莫展,影响心身健康。会不会乐在于各人对心理的调节,在于能否保持健康的心理。孔子认为"知者乐,仁者寿"(《论语·雍也》)。"饭疏食饮水,曲肱而枕之,乐亦在其中矣"(《论语·述而》)。苏轼指出:"凡物皆有可观。苟有可观,皆有可乐,非必怪奇玮丽者也。哺糟啜醨皆可以醉,果蔬草木皆可以饱,推此类也,吾安往而不乐?"这说明一个聪明的人,一个心胸开阔的人,只要他知恬逸自足,世界上各种东西都有值得观赏之处,都可以带给人快乐。

案例

《名医类案》记载:"省郎中张子敬,年六十七,病眼目昏暗,唇微黑色,皮肤不泽,六脉弦细而无力。一日,出示治眼二方,问可服否。罗谦甫曰:此药皆以黄连大苦之药为君,诸风药为使,且人年五十,胆汁减而目始不明。《内经》云:土位之主,其泻以苦。诸风药亦皆泻土,人年七十,脾胃虚而皮肉枯,重泻其土,使脾胃之气愈虚,而不能营运荣卫之气,滋养元气,胃气不能上行,膈气吐食,诸病生焉。况已年高衰弱,起居皆不同,此药不可服。只宜慎言语,节饮食,惩忿窒欲,此不治之治也。张以为然。明年春,除关西路按察使,三年致仕还,精神清胜,脉亦和平,此不妄服寒药之效也。《内经》曰:诛伐无过,是谓大惑。岂不信哉。"

一老年人眼花昏暗,皮肤不泽,脉弦细无力。老人自欲疗病健身,想服药物,拿了两张处方给医生罗谦甫看。罗谦甫看后,首先讲明了人体衰老后的一些生理和病理知识,接着指出本病只宜慎养精神,调理饮食,消除恼怒、忿恨等不良情绪,节制色欲。老人遵照医言,注意调养,身体康复如初。罗谦甫指出《黄帝内经》治疗疾病的原理,药物是为治病而设,尤其是攻下药物,要有实证才能用,切勿乱用,否则反伤其身。古代医家比喻为,田中有杂草,当有一除一则可,若有一除二必伤一禾,而且禾苗生长主要靠土地的营养,所以人的心身健康根本在于自我调养,不在于依靠药物。

六、顺时调神

中医历来强调天人相应,人与自然息息相关,故人当适应四时生长收藏规律为顺,所以《素问·宝命全形论》中说"人以天地之气生,四时之法成"。还要注意顺应自然界四时气候的变化,而调摄精神。如《素问·四气调神大论》提出:春三月,应保持心情舒畅,无使抑郁,以顺生发之气;夏三月,应戒急戒躁,使志勿怒,以顺成长之气;秋三月,应收敛神气,使志勿散,以顺肃杀之气;冬三月,应让神气内藏,若匿若伏,以顺闭藏之气。这也显示了"天人相应,顺时养生"是重要的心理养生方法。

《灵枢·本神》里所说:"故智者之养生也,必顺四时而适寒暑……如是,则僻邪不至,长生久视。"视是活的意思,长生久视,是延长生命,不易衰老的意思。为何能延长生命呢?是因为僻邪不至。僻邪,指不正之气,僻邪不至,是说病邪不能侵袭。而病邪不能侵袭的关键又在于顺四时而适寒暑,这是中医养生学里的一条极其重要的原则,也可以说是长寿的法宝。为什么这样说呢?《素问·宝命全形论》里说:"人以天地之气生,四时之法成。"《素问·六节藏象论》里说:"天食人以五气,地食人以五味。"这些都说明人体要依靠天地之气提供的物质条件才能生存,同时还必须要适应四时阴阳的变化规律,才能发育成长。自然界是人类生命的源泉,自然界的千变万化必须会直接影响人体的生命活动。人与大自然是一个有机的整体,每时每刻都与自然界有着物质、能量、信息等方面的交换。中医提出"人与天地相应"的科学观点,人既然是自然界的一员,就必须顺应自然界的规律,才会健康长寿。

案例一

《古今医案按·惊搐》记载:"院使钱公瑛,宣德间,治宁阳侯孙。始生九月,患惊悸啼哭而汗,百方莫救。瑛最后视疾,乃命坐儿于地,使掬水为戏,惊啼顿止。人问之,曰:'时当季春,儿丰衣重帷,不离怀抱,其热郁在内,安能发泄?使之近水则火邪杀,得土气则脏气平,疾愈矣,奚用药为?'"

宣德年间,院使钱公瑛为宁阳侯的孙子治病。该儿生于九月,患惊悸哭啼且全身出汗,想尽了一切办法都没能救治。最后请钱公瑛为他治病。钱公瑛让患儿坐在地上,让他用手玩水嬉戏,惊悸啼哭一下就停止了。旁人问他是何原因。钱公瑛说:"当时正值季春,患儿穿衣较多且帐帷厚实,又总是被抱在怀里,其热郁在内,不能发泄,让患儿玩水嬉戏,则火被水克,今得土气协助则脏腑之气平定,疾病痊愈。这还需要用药吗?"

钱公瑛抓住疾病的根本,治法很简单,顺其时令之序,顺其小儿之性。患儿生于九月,天气炎热,这是其一;其二,患病之时,患儿穿衣较多,帐帷厚实;其三,患儿总是被抱在怀中。故从这三点,钱公瑛断为患儿的病本为热郁在内,不能发泄。钱公瑛明了病机，针对病本治疗，好比釜底抽薪，所以能不药而愈。故治病之时，应洞察病机，知其病本所在，对症施治，解其厚衣重围，使之捧水嬉戏而愈。一则有物理降温的作用，二则任其戏水玩耍，不再惊啼、烦躁，内热自消，也有心理治疗的作用。

案例二

《名医类案·郁》记载："孙景祥治李长沙学士，年三十九，时患脾病。其症能食而不能化，因节不多食。渐节渐寡，几至废食。气渐蔺，形日就愈，医咸谓瘵也。以药补之，病弥剧。时岁暮。医曰：'吾技穷矣。若春木旺，则脾必伤重。'会孙来视，曰：'及春而解。'因怪问之。孙曰：'病在心火，故得木而解，彼谓脾病者，不揣其本故也，公得非有忧郁之事乎？'曰：'噫！是也，盖是时丧妻亡弟，悲怆过伤，积久成病，非惟医莫之识，而自亦忘之矣。'于是尽弃旧药，悉听孙言，三日而一药，不过四五剂，及春果愈。"

孙景祥治疗李长沙学士，39岁，患有脾脏疾病。他的症状是能够进食但不能消化，因此节制而不多吃，越是节制越是吃得少，几乎到了饮食衰败的地步，气逐渐惑乱，形体日渐疲愈。医者都说这是瘵病，使用补益药，结果疾病更加剧烈。那时正是一年的末尾。他说："我已经没有办法了。春季木旺，那么脾伤必然更重。"恰好孙景祥来看望他，说："这个病到春季就会自然缓解。"他觉得很奇怪就问景祥原因，孙景祥说："你这病乃心火旺盛所致，得木则可缓解。你说是脾病，是没有猜测到其中的根本原因。你是否有忧郁的事情？"他说："是的。那时妻子去世，弟弟也死了，悲伤过度，久而久之形成本病，不是高明的医生不能认识到这一点，而我自己也渐渐忘记了。"于是他放弃了以前所吃的药，全部听从孙景祥的，三天吃一服药，没有吃到四五剂，到了春天果然痊愈了。

本医案患者表现为脾病，实乃因丧妻亡弟，伤心过度，以致心气不足所致。心火生脾土，心气虚衰，则脾失健运，故见脾病。又因木可生火，而春属木，春季木旺，则心火亦足，故春季病根得除，疾病自愈。开始几位医生都认为是瘵病而用补益药，结果疾病反而加重。孙景祥看出病因后，充分预测到疾病的发展趋势，知道到了春季，木旺心火生，心火不足得以改善，没有用大量药物攻治，顺应四时，仅用了少量药物调理，病即自愈。

第三节 中医个体心理保健

由于儿童、妇女、老人、患者在生理上具有特殊性，或是病理上发生某些改变,因此,这些特殊人群的养生原则、方法有一些与常人不同的要求。

一、小儿养生

小儿一直处于生长发育的过程中,无论在形体、生理等方面,都与成人不同。

(一)小儿生理特点

1.生机蓬勃,发育迅速

小儿充满生机,在生长发育过程中,无论在机体的形态结构方面,还是各种生理功能活动方面,都是在不断地、迅速地向着成熟、完善方向发展。这种生机蓬勃、发育迅速的生理特点,在年龄越是幼小的儿童,表现越是突出,体格生长和智能发育的速度越快。

《颅囟经·脉法》说:"凡孩子三岁以下,呼为纯阳,元气未散。"这里,"纯"指小儿先天所禀之元阴元阳未曾耗散,"阳"指小儿的生命活力,如旭日之初生,草木之方萌,蒸蒸日上,欣欣向荣的生理现象。"纯阳"学说概括了小儿在生长发育、阳充阴长过程中,生机蓬勃、发育迅速的生理特点。

2.脏腑娇嫩,形气未充

脏腑即五脏六腑,娇指娇弱,不耐攻伐,嫩为柔嫩;形是指形体结构,即四肢百骸、肌肤筋骨、精血津液等,气指各种生理功能活动,如肺气、脾气等,充指充实。脏腑娇嫩,形气未充,是说小儿时期机体各系统和器官的形态发育都未曾成熟,生理功能都是不完善的。

小儿初生之时,五脏六腑,成而未全,全而未壮,需赖先天元阴元阳之气生发、后天水谷精微之气充养,才能逐步生长发育,直至女子二七(14岁)、男子二八(16岁)左右,方能基本发育成熟。因此,在整个小儿时期,都是处于脏腑娇嫩,形气未充状态。而且,脏腑娇嫩,形气未充的生理特点在年龄越是幼小的儿童,表现越是突出。从脏腑娇嫩的具体内容看,五脏六腑的形和气皆属不足,但其中又以肺、脾、肾三脏不足表现尤为突出。

清代医家吴鞠通通过长期临床观察,从阴阳学说出发,认为小儿时期的机体柔嫩、气血未充、脾胃薄弱、肾气未充、腠理疏松、神气怯弱、筋骨未坚等特点可以归纳为"稚阳未充,稚阴未长者也"。这里,阴指体内精、血、津液,及脏腑、筋骨、脑髓、血脉、肌肤等有形之质,阳指体内脏腑的各种生理功能活动。稚阴稚阳学说进一步说明,小儿时期,无论在物质基础还是生理功能方面,都是幼稚娇嫩和未曾完善的,必须随着年龄的逐步增长,才能不断地趋向于健全和成熟。

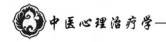

（二）小儿养生具体方法

小儿的心理是以其生理为主要基础的，对小儿养生的要求，往往是对其监护者的要求，需要十分关注小儿的饮食、哺乳、睡眠、锻炼、启蒙教育、精神情志调摄等。

1.哺乳爱抚

婴儿在生活、行为、感情等多方面都对母亲有极大的依赖性，因此乳母的心理卫生对婴儿至关重要。另外，在体质、性情上对乳母也有一定的要求，如《育婴家秘》中就强调"乳母须求不病人，择其体厚性和平"。在哺乳的过程中，别强求定时定量，只要及时喂养即可。乳母需调整好自己的心身状态，再施哺乳，防止"喜乳""怒乳""醉乳"等引发婴儿的疾病。乳母宜多爱抚婴儿，增进母子感情，提供安全、温暖的成长环境。

2.行为锻炼

适时帮助小儿进行行为锻炼，有助于小儿心身的迅速发展。《证治准绳·杂将护法》说："婴儿半晬，尻骨已成，乳母当教儿学坐。婴儿二百日外，掌骨成。乳母教儿地面匍匐。婴儿三百日，髌骨成，乳母教儿独立。婴儿周岁，膝骨已成，乳母教儿行走。上件，并是定法，盖世人不能如法存节，往往抱儿过时，损伤筋骨，切宜戒之，为吉。"古人也十分重视大自然对小儿心身健康的有益作用，如《诸病源候论》就提倡"天和暖无风之时，令母将抱日中嬉戏，数见风日，则血凝气刚，肌肉硬密，堪耐风寒，不致疾病。若常藏在帏帐之内，重衣温暖，譬如阴地之草木，不见风日，软脆不任风寒"。同时还要训练按时睡眠、饮食有节、讲究卫生等习惯，这些都关系到小儿脾性的养成。

3.调和七情

可根据中医心理以情胜情的方法有针对性地进行调适：以爱（爱抚）而柔肝制怒，以乐（嬉戏）而顺心达喜，以宽（宽容）而宣肺消悲，以理（理喻）而发思胜恐等。此外，在抚育过程中，切忌对小儿恶言恐吓。《育婴家秘》中就说道："凡儿童嬉戏，不可妄指它物作虫作蛇，儿童啼哭，不可令装扮欺诈，以止其啼，使神志昏乱，心小胆怯成客忤也，不可不慎。"

4.早期教育

中医认为，自小儿出生后，就当予以正确的引导，实施启蒙教育。《古今医统大全》引王隐君言："凡婴儿六十日后，瞳仁将成，而能应和人情，自此为有识之初，便当诱其正性，父母尊长，渐次令其别之。"在早期教育的具体内容上，古人十分重视品性、礼仪、知识教育，特别强调要多启发诱导，根据小儿不同的个性特点因材施教。

此外,根据小儿肺、脾、肾、阴不足,就其肺之不足而留心生活起居以防外邪侵入;脾之不足而注意后天水谷调养节制;肾之不足而注意劳逸适当,勿过劳耗精伤气;阴之不足而注意衣被勿过厚及节制辛热香燥之品,多食瓜果蔬菜。

二、妇女养生

（一）生理和心理特点

妇女在解剖上有胞宫,在生理上有月经、胎孕、产育、哺乳等特点,其脏腑经络气血活动的某些方面与男子有所不同。妇女又具有感情丰富、情不自禁的心理特点。她们的健康不仅影响自身寿命,还关系到子孙后代的体质和智力发展。因此,做好妇女的心理卫生保健,有着特殊重要的意义,其中尤其要注意经期、孕期、产褥期、哺乳期及更年期的心理调摄。

（二）妇女心理养生指导

1.经期心理养生

《校注妇人良方》指出:"积想在心,思虑过度,多致劳损。……盖忧愁思虑则伤心,而血逆竭,神色失散,月经先闭。……若五脏伤遍则死。自能改易心志,用药扶持,庶可保生。"这强调情志因素对月经的影响极大。经期经血下泄,阴血偏虚,肝失濡养,不得正常疏泄,每产生紧张忧郁、烦闷易怒的心理,出现乳房胀痛、腰酸疲乏、少腹坠胀等症。因此,在经前和经期都应保持心情舒畅,避免七情过度。否则,会引起脏腑功能失调,气血运行逆乱,轻则加重经期不适感,导致月经失调,重则闭经。

2.孕产期心理养生

女性在孕育、分娩婴儿的过程中,既有即将为人母的喜悦,也会因生理功能发生巨大变化致机体气血阴阳失调而带来的情绪波动。如妊娠恶阻多与情绪因素有关,情绪激动、多愁善感的孕妇发生呕恶厌食的次数要远远多于情绪稳定、心情开朗的孕妇。又如"子痫"的发生多与孕期心理调摄失当、情绪紧张、激动、易怒等因素有关。此外,孕妇的情绪波动也会影响到胎儿的健康,如焦虑、抑郁等可使胞脉拘挛,影响胚胎的气血运行,导致胚胎发育不良,甚至导致早产、流产。《千金要方·养胎》就指出妇女孕期要"调心神,和情性,节嗜欲,庶事清净",还应当"无令恐畏""居必静处""端坐清虚""心无悲哀思虑惊动"。《妇人秘科·养胎》强调了孕妇情绪异常给母子带来的心身伤害,"受胎之后,喜怒哀乐,莫敢不慎,盖过喜则伤心而气散,怒则伤肝而气上,思则伤脾而气郁,忧则伤肺而气结,恐则伤肾而气下,母气既伤,子气应之,未有不伤者也"。孕妇良好的精神状态,有利于胎儿的心身健康发展。如《育婴家秘》所说:"自妊娠之后,则须行坐端严,性情和悦,常处静室,多听美言,令人讲读诗书,陈说礼乐,耳不闻非言,目不观恶事,如此则生男女福寿敦厚,忠孝贤明……此所谓因外象而内感也。"此外,在产妇临产之时需保持情绪镇定,否则恐惧、焦虑情绪常可导致滞产,如《竹林女科》所述:"心有疑虑,则气结血滞而不顺,多至难产。"产妇分娩重伤元气,需给予关心体贴,令其情怀舒畅,可以防止产后病的发生。

3.哺乳期保健

哺乳期的妇女处于产后机体康复的过程,又要承担哺育婴儿的重任。该期保健对母子都很重要。

《千金要方·初生出腹论》说:"母怒以乳儿,令善惊,发气疝,又令上气癫狂。"《保婴撮要》也认为:"小儿初生……须令乳母预慎七情六淫,厚味炙煿,则乳汁清宁,儿不致疾。否则,阴阳偏胜,血气沸腾,乳汁败坏,必生诸症。"此外,还需预防产后精神抑郁,肝失条达,气机不畅,气血失调,经脉涩滞,以致乳脉不行,引起缺乳或乳痈。

4.更年期保健

更年期是女性生理机能从成熟到衰退的一个转变时期,亦是从生育机能旺盛转为衰退乃至丧失的过渡时期。由于肾气渐衰,冲任二脉虚惫,可致阴阳失调,出现头晕目眩、头痛耳鸣、心悸失眠、烦躁易怒或忧郁、月经紊乱、烘热汗出等症,轻重因人而异。

更年期妇女应当正确认识自己的生理变化,解除不必要的思想负担,排除紧张恐惧、消极焦虑的心理和无端的猜疑,避免不良的精神刺激,遇事不怒。患者心中若有不快,可与亲朋倾诉宣泄,可根据自己的性格爱好选择适当的方式怡情养性,要保持乐观情绪,胸怀开阔,树立信心,相信度过短暂的更年期,又会重新步入人生坦途。

三、老人养生

(一)生理和心理特点

《灵枢·天年》早有"六十岁,心气始衰,苦忧悲,血气懈惰,故好卧;七十岁,脾气虚,皮肤枯;八十岁,肺气衰,魄离,故言善误"的说法。《素问病机气宜保命集》也认为老年人"精耗血衰,血气凝泣""形体伤惫……百骸疏漏,风邪易乘"。人到老年,机体会出现生理功能和形态学方面的退行性变化。其生理特点表现为脏腑气血精神等生理机能的自然衰退,机体调控阴阳协和的稳定性降低。再加社会角色、社会地位的改变,退休和体弱多病势必限制老人的社会活动。狭小的生活圈子、孤陋寡闻带来心理上的变化,常使老年人产生孤独垂暮、忧郁多疑、烦躁易怒等心理状态。其适应环境及自我调控能力低下,若遇不良环境和刺激因素,易于诱发多种疾病,较难恢复。

(二)老人心理养生指导

1.知足谦和,老而不怠

《寿世保元·延年良箴》说:"谦和辞让,敬人持己,可以延年。"《遵生八笺·延年却病笺》强调:"知足不辱,知止不殆。"这要求老年人明理智,存敬戒,生活知足无嗜欲,做到人老心不老,退休不怠惰,热爱生活,保持自信,勤于用脑,进取不止。老人可以经常读书看报,学习各种专业知识和技能,根据自己的身体健康状况,多做好事,充分发挥余热,为社会做出新的贡献。老人应处世豁达宽宏、谦让和善,从容冷静地处理各种矛盾,从而保持家庭和睦、社会关系协调,有益于心身健康。

宋代陈直的《寿亲养老新书》提出:"凡丧葬凶祸,不可令吊;疾病危困,不可令惊;悲哀忧愁,不可令人予报。"这要求老年人应回避各种不良环境、精神因素的刺激。《万寿丹书·养老》中提出:"养老之法,凡人平生为性,各有好嗜之事,见即喜之。"老年人应根据自己的性格和情趣怡情悦志,如澄心静坐、益友清谈、临池观鱼、披林听鸟等,使生活自得其乐,有利康寿。

2.审慎调食

《寿亲养老新书·饮食调节》指出:"高年之人,真气耗竭,五脏衰弱,全仰饮食以资气血。"故当审慎调摄饮食,以求祛病延年。反之"若生冷无节,饥饱失宜,调停无度,动成疾患"则损体减寿。老年人的饮食调摄,应该营养丰富,适合老年生理特点。

食宜多样,做到营养丰富全面,使老年人获得均衡的营养;食宜清淡,老年人之脾胃虚衰,消纳运化力薄,其饮食宜清淡。《医学入门》中便提倡老人食粥,认为"盖晨起食粥,推陈致新,利膈养胃,生津液,令人一日清爽,所补不小"。粥不仅容易消化,且益胃生津,对老年人的脏腑尤为适宜;食宜少缓,老年人宜谨记"食饮有节",不宜过饱。《寿亲养老新书》强调:"尊年之人,不可顿饱,但频频与食,使脾胃易化,谷气长存。"这是主张老人少量多餐,既保证营养供足,又不伤肠胃。进食不可过急过快,宜细嚼慢咽,这不仅有助于饮食的消化吸收,还可避免呛咳发生。

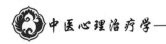

3.谨慎起居

老年人的气血不足,卫气常虚,易致外感,当谨慎调摄生活起居。《寿亲养老新书》指出:"凡行住坐卧,宴处起居,皆须巧立制度。"老年人的生活,既不要安排得十分紧张,又不要毫无规律,要科学合理,符合老年人的生理特点,这是老年养生之大要。

老年人机体功能逐渐减退,较易疲劳,尤当注意劳逸适度,要尽可能做些力所能及的体力劳动或脑力劳动,但切勿过度疲倦,以免"劳伤"致病,尽且做到"行不疾步、耳不极听、目不极视、坐不至久、卧不极疲""量力而行,勿令气之喘,量力谈笑,才得欢通,不可过度"(《寿亲养老新书》)。《保生要录》指出:"养生者,形要小劳,无至大疲。……欲血脉常行,如水之流……频行不已,然宜稍缓,即是小劳之术也。"这些论述都说明了劳逸适度对老年保健的重要性。

老年人应保持良好的卫生习惯,面宜常洗,发宜常梳,早晚漱口,临睡前宜用热水洗泡双足,要定时排便,保持大小便通畅,及时排除导致二便障碍的因素,防止因二便失常而诱发疾病。

4.运动锻炼强心身

年老之人,精气虚衰,气血运行迟缓,故又多瘀多滞。积极的体育锻炼可以促进气息运行,延缓衰老,并可产生一种良性心理刺激,使人精神焕发,对消除孤独垂暮、忧郁多疑、烦躁易怒等情绪有积极作用。

老年人运动锻炼应遵循因人制宜、适时适量、循序渐进、持之以恒的原则。一般来讲,老年人之运动量宜小不宜大,动作宜缓慢而有节律。适合老年人的运动项目有太极拳、五禽戏、气功、武术、八段锦、慢跑、散步、游泳、乒乓球、羽毛球、老年体操等。锻炼时要量力而行,力戒争强好胜,避免情绪过于紧张或激动。运动次数每天一般宜1~2次,时间以早晨日出后为好,晚上可安排在饭后一个半小时以后。老年人忌在恶劣气候环境中锻炼,以免带来不良后果。例如盛夏季节,不要在烈日下锻炼,以防中暑或发生脑血管意外;冬季冰天雪地,天冷路滑,外出锻炼时要注意防寒保暖,防止跌倒;大风大雨天气,不宜外出;还应注意不在饥饿时锻炼。

老年人应掌握自我监护知识。运动时,老年人要根据主观感觉、观测心率及体重变化来判断运动量是否合适,酌情调整,必要时可暂时停止锻炼,不要勉强。锻炼三个月以后,应进行自我健康小结,总结睡眠、二便、食欲、心率、心律正常与否,一旦发现异常,应及时就诊,采取措施。

四、患者养生

个体在患病之后,会产生各种心理变化,良好的心理状态有利于疾病的痊愈。如《素问·刺法论》指出患各种疾病,应"净神不乱思""慎其大喜欲情于中""令少思""慎勿大怒""勿大悲伤"等,苏东坡也有"因病得闲殊不恶,安心是药更无方"的诗句,都是认为心情宁静是确保疾病康复的重要条件。因此,无论什么疾病都应注意静心养神。

当然,不同的疾病会有不同的表现,其调摄方法也不尽相同。正如《理虚元鉴》所说:"在荡而不收者,宜节嗜欲以养精;在滞而不化者,宜节烦恼以养神;在激而不平者,宜节忿怒以养肝;在躁而不静者,宜节辛勤以养力;在琐屑而不坦夷者,宜节思虑以养心;在慈悲而不解脱者,宜节悲哀以养肺。"由于病情的不同,要针对其病因病性采用不同的养生方法,但总体来说是要达到静心养神的目的。

附录　中医体质分类与判定

中华中医药学会标准　ZYYXH/T157－2009

1　范围

本标准规定了中医关于体质的术语及定义、中医体质的 9 种基本类型、中医体质类型的特征、中医体质分类的判定。

本标准适用于中医体质的分类、判定及体质辨识治未病。

2　术语和定义

下列术语和定义适用于本标准。

中医体质（constitution of TCM）是指人体生命过程中,在先天禀赋和后天获得的基础上所形成的形态结构、生理功能和心理状态方面综合的、相对稳定的固有特质,是人类在生长、发育过程中所形成的与自然、社会环境相适应的人体个性特征。

3　中医体质 9 种基本类型与特征

3.1　平和质（A 型）

3.1.1 总体特征:阴阳气血调和,以体态适中、面色红润、精力充沛等为主要特征。

3.1.2 形体特征:体形匀称健壮。

3.1.3 常见表现:面色、肤色润泽,头发稠密有光泽,目光有神,鼻色明润,嗅觉通利,唇色红润,不易疲劳,精力充沛,耐受寒热,睡眠良好,胃纳佳,二便正常,舌色淡红,苔薄白,脉和缓有力。

3.1.4 心理特征:性格随和开朗。

3.1.5 发病倾向:平素患病较少。

3.1.6 对外界环境适应能力:对自然环境和社会环境适应能力较强。

3.2　气虚质(B型)

3.2.1 总体特征:元气不足,以疲乏、气短、自汗等气虚表现为主要特征。

3.2.2 形体特征:肌肉松软不实。

3.2.3 常见表现:平素语音低弱,气短懒言,容易疲乏,精神不振,易出汗,舌淡红,舌边有齿痕,脉弱。

3.2.4 心理特征:性格内向,不喜冒险。

3.2.5 发病倾向:易患感冒、内脏下垂等病;病后康复缓慢。

3.2.6 对外界环境适应能力:不耐受风、寒、暑、湿邪。

3.3　阳虚质(C型)

3.3.1 总体特征:阳气不足,以畏寒怕冷、手足不温等虚寒表现为主要特征。

3.3.2 形体特征:肌肉松软不实。

3.3.3 常见表现:平素畏冷,手足不温,喜热饮食,精神不振,舌淡胖嫩,脉沉迟。

3.3.4 心理特征:性格多沉静、内向。

3.3.5 发病倾向:易患痰饮、肿胀、泄泻等病,感邪易从寒化。

3.3.6 对外界环境适应能力:耐夏不耐冬,易感风、寒、湿邪。

3.4　阴虚质(D型)

3.4.1 总体特征:阴液亏少,以口燥咽干、手足心热等虚热表现为主要特征。

3.4.2 形体特征:体形偏瘦。

3.4.3 常见表现:手足心热,口燥咽干,鼻微干,喜冷饮,大便干燥,舌红少津,脉细数。

3.4.4 心理特征:性情急躁,外向好动,活泼。

3.4.5 发病倾向:易患虚劳、失精、不寐等病;感邪易从热化。

3.4.6 对外界环境适应能力:耐冬不耐夏;不耐受暑、热、燥邪。

3.5　痰湿质(E型)

3.5.1 总体特征:痰湿凝聚,以形体肥胖、腹部肥满、口黏苔腻等痰湿表现为主要特征。

3.5.2 形体特征:体形肥胖,腹部肥满松软。

3.5.3 常见表现:面部皮肤油脂较多,多汗且黏,胸闷,痰多,口黏腻或甜,喜食肥甘甜黏,苔腻,脉滑。

3.5.4 心理特征:性格偏温和、稳重,多善于忍耐。

3.5.5 发病倾向:易患消渴、中风、胸痹等病。

3.5.6 对外界环境适应能力:对梅雨季节及湿重环境适应能力差。

3.6　湿热质(F型)

3.6.1 总体特征:湿热内蕴,以面垢油光、口苦、苔黄腻等湿热表现为主要特征。

3.6.2 形体特征:形体中等或偏瘦。

3.6.3 常见表现:面垢油光,易生痤疮,口苦口干,身重困倦,大便黏滞不畅或燥结,小便短黄,男性易阴囊潮湿,女性易带下增多,舌质偏红,苔黄腻,脉滑数。

3.6.4 心理特性:容易心烦急躁。

3.6.5 发病倾向:易患疮疖、黄疸、热淋等病。

3.6.6 对外界环境适应能力:对夏末秋初湿热气候,湿重或气温偏高环境较难适应。

3.7　血瘀质(G型)

3.7.1 总体特征:血行不畅,以肤色晦暗、舌质紫黯等血瘀表现为主要特征。

3.7.2 形体特征:胖瘦均见。

3.7.3 常见表现:肤色晦暗,色素沉着,容易出现瘀斑,口唇黯淡,舌黯或有瘀点,舌下络脉紫黯或增粗,脉涩。

3.7.4 心理特征:易烦,健忘。

3.7.5 发病倾向:易患癥瘕及痛证、血证等。

3.7.6 对外界环境适应能力:不耐受寒邪。

3.8　气郁质(H型)

3.8.1　总体特征:气机郁滞,以神情抑郁、忧虑脆弱等气郁表现为主要特征。

3.8.2 形体特征:形体瘦者为多。

3.8.3 常见表现:神情抑郁,情感脆弱,烦闷不乐,舌淡红,苔薄白,脉弦。

3.8.4 心理特征:性格内向不稳定、敏感多虑。

3.8.5 发病倾向:易患脏燥、梅核气、百合病及郁证等。

3.8.6 对外界环境适应能力:对精神刺激适应能力较差;不适应阴雨天气。

3.9　特禀质(I型)

3.9.1 总体特征:先天失常,以生理缺陷、过敏反应等为主要特征。

3.9.2 形体特征:过敏体质者一般无特殊,先天禀赋异常者或有畸形,或有生理缺陷。

3.9.3 常见表现:过敏体质者常见哮喘、风团、咽痒、鼻塞、喷嚏等;患遗传性疾病者有垂直遗传、先天性、家族性特征;患胎传性疾病者具有母体影响胎儿个体生长发育及相关疾病特征。

3.9.4 心理特征:随禀质不同情况各异。

3.9.5 发病倾向:过敏体质者易患哮喘、荨麻疹、花粉症及药物过敏等,遗传性疾病如血友病、先天愚型等,胎传性疾病如五迟(立迟、行迟、发迟、齿迟和语迟)、五软(头软、项软、手足软、肌肉软、口软)、解颅、胎惊、胎痫等。

3.9.6 对外界环境适应能力:适应能力差,如过敏体质者对易致过敏季节适应能力差,易引发宿疾。

4　中医体质分类的判定

4.1　判定方法

回答《中医体质分类与判定表》中的全部问题,每一个问题按 5 级评分,计算原始分及转化分,依标准判定体质类型。

原始分＝各个条目分值相加

转化分数＝[(原始分－条目数)/(条目数×4)]×100

4.2　判定标准

平和质为正常体质,其他 8 种体质为偏颇体质。判定标准见下表。

平和质与偏颇体质判定标准表

体质类型	条件	判定结果
平和质	转化分≥60 分	是
	其他 8 种体质转化分均<30 分	
	转化分≥60 分	基本是
	其他 8 种体质转化分均<40 分	
	不满足上述条件者	否
偏颇体质	转化分≥40 分	是
	转化分 30～39 分	倾向是
	转化分<30 分	否

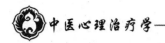

4.3 示例

示例1:某人各体质类型转化分如下:平和质75分,气虚质56分,阳虚质27分,阴虚质25分,痰湿质12分,湿热质15分,血瘀质20分,气郁质18分,特禀质10分。根据判定标准,虽然平和质转化分≥60分,但其他8种体质转化分并未全部<40分,其中气虚质转化分≥40分,故此人不能判定为平和质,应判定为是气虚质。

示例2:某人各体质类型转化分如下:平和质75分,气虚质16分,阳虚质27分,阴虚质25分,痰湿质32分,湿热质25分,血瘀质10分,气郁质18分,特禀质10分。根据评判标准,平和质转化分≥60分,且其他8种体质转化分均<40分,可判定为基本是平和质;同时,痰湿质转化分在30～39分,可判定为痰湿质倾向,故此人最终体质判定结果基本是平和质,有痰湿质倾向。

中医体质分类与判定表
平和质(A型)

请根据近一年的体验和感觉,回答以下问题	没有 (根本不)	很少 (有一点)	有时 (有些)	经常 (相当)	总是 (非常)
(1)您精力充沛吗?	1	2	3	4	5
(2)您容易疲乏吗? *	1	2	3	4	5
(3)您说话声音低弱无力吗? *	1	2	3	4	5
(4)您感到闷闷不乐、情绪低沉吗? *	1	2	3	4	5
(5)您比一般人耐受不了寒冷(冬天的寒冷,夏天的冷空调、电扇等)吗? *	1	2	3	4	5
(6)您能适应外界自然和社会环境的变化吗?	1	2	3	4	5
(7)您容易失眠吗? *	1	2	3	4	5
(8)您容易忘事(健忘)吗? *	1	2	3	4	5
判断结果: □是　□基本是　□否					

注:标有 * 的条目需先逆向计分,即:1→5,2→4,3→3,4→2,5→1,再用公式转化分。

气虚质(B型)

请根据近一年的体验和感觉，回答以下问题	没有(根本不)	很少(有一点)	有时(有些)	经常(相当)	总是(非常)
(1)您容易疲乏吗？	1	2	3	4	5
(2)您容易气短(呼吸短促，接不上气)吗？	1	2	3	4	5
(3)您容易心慌吗？	1	2	3	4	5
(4)您容易头晕或站起时晕眩吗？	1	2	3	4	5
(5)您比别人容易患感冒吗？	1	2	3	4	5
(6)您喜欢安静、懒得说话吗？	1	2	3	4	5
(7)您说话声音低弱无力吗？	1	2	3	4	5
(8)您活动量稍大就容易出虚汗吗？	1	2	3	4	5
判断结果：□是　□倾向是　□否					

阳虚质(C型)

请根据近一年的体验和感觉，回答以下问题	没有(根本不)	很少(有一点)	有时(有些)	经常(相当)	总是(非常)
(1)您手脚发凉吗？	1	2	3	4	5
(2)您胃脘部、背部或腰膝部怕冷吗？	1	2	3	4	5
(3)您感到怕冷、衣服比别人穿得多吗？	1	2	3	4	5
(4)您比一般人耐受不了寒冷(冬天的寒冷，夏天的冷空调、电扇等)吗？	1	2	3	4	5
(5)您比别人容易患感冒吗？	1	2	3	4	5
(6)您吃(喝)凉的东西会感到不舒服或者怕吃(喝)凉东西吗？	1	2	3	4	5
(7)您受凉或吃(喝)凉的东西后，容易腹泻(拉肚子)吗？	1	2	3	4	5
判断结果：□是　□倾向是　□否					

阴虚质(D型)

请根据近一年的体验和感觉,回答以下问题	没有(根本不)	很少(有一点)	有时(有些)	经常(相当)	总是(非常)
(1)您感到手脚心发热吗?	1	2	3	4	5
(2)您感觉身体、脸上发热吗?	1	2	3	4	5
(3)您皮肤或口唇干吗?	1	2	3	4	5
(4)您口唇的颜色比一般人红吗?	1	2	3	4	5
(5)您容易便秘或大便干燥吗?	1	2	3	4	5
(6)您面部两颧潮红或偏红吗?	1	2	3	4	5
(7)您感到眼睛干涩吗?	1	2	3	4	5
(8)您感到口干咽燥、总想喝水吗?	1	2	3	4	5
判断结果: □是 □倾向是 □否					

痰湿质(E型)

请根据近一年的体验和感觉,回答以下问题	没有(根本不)	很少(有一点)	有时(有些)	经常(相当)	总是(非常)
(1)您感到胸闷或腹部胀满吗?	1	2	3	4	5
(2)您感到身体沉重不轻松或不爽快吗?	1	2	3	4	5
(3)您腹部肥满松软吗?	1	2	3	4	5
(4)您有额部油脂分泌多的现象吗?	1	2	3	4	5
(5)您上眼睑比别人肿(上眼睑有轻微隆起的现象)吗?	1	2	3	4	5
(6)您嘴里有黏黏的感觉吗?	1	2	3	4	5
(7)您平时痰多,特别是咽喉部总感到有痰堵着吗?	1	2	3	4	5
(8)您舌苔厚腻或有舌苔厚厚的感觉吗?	1	2	3	4	5
判断结果: □是 □倾向是 □否					

湿热质(F型)

请根据近一年的体验和感觉,回答以下问题	没有(根本不)	很少(有一点)	有时(有些)	经常(相当)	总是(非常)
(1)您面部或鼻部有油腻感或者油亮发光吗?	1	2	3	4	5
(2)您容易生痤疮或疮疖吗?	1	2	3	4	5
(3)您感到口苦或嘴里有异味吗?	1	2	3	4	5
(4)您大便黏滞不爽、有解不尽的感觉吗?	1	2	3	4	5
(5)您小便时尿道有发热感、尿色浓(深)吗?	1	2	3	4	5
(6)您带下色黄(白带颜色发黄)吗?(限女性回答)	1	2	3	4	5
(7)您的阴囊部位潮湿吗?(限男性回答)	1	2	3	4	5
判断结果:　□是　□倾向是　□否					

血瘀质(G型)

请根据近一年的体验和感觉,回答以下问题	没有(根本不)	很少(有一点)	有时(有些)	经常(相当)	总是(非常)
(1)您的皮肤在不知不觉中会出现青紫瘀斑(皮下出血)吗?	1	2	3	4	5
(2)您两颧部有细微红丝吗?	1	2	3	4	5
(3)您身体上有哪里疼痛吗?	1	2	3	4	5
(4)您面色晦暗或容易出现褐斑吗?	1	2	3	4	5
(5)您容易有黑眼圈吗?	1	2	3	4	5
(6)您容易忘事(健忘)吗?	1	2	3	4	5
(7)您口唇颜色偏黯吗?	1	2	3	4	5
判断结果:　□是　□倾向是　□否					

气郁质(H型)

请根据近一年的体验和感觉,回答以下问题	没有 (根本不)	很少 (有一点)	有时 (有些)	经常 (相当)	总是 (非常)
(1)您感到闷闷不乐、情绪低沉吗?	1	2	3	4	5
(2)您容易精神紧张、焦虑不安吗?	1	2	3	4	5
(3)您多愁善感、感情脆弱吗?	1	2	3	4	5
(4)您容易感到害怕或受到惊吓吗?	1	2	3	4	5
(5)您胁肋部或乳房胀痛吗?	1	2	3	4	5
(6)您无缘无故叹气吗?	1	2	3	4	5
(7)您咽喉部有异物感,且吐之不出、咽之不下吗?	1	2	3	4	5
判断结果: □是　□倾向是　□否					

特禀质(I型)

请根据近一年的体验和感觉,回答以下问题	没有 (根本不)	很少 (有一点)	有时 (有些)	经常 (相当)	总是 (非常)
(1)您没有感冒时也会打喷嚏吗?	1	2	3	4	5
(2)您没有感冒时也会鼻塞、流鼻涕吗?	1	2	3	4	5
(3)您有因季节变化、温度变化或异味等原因而咳喘的现象吗?	1	2	3	4	5
(4)您容易过敏(对药物、食物、气味、花粉或在季节交替、气候变化时)吗?	1	2	3	4	5
(5)您的皮肤容易起荨麻疹(风团、风疹块、风疙瘩)吗?	1	2	3	4	5
(6)您的皮肤因过敏出现过紫癜(紫红色瘀点、瘀斑)吗?	1	2	3	4	5
(7)您的皮肤一抓就红,并出现抓痕吗?	1	2	3	4	5
判断结果: □是　□倾向是　□否					

参考文献

1.曹庭栋.老老恒言[M].长沙:岳麓书社,2005.

2.巢元方.诸病源候论[M].北京:人民卫生出版社,1955.

3.陈梦雷,等.古今图书集成医部全录[M].北京:人民卫生出版社,1988.

4.陈实功.外科正宗[M].裴钦豪,高葆良,杜江南,点校.上海:上海科学技术出版社,1989.

5.陈士铎.石室秘录[M].张灿玾,点校.北京:中国中医药出版社,1991.

6.陈无择.三因极一病证方论[M].北京:中国中医药出版社,2007.

7.陈先赋,林森荣.四川医林人物[M].成都:四川人民出版社,1981.

8.陈渔,夏雨虹.中华传世名著精度本:论语[M].长春:吉林人民出版社,2005.

9.陈直著.寿亲养老新书[M].邹铉,增续.张成博,杨海燕,李文华,点校.天津:天津科学技术出版社,2003.

10.陈直著.养老奉亲书[M].陈可冀,李春生,订正评注.北京:北京大学医学出版社,2014.

11.陈自明.妇人良方大全[M].太原:山西科学技术出版社,2012.

12.陈自明.校注妇人良方[M].上海:上海卫生出版社,1956.

13.程文囿.杏轩医案[M].合肥:安徽人民出版社,1959.

14.褚人获.坚瓠秘集[M].上海:上海进步书局,1912.

15.崔文风,石竹.心理治疗方法与应用[M].北京:中国物资出版社,1994.

16.丁秉仁.瑶华传[M].张武智,岳春天,吕强,整理.西安:三秦出版社,1990.

17.董湘玉,李琳.中医心理学基础[M].北京:北京科学技术出版社,2003.

18.董湘玉.中医心理学[M].贵阳:贵州科技出版社,2001.

19.窦默.标幽赋集注[M].李磊,校注.武汉:湖北科学技术出版社,2019.

20.杜文东,朱志珍.医学心理学[M].南京:江苏人民出版社,2001.

21.杜文东.中医心理学[M].北京:中国医药科技出版社,2005.

22.段逸山.中国近代中医药期刊汇编:第二辑[M].上海:上海辞书出版社,2011.

23.范晔.后汉书[M].张道勤,校总.杭州:浙江古籍出版社,2000.

24.房玄龄.晋书[M].黄公渚,选注.北京:商务印书馆,1934.

25.费伯雄.医醇剩义[M].上海:上海科学技术出版社,1959.

26.高濂.遵生八笺[M].兰州:甘肃文化出版社,2004.

27.葛洪.抱朴子[M].上海:上海书店出版社,1986.

28.龚居中.福寿丹书[M].北京:中医古籍出版社,1999.

29.龚廷贤.寿世保元[M].王均宁,刘更生,毛淳,点校.天津:天津科学技术出版社,1999.

30.故宫博物院.武进县志[M].海口:海南出版社,2001.

31.顾瑜琦,潘芳.中国现代医学与临床.[M].北京:中国科技出版社,2003.

32.何光远.鉴戒录[M].北京:商务印书馆,1930.

33.何裕民.中医心理学临床研究[M].北京:人民卫生出版社,2010.

34.洪迈著.夷坚志[M].杨名,标点.重庆:重庆出版社,1996.

35.胡德琳,完颜赫绅泰,周永年,等.乾隆东昌府志[M].山东省地方史志办公室,整理.济南:齐鲁书社,2015.

36.胡文焕.类修要诀[M].孙春芳,点校.北京:中医古籍出版社,1987.

37.华佗元化.华佗神医秘传[M].孙思邈,编集.彭静山,点校.王春月,整理.沈阳:辽宁科学技术出版社,2010.

38.黄帝内经[M].王冰,注编.北京:中医古籍出版社,2003.

39.黄退庵.友渔斋医话[M].上海:大东书局,1937.

40.江瓘.名医类案[M].北京:人民卫生出版社,1957.

41.焦金鹏.国学经典诵读丛书:道德经[M].南昌:二十一世纪出版社,2015.

42.孔丘编.诗经[M].陶夕佳,注译.西安:三秦出版社,2008.

43.李杲.脾胃论[M].彭建中,点校.沈阳:辽宁科学技术出版社,1997.

44.李鹏飞.三元参赞延寿书[M].北京:中国书店,1987.

45.李时珍.本草纲目[M].北京:北京燕山出版社,2010.

46.李时珍.濒湖脉学[M].杨金萍,校释.天津:天津科学技术出版社,1999.

47.李梴.医学入门[M].金嫣莉,校注.北京:中国中医药出版社,1995.

48.李用粹.证治汇补[M].上海:上海卫生出版社,1958.

49.李渔.闲情偶寄[M].王永宽,王梅格,注解.郑州:中州古籍出版社,2013.

50.李中梓.医宗必读[M].杜寿龙,等,点校.太原:山西科学技术出版社,2006.

51.李中梓.医宗必读[M].上海:上海卫生出版社,1957.

52.灵枢经[M].王冰,撰注.彭建中,点校.沈阳:辽宁科学技术出版社,1997.

53.刘默.证治百问[M].上海中医文献研究所古籍研究室选编.上海:上海科学技术出版社,1991.

54.刘守真.素问病机气宜保命集[M].北京:人民卫生出版社,1959.

55.刘完素.素问玄机原病式[M].北京:人民卫生出版社,1983.

56.颅囟经[M].北京:人民卫生出版社,1956.

57.陆以湉.冷庐医话[M].上海:上海科学技术出版社,1959.

58.吕不韦.吕氏春秋[M].哈尔滨:北方文艺出版社,2016.

59.闵范忠,何清平.新编中医心理学[M].南宁:广西民族出版社,1991.

60.缪希雍.本草经疏[M].扬州:江苏广陵古籍刻印社,1980.

61.蒲虔贯.保生要录[M].上海:上海古籍出版社,1990.

62.钱乙.小儿药证直诀[M].南宁:广西科学技术出版社,2015.

63.秦越人.难经[M].北京:科学技术文献出版社,1996.

64.沈源.奇症汇[M].魏淑敏,于枫,点校.北京:中医古籍出版社,1991.

65.石成金:长生秘诀[M].道德书局.1935.

66.石寿棠.医原[M].王校华,点注.南京:江苏科学技术出版社,1983.

67.说苑[M].程翔,评注.北京:商务印书馆,2018.

68.孙膑.孙膑兵法[M].张帆,刘珂,编著.北京:北京燕山出版社,1995.

69.孙光宪.北梦琐言[M].林艾园,校点.上海:上海古籍出版社,1981.

70.孙广仁.中医基础理论[M].北京:中国中医药出版社,2002.

71.孙思邈.备急千金要方[M].北京:人民卫生出版社,1955.

72.孙思邈.千金方[M].刘清国,等,主校.北京:中国中医药出版社,1998.

73.唐笠山.吴医汇讲[M].丁光迪,点校.上海:上海科学技术出版社,1983.

74.唐慎微.证类本草[M].曹孝忠,点校.寇宗奭,衍义.上海:上海古籍出版社,1991.

75.陶弘景,丘处机.养性延命录·摄生消息论[M].北京:中华书局,2011.

76.脱脱,等.百衲本二十四史:辽史[M].北京:商务印书馆,1944.

77.万全.幼科发挥[M].北京:人民卫生出版社,1959.

78.汪宏辑.望诊遵经[M].上海:上海科学技术出版社,1959.

79.汪绮石.理虚元鉴[M].北京:人民卫生出版社,1988.

80.王怀隐,等.太平圣惠方[M].北京:人民卫生出版社,1958.

81.王米渠.中医心理治疗[M].重庆:重庆出版社,1986.

82.王清任.医林改错[M].欧阳兵,张成博,点校.天津:天津科学技术出版社,1999.

83.王叔和.脉经[M].北京:人民卫生出版社,1956.

84.王焘.外台秘要[M].北京:人民卫生出版社,1955.

85.王燕昌.王氏医存[M].南京:江苏科学技术出版社,1983.

86.王长虹,丛中.临床心理治疗学[M].北京:人民军医出版社,2001.

87.危亦林.世医得效方[M].上海:上海科学技术出版社,1964.

88.魏之琇.续名医类案[M].北京:人民卫生出版社,1957.

89.吴敬梓.儒林外史[M].济南:齐鲁书社,1993.

90.吴鞠通.医医病书[M].沈凤阁,校注.南京:江苏科学技术出版社,1985.

91.吴普,等.神农本草经[M].孙星衍,孙冯翼辑.北京:科学技术文献出版社,1996.

92.吴谦,等.医宗金鉴[M].鲁兆麟,等,点校.沈阳:辽宁科学技术出版社,1997.

93.吴师机.理瀹骈文[M].上海:上海古籍出版社,1996.

94.吴瑭.吴鞠通医案[M].上海:上海科学技术出版社,2010.

95.吴瑭.增订医医病书[M].曹炳章,注.绍兴:育新书局,1915.

96.邢锡波.脉学阐微[M].石家庄:河北人民出版社,1979.

97.徐春甫.古今医统大全[M].崔仲平,王耀廷,主校.北京:人民卫生出版社,1991.

98.徐灵胎.医学源流论[M].刘洋,校注.北京:中国中医药出版社,2008.

99.许旌阳.灵剑子引导子午记[M].北京:商务印书馆,1923.

100.许浚.东医宝鉴[M].郭霭春,主校.北京:中国中医药出版社,2013.

101.许浚.东医宝鉴[M].太原:山西科学技术出版社,2014.

102.许慎.说文解字[M].林宇宸,主编.桂林:漓江出版社,2018.

103.薛铠.保婴撮要[M].北京:中国中医药出版社,2016.

104.荀子[M].谢丹,书田,译注.上海:书海出版社,2001.

105.严用和.济生方[M].北京:人民卫生出版社,1956.

106.晏婴.晏子春秋[M].哈尔滨:北方文艺出版社,2018.

107.杨继洲.针灸大成[M].长春:时代文艺出版社,2008.

108.杨士瀛.仁斋直指方[M].孙玉信,朱平生,点编.上海:第二军医大学出版社,2006.

109.叶天士.临证指南医案[M].上海:上海人民出版社,1959.

110.俞樾.右台仙馆笔记[M].上海:上海古籍出版社,1996.

111.俞震.古今医案按[M].上海:上海科学技术出版社,1959.

112.喻昌.医门法律[M].徐复霖,点校.上海:上海科学技术出版社,1959.

113.张伯华.中医心理学[M].北京:科学出版社,1995.

114.张灿玾,徐国仟,宗全和.黄帝内经素问校释[M].北京:中国医药科技出版社,2016.

115.张介宾.景岳全书[M].上海:上海科学技术出版社,1959.

116.张介宾.类经[M].北京:人民卫生出版社,1965.

117.张介宾.类经图翼[M].北京:人民卫生出版社,1982.

118.张仲景.伤寒杂病论:口袋诵读书[M].冯学功,整理.北京:中国中医药出版社,2016.

119.张子和.儒门事亲[M].太原:山西科学技术出版社,2009.

120.张子生.历代中医心理疗法验案类编[M].石家庄:河北人民出版社,1988.

121.赵传栋.中国古代心理健康思想概论[M].北京:科苑出版社,2004.

122.赵佶.圣济总录[M].王振国,杨金萍主校.北京:中国中医药出版社,2018.

123.中国大百科全书总编辑委员会《哲学》编辑委员会,中国大百科全书出版社编辑部编.中国大百科全哲学[M].北京:中国大百科全书出版社,1987.

124.周礼[M].钱玄,注译.长沙:岳麓书社,2001.

125.周学海.读医随笔[M].北京:人民军医出版社,2010.

126.周学海.形色外诊简摩[M].北京:人民卫生出版社,1987.

127.周易[M].靳极苍,撰.太原:山西古籍出版社,2003.

128.朱丹溪.脉因证治[M].太原:山西科学技术出版社,2008.

129.朱骏声.说文通训定声[M].武汉:武汉古籍书店,1983.

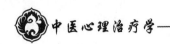

130.朱文锋,旷惠桃编著.中医心理学原旨[M].长沙:湖南科学技术出版社,1987.

131.朱震亨.丹溪心法[M].彭建中,点校.沈阳:辽宁科学技术出版社,1997.

132.朱震亨.丹溪心法[M].上海:上海科学技术出版社,1959.

133.朱震亨.丹溪治法心要[M].张奇文,等,校注.济南.山东科学技术出版社,1985.

134.朱震亨.格致余论[M].刘更生,点校.天津:天津科学技术出版社,2000.

135.竹林寺僧人.竹林寺女科二种[M].由昆,等,点校.北京:中医古籍出版社,1993.

136.庄周.庄子[M].长春:时代文艺出版社,2008.

137.张新义,傅文录.《内经》中的暗示疗法浅析,[J].上海中医杂志,2004,38(8):49-50.

138.周展红,许良,周龙标.中医心理治疗的历史和现状[J].中医杂志,1996,37(12):756-757.

139.胡萍.中医心理学的中国传统文化基础[J].南京中医药大学学报(社会科学版),2008,9(2):72-76.

140.寿小云,刘天君.浅谈中医七情心理脉象[J].北京中医药大学学报,1995,18(3):22-25.

141.寿小云.中医心理脉象的临床识别[J].北京中医药大学学报,1997,20(3):16-20.

142.李玲,乔瑜,董湘玉,等.音乐疗法在心身疾病中的运用[J].长春中医药大学报,2007(6):53-54.

143.张纯,陈利国.中医心理治疗理法探析[J].陕西中医,2004,25(8):728-730.

144.杨倩.中医心理治疗的行为疗法初探[J].广州中医药大学学报,2006,23(3):189-192.